全国中医药行业高等教育"十四五"创新教材

# 健康管理学

（供公共事业管理、健康管理、工商管理、预防医学等专业用）

主　编　朱燕波

中国中医药出版社

·北 京·

**图书在版编目（CIP）数据**

健康管理学 / 朱燕波主编 . —北京：中国中医药
出版社，2022.1（2024.5 重印）
全国中医药行业高等教育"十四五"创新教材
ISBN 978-7-5132-7057-1

Ⅰ.①健…　Ⅱ.①朱…　Ⅲ.①健康—卫生管理学—
高等学校—教材　Ⅳ.① R19

中国版本图书馆 CIP 数据核字（2021）第 132470 号

**中国中医药出版社出版**

北京经济技术开发区科创十三街 31 号院二区 8 号楼
邮政编码　100176
传真　010-64405721
河北品睿印刷有限公司印刷
各地新华书店经销

开本 787×1092　1/16　印张 18.75　字数 418 千字
2022 年 1 月第 1 版　2024 年 5 月第 5 次印刷
书号　ISBN 978-7-5132-7057-1

定价　66.00 元
网址　www.cptcm.com

服 务 热 线　010-64405510
购 书 热 线　010-89535836
维 权 打 假　010-64405753

微信服务号　zgzyycbs
微商城网址　https://kdt.im/LIdUGr
官 方 微 博　http://e.weibo.com/cptcm
淘宝天猫网址　http://zgzyycbs.tmall.com

如有印装质量问题请与本社出版部联系（010-64405510）

全国中医药行业高等教育"十四五"创新教材

## 《健康管理学》编委会

# 编写说明

《世界卫生组织（WHO）宪章》中指出："健康不仅仅是没有疾病或不虚弱，而是身体、心理和社会适应的完好状态。"体现了积极和多维的健康观，是健康的最高目标。在此背景下，随着生存环境恶化、人口老龄化加剧、慢性病人群不断增长，以健康管理为中心的卫生服务模式应运而生。

健康管理作为一门新兴的学科和医学服务理念，面向个体和群体，研究生命过程中健康的动态变化和影响健康的风险因素，运用临床医学、预防医学、中医药学、心理学、行为科学、管理科学、保险学以及社会科学等多个学科的知识和技术，全面检查、监测、分析、评估健康风险因素对健康影响的规律和特点，提出针对健康风险因素以及提高整体健康水平的干预策略和措施，包括提供咨询、行为干预、指导健康文明科学的生活方式服务等；在个体服务研究的基础上，研究不同地域、不同年龄阶段、不同性别等多个群体的健康状况，进行群体性的健康风险因素的预测、评估、统计和分析，探索可能在一定程度上疾病发生的风险性及发展的趋势和规律，从而不断改进疾病预防和健康维护的策略，以提高人群的健康水平。

本教材借鉴了健康管理在国内外的发展历程和基本情况，旨在此基础上总结凝练健康管理学的理念、范畴、内容等，融合并规范健康管理的适宜技术和方法，为该学科持续和更快发展提供思路、奠定基础。本教材前两章首先介绍了健康管理的兴起与发展、基本概念和体系，其次介绍了健康管理实践所必需的基本理论，包括健康教育与健康促进的内涵、健康传播、健康相关行为改变理论；第三章至第五章按照健康风险评估—健康干预计划设计—健康干预计划实施与评价的顺序依次展开，清晰明了地介绍了健康管理的主体思路和服务内容，可以使读者对健康管理有快速全面的认知；第六章和第七章就健康相关心理与行为干预、中医体质辨识与健康管理做重点介绍，体现了医学模式转变下，健康管理对行为生活方式以及中医整体观的侧重；第八章详细介绍了常见慢性疾病的预防与健康管理，包括原发性高血压、糖尿病、肥胖、血脂异常、冠心病、脑卒中、慢性阻塞性肺疾病、常见肿瘤等慢性病的健康管理，这将对于临床操作和实践提供指导；第九章是针对特定场所的健康管理，包括学校、医院、特定职业场所、社区四个重点场所的健康教育、健康维护、健康干预等管理工作，对该四个场所人群健康管理进行指导，从而提高全社会健康管理的普遍性和高效性；第十章至第十二章介绍了健康管理在健康保险中的应用以及健康管理服务本身面临的营销和伦理问题。

总体来说，本教材结构较完整，注意时代性和全面性，既保持其在健康管理学中较先进的学术水平，又注意其易懂性和实际应用性。本教材适用于预防医学类专业、健康服务与管理专业、公共事业管理专业等本科生和研究生，也可作为医学院校临床医学、中医学等专业的通识课程教材以及各级各类卫生管理人员的培训教材，还可供医院体检中心、社区卫生服务中心、健康管理公司以及企事业单位从事健康管理服务的专业人员及爱好者参阅。

本教材的编写是集体劳动的结晶，朱燕波担任本教材的策划，拟定编写提纲，承担章节的编制，并对全书进行统稿；杨鹤清、王悦、丁洁莹担任副主编，对编写提纲提出建议并承担书稿编写。其中，第一章由朱燕波、史会梅共同编写，第二章由王若维编写，第三章由何敏媚编写，第四章由韩珊珊、万晓文编写，第五章由杨鹤清编写，第六章由徐丹慧、石劢共同编写，第七章由朱燕波编写，第八章由石劢、陈淑娇、丁洁莹共同编写，第九章由王悦、曹维明共同编写，第十章由史会梅编写，第十一章由侯胜田编写，第十二章由徐丹慧编写。史会梅、刘雯琼、马方晖、吴新瑞和赵心源承担了本教材的校稿工作。

本教材的编写得到北京中医药大学、云南中医药大学、开封市中医院的支持，获得北京中医药大学重点攻关项目（2020-JYB-ZDGG-073）资助，在编写、出版期间得到中国中医药出版社的助力，谨此致以诚挚的感谢！

鉴于健康管理学学科发展尚不成熟，编者水平所限，不足之处在所难免，敬请各位专家、师生、临床工作者和广大读者提出宝贵意见和建议，以便再版时修订和完善。

《健康管理学》编委会

2021 年 10 月

# 目 录

# 第一章 概论 ▷▷▷▷

## 第一节 健康管理概述

### 一、健康管理的兴起与发展

健康管理概念的提出和实践最初出现在美国，生存环境恶化、人口老龄化加剧、慢性病人群不断增长直接导致美国医疗卫生需求过度增长。美国经济和社会发展面临着前所未有的威胁和挑战。传统的以疾病诊治为中心的卫生服务模式应对不了新的挑战，在这种环境下，以健康管理为中心的卫生服务模式应运而生。

在美国，最先应用健康管理的是保险行业。20世纪60年代，美国保险业即提出了健康管理的概念。医疗保险业的管理者通过长期观察发现，大部分健康人仅用很少的医疗费用，而一小部分人却不合比例地用掉了大部分医疗费用。因而找到那些可能导致高费用的人并采取措施来减少他们的医疗费用对保险业来说尤为重要。应用健康管理技术可以早期鉴别出高危人群，通过健康管理减少投保人的患病风险，从而减少保险的赔付费用。健康管理既能提高个人的健康水平，从而提高个人对健康保险的信任度，又能减少医疗费用支出，增加行业收益，使投保人与保险公司双方受益。

20世纪90年代，企业管理者意识到员工的健康直接关系到企业的效益和发展，员工或其家属的健康出现问题会直接造成生产率下降。有研究发现，员工的健康出现问题时，雇主不仅要花费医药开支，同时还意味着要承担因员工健康问题造成的生产效率下降而带来的损失。基于这种情况，亟待出现一种以疾病预测为导向的医疗服务，来维护企业员工的健康状态。只有员工及其家属的健康得到保障，才能提高员工的生产效率，使经济快速健康发展。于是，健康管理的疾病预测模型研究进入了一个快速发展的时期，疾病预测技术被越来越多地应用到了健康管理服务中。实践证明，如果在健康管理方面投入1元钱，则可以减少3～6元的医疗费用，再加上提高生产效率的回报，实际效益更大。健康管理通过为企业员工提供健康管理服务，识别和控制疾病危险因素，从而改善其健康状况，不仅减少企业的医疗费用支出，而且能提高工作效率。

1990年美国政府制订了"健康人民"的健康管理计划，该计划项目是全国性的，由美国联邦卫生和社会服务部主持，每10年1次，循环反复，旨在逐步提高全体国民的健康水平。"健康人民"已完成了第2个10年，即"健康人民2010"。该计划包括两个目标：一是提高健康生活质量，延长健康寿命；二是消除健康差距。政府在美国的全民健康管理中起到了积极的倡导作用，不仅指明了方向，更在政策上大力支持，使美国健康管理取得了显著的成就。

从兴起到发展，美国的健康管理一直处于世界领先水平。进入到 20 世纪 90 年代，德国、英国、芬兰、日本等国家逐步建立了不同形式的健康管理组织。

受美国、日本等国家健康产业及健康管理发展的影响，2000 年以来我国的健康管理以健康体检为主要形式兴起。2003 年的健康管理和健康保险高层论坛，为中国健康管理的理论研究和实践应用吹响了号角。2005 年卫生部（现国家卫生健康委员会）职业技能鉴定指导中心组织健康管理及相关领域的专家启动了健康管理师国家职业的申报工作。同年 8 月劳动和社会保障部批准健康管理师列为国家新职业。同年 11 月决定健康管理师为卫生行业特有国家职业。2007 年《健康管理师国家职业标准》正式颁布，卫生部（现国家卫生健康委员会）职业技能鉴定指导中心作为唯一的管理部门，全面负责健康管理师国家职业标准、教材及试题库等要素的开发工作，并承担该职业国家职业资格的鉴定考核工作，标志着我国健康管理专业人员的培养逐步走上正轨。2007 年 7 月，中华医学会健康管理分会成立；同年 10 月，《中华健康管理学杂志》创刊发行。2011 年 1 月，人民卫生出版社出版发行了由郭清教授主编的《健康管理学概论》，这是我国健康管理学的第一本教材。2011 年 9 月，我国首家健康管理学院于杭州师范大学成立；2013 年 12 月杭州师范大学服务国家特殊需求博士人才培养项目"治未病与健康管理"获国务院学位委员会批准实施，标志着健康管理学科从本科到博士的人才培养体系构建完成。2015 年北京中医药大学增设"健康管理学"二级学科（专业代码：1005z9），以培养健康管理学医学博士和硕士研究生。2016 年 2 月 16 日教育部发布《教育部关于公布 2015 年度普通高等学校本科专业备案和审批结果的通知》（教高函〔2016〕2 号），公布我国高校新增健康服务与管理的本科专业，浙江中医药大学、滨州医学院、山东体育学院、广东药学院、成都医学院成为首批开设该专业的高校。健康服务与管理专业设置于公共管理类之下，专业代码为 120410T，学位授予门类为管理学，修业年限为四年。2015 ～ 2019 年，普通高校开设健康服务与管理专业点已达 109 个。

## 二、健康管理的概念和特点

### （一）健康管理的概念

世界卫生组织（WHO）宪章中指出："健康不仅仅是没有疾病或身体虚弱，而是身体、心理与社会适应的完好状态。"具体来说，WHO 定义中的健康包括身体健康、心理健康和社会适应能力良好三个方面的内容。①身体健康，又称生理健康或躯体健康（physical health），即躯体的结构完好、功能正常，躯体与环境之间保持相对的平衡。②心理健康，亦称精神健康（mental health），指人的心理处于完好状态，包括正确认识自我、环境和及时适应环境。③社会适应能力良好（social well-being），指个人的能力在社会系统内得到充分的发挥，人体能够有效地扮演与其身份相适应的角色，个人的行为与社会规范一致，和谐融合。WHO 对健康的定义体现了积极的和多维的健康观，是健康的最高目标。

健康管理作为一门新兴的学科和医学服务理念，尚无举世公认的定义，国内外也未形成共识的健康管理理论体系。

韩启德教授在2004年将健康管理定义为"对个人及人群的各种健康危险因素进行全面监测、分析、评估、预测以及进行预防的全过程"。

美国职业和环境医学学会（ACOEM）把健康和生产效率放在一起考虑，将健康和生产效率管理定义为"针对员工全面健康的各种类型的项目和服务的联合管理，包括所有的预防项目和服务以及员工在生病、受伤或生活和工作关系失衡时会寻求的各种项目和服务，如医疗保险、伤残保险、员工赔偿、员工生活和工作关系失衡协助项目（EAP）、带薪病假、健康促进和职业安全项目。健康和生产效率管理也指所有能够促进士气、减少离岗、增加岗位工作效率的所有活动"。

李晓淳主编的《健康管理》中，将健康管理定义为"在现代生物－心理－社会医学模式下，以健康概念为核心（生理、心理和社会适应能力），通过采用医学和管理学的理论、方法和技术，对个体或群体健康状况及影响健康的危险因素的全面检测、评估与干预，科学有效地调动社会资源，实现全人全程全方位的医学服务，达到以最小成本预防疾病发生、控制疾病发展、提高生命质量、获得最优效益的学科"。

郭清主编的《健康管理学》中，认为健康管理以现代健康概念为指导，运用医学、管理学等相关学科的理论、技术和方法，对个体或群体健康状况及影响健康的危险因素进行全面连续的检测、分析、评估以及健康咨询、指导和健康危险因素干预，实现以促进人人健康为目标的新型医学服务过程。

陈君石和黄建始主编的《健康管理师》培训教材将健康管理定义为对个体或群体的健康进行全面监测、分析、评估、提供健康咨询和指导以及对健康危险因素进行干预的全过程。健康管理的宗旨是调动个体和群体及整个社会的积极性，有效地利用有限的资源来达到最大的健康效果。健康管理的具体做法就是为个体和群体（包括政府）提供有针对性的科学健康信息并创造条件采取行动来改善健康。这一概念是目前较为公认的健康管理定义。

### （二）健康管理的特点

健康管理有以下四个特点：

**1. 标准化**　标准化是对个体和群体的健康进行科学管理的基础。健康管理服务的主要产品是健康信息。没有标准化，就不能保证信息的准确、可靠、科学性。

**2. 量化**　对个体和群体健康状况的评估，对健康风险的分析和确定，对干预效果的评价，都离不开科学量化指标。科学量化是衡量是否是真正的健康管理的一个试金石。因为只有科学量化，才能满足科学"可重复性"的要求，才能科学可靠，经得起科学的检验。

**3. 个体化**　健康管理的具体做法就是为个体和群体（包括政府）提供有针对性的科学健康信息并创造条件、采取行动来改善健康。没有个体化，就没有针对性，就不能充分地调动个体和群体的积极性，就达不到最大的健康效果。

**4. 系统化**　要保证所提供的健康信息科学、可靠、及时，没有一个强大的系统支持是不可能实现的。真正的健康管理服务一定是系统化、标准化的，其背后一定有一个高效、可靠、及时的健康信息支持系统。健康管理服务的标准化和系统化是建立在循证医学和循证公共卫生的标准和学术界已经公认的预防和控制指南及规范上的。健康评估和干预的结果既要针对个体和群体的特征和健康需求，又要注重服务的可重复性和有效性，强调多平台合作提供服务。

### 三、健康管理的研究对象和内容

健康管理面向个体和群体，研究生命过程中健康的动态变化和影响健康的风险因素，运用临床医学、预防医学、中医药学、心理学、行为科学、管理科学、保险学以及社会科学等多个学科的知识和技术，研究全面检查、监测、分析、评估健康风险因素对健康影响的规律和特点，提出针对健康风险因素以及提高整体健康水平的干预策略和措施，包括提供咨询、行为干预、指导健康文明科学的生活方式服务等；在个体服务研究的基础上，研究不同领域、不同年龄阶段、不同性别等多个群体的健康状况，进行群体性的健康风险因素的预测、评估、统计和分析，探索可能在一定程度上疾病发生的风险性及发展的趋势和规律，从而不断改进疾病预防和健康维护的策略，以提高人群的健康水平。健康管理的服务是前瞻性的全程服务，尤其强调的是提高服务对象的自我保健和自我调适的意识和能力，充分发挥其个人、家庭和社会的健康潜能，以求提高健康素质。因此，健康管理的目的是在卫生工作方针的指导下，以人为本、以需求为导向、以预防为主、以整体健康为目标的全面健康管理和促进，实现人人享有健康，不断提高健康素质和生活质量。

### 四、健康管理的目标和任务

管理就是通过计划、组织、指挥、协调和控制达到资源使用的最优化，目标是能在最合适的时间里把最合适的资源用在最合适的地方以发挥最合适的作用。具体来说，管理是包括制订战略计划和目标、管理资源、使用完成目标所需要的人力和财务资本以及衡量结果的组织过程。管理还包括记录和储存为供以后使用的和为组织内其他人使用的事实和信息的过程。因此，管理事实上是一个过程，实质上是一种手段，是人们为了实现一定的目标而采取的手段和过程。

健康管理，就是针对健康需求对健康资源进行计划、组织、指挥、协调和控制的过程。要计划、组织、指挥、协调和控制个体和群体的健康，就需要全面掌握个体和群体的健康状况（可以通过全面监测、分析、评估来完成），就需要采取措施维护和保障个体和群体的健康（可以通过确定健康风险因素，提供健康咨询和指导，对健康风险因素进行干预来完成）。在这里健康需求可以是一种健康风险因素，如高血压、肥胖；也可以是一种健康状态，如糖尿病或阿尔茨海默病。健康管理的手段可以是对健康风险因素进行分析，对健康风险进行量化评估，或对干预过程进行监督指导。这里要强调的是，健康管理一般不涉及疾病的诊断和治疗过程。疾病的诊断和治疗是临床医生的工作，不是健康管理师的工作。

在新的医药卫生体制改革方案下，紧紧围绕我国政府建设高水平小康型社会的总体要求，创立现代健康管理创新体系，创新服务模式与技术手段，使慢性非传染性疾病得到有效控制，在实现大幅度提高国民健康素质与健康人口构成比例，提高国民平均期望寿命和健康寿命中发挥重要作用，使健康管理相关产业成为国家拉动内需、扩大消费的民生工程和新的支柱产业之一，成为引领和推动中国科技与产业发展的重要领域，最终实现健康管理与健康服务大国。

## 五、健康管理的科学基础

健康和疾病的动态平衡关系，疾病的发生、发展过程及预防医学的干预策略是健康管理的科学基础（图 1-1）。个体从健康到疾病要经历一个完整的发生和发展过程。一般来说，是从处于低危险状态到高危险状态，再到发生早期改变，出现临床症状。往往在被诊断为疾病之前，有一个时间过程。在急性传染病中，这个过程可以很短。在慢性病中，这个过程可以很长，往往需要几年甚至十几年，乃至几十年的时间。其间的变化多数并不被轻易地察觉，各阶段之间也并无截然的界线。在被诊断为疾病之前，进行有针对性的预防干预，有可能成功地阻断、延缓，甚至逆转疾病的发生和发展进程，从而实现维护健康的目的。这就是健康管理的科学基础。

例如，我们可以通过健康风险分析和评估的方法确定冠心病、脑卒中、癌症、糖尿病等慢性病的高危人群，通过有效的干预手段控制健康风险因素，减少发病风险，可以在这些疾病发展的早期，尚未发展成为不可逆转之前阻止或延缓疾病的进程。在上述健康管理过程中，我们可以利用先进的信息技术，通过分析大量的健康和疾病数据，包括基因数据、影像结果、生物学标记物指标以及传统的临床指标，从中得出与个人健康相关的、非常有意义的健康管理信息，指导健康管理过程，达到最优效果。

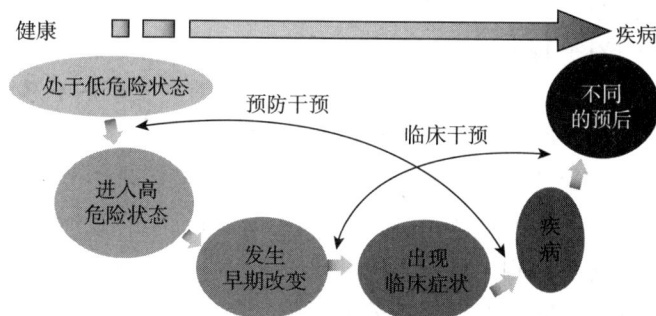

图 1-1 疾病的发生、发展过程及干预策略

## 六、健康管理学与其他学科的关系

健康管理学是把群体性的健康教育、健康促进活动进一步个性化并与临床医学结

合，开展生活方式管理、疾病风险预测、疾病管理，形成兼顾个体和群体、具有操作性及可持续的慢性病综合防治机制，是将管理学的理念应用于健康监测、健康保健、疾病预防、临床治疗及全科医学等领域，是将这些学科综合与提炼后形成的一门交叉学科。健康教育与健康促进学科为健康管理提供了最基础的教育、咨询和行为干预的方法，以及制订健康计划、评价健康干预效果的思路。流行病学是开展健康风险评估的科学基础，而临床医学是疾病管理的基础，与临床医学集合，使健康管理更具有个体性、实用性和可操作性。

# 第二节　健康管理的基本内容与服务流程

## 一、健康管理的基本内容

健康管理是一种前瞻性的卫生服务模式，它以较少的投入获得较大的健康效果，从而增加了医疗服务的效益，提高了医疗保险的覆盖面和承受力。一般来说，健康管理有以下三个基本内容，即了解健康、进行健康及疾病风险性评估、进行健康干预。

第一步是了解健康。就是收集服务对象的个人健康信息。个人健康信息包括个人一般情况（性别、年龄等）、目前健康状况和疾病家族史、行为及生活方式（膳食、体力活动、吸烟、饮酒、睡眠等）、体格检查（身高、体重、血压等）、实验室检查（血脂、血糖等生化指标）、心理因素（情绪、压力等）和社会环境因素（工作特点、经济水平等）等。

只有了解了个体的健康状况才能有效地维护个体健康，因此，健康信息收集是健康管理的基础，目的在于从中发现影响健康的因素（或称致病风险）。实际工作中，收集个体健康信息需要结合各地健康服务机构条件、目标人群特点和研究目的，可以通过问卷和健康状况检测进行收集。

第二步是进行健康及疾病风险性评估。这是健康管理中的重要环节，是综合个人生活行为、生理心理、社会环境诸多因素的前瞻性、个体化的定性与定量相结合的分析。其主要目的是帮助个体综合认识健康风险，鼓励和帮助人们纠正不健康的行为和习惯，制订个性化的健康干预措施并对其效果进行评估。

近年来，健康风险评估技术的研究主要转向发病或患病可能性的计算方法上。患病风险比死亡风险更能帮助个人理解风险因素的作用，有助于有效地实施控制措施。患病风险性的评估，也称疾病预测，是慢性病健康管理的技术核心。其特征是估计具有一定健康特征的个人在一定时间内发生某种健康状况或疾病的可能性。

在健康风险评估的基础上，我们可以为个体和群体制订健康计划。个性化的健康管理计划是鉴别及有效控制个体健康风险因素的关键。将以那些可以改变或可控制的指标为重点，提出健康改善目标，提供行动指南以及相关的健康改善模块。个性化的健康管理计划不但为个体提供了预防性干预的行动原则，也为健康管理师和个人之间的沟通提供了一个有效的工具。

第三步是进行健康干预。在前两部分的基础上，以多种形式来帮助个人采取行动、纠正不良的生活方式和习惯，控制健康风险因素，实现个人健康管理计划的目标。与一般健康教育和健康促进不同的是，健康管理过程中的健康干预是个性化的，即根据个体的健康风险因素，由健康管理师进行个体指导，设定个体目标，并动态追踪效果。如健康体重管理、糖尿病管理等，通过个人健康管理日记、参加专项健康维护课程及跟踪随访措施来达到健康改善效果。

健康管理的这三个步骤可以通过互联网的服务平台及相应的用户端计算机系统来帮助实施。应该强调的是，健康管理是一个长期的、连续不断的、周而复始的过程，即在实施健康干预措施一定时间后，需要评价效果、调整干预计划和干预措施。只有周而复始，长期坚持，才能达到健康管理的预期效果。

## 案例 1-1　健康管理案例分析

某患者，女，33 岁，身高 1.60m，体重 65kg，血压 142/88mmHg，空腹血糖 6.5mmol/L，不吃早餐，以车代步，1 个月锻炼 2 次左右（打球），乙肝"大三阳"，父母健在，父亲患高血压，母亲无慢性病。

（1）基本资料收集。

既往史、家族史调查；生活方式调查，如吸烟、饮酒、饮食习惯、身体活动状况等。

（2）危险因素评估。

体重指数（BMI）：BMI= 体重（kg）/［身高（m）］$^2$。中国成年人体重指数划分标准：体重过轻 BMI < 18.5，正常体重 18.5 ≤ BMI < 24，超重 24 ≤ BMI < 28，肥胖 BMI ≥ 28。

高血糖诊断标准：空腹血糖 > 6.0mmol/L，餐后 2 小时血糖 > 7.8mmol/L。

2010 年糖尿病诊断标准：糖化血红蛋白 HbA1c ≥ 6.5%，空腹血糖 FPG ≥ 7.0mmol/L。空腹定义为至少 8 小时内无热量摄入。服糖耐量试验时 2 小时血糖 ≥ 11.1mmol/L。伴有典型的高血糖或高血糖危象症状的患者，随机血糖 ≥ 11.1mmol/L。

主要健康问题：初步考虑血压高、血糖高、乙肝"大三阳"。需要通过检查进一步确诊是否患有高血压、糖尿病。

健康危险因素：超重、缺乏体育锻炼、饮食习惯差（不吃早餐）、有高血压家族史、肝功需要关注。

（3）制订健康管理计划。

诊断计划：血压、血糖测定，血脂、肝肾功能检查，眼底及末梢神经检查。

治疗计划：肝炎治疗，高血压、糖尿病临床治疗。

健康维护计划：生活方式指导，包括规律饮食、减少脂肪摄入量；身体活动指导，制定运动处方。

健康筛检计划：定期开展妇科、乳房、牙齿检查。

（4）跟踪随访，调整健康管理计划。

## 二、健康管理的服务流程

健康管理的常用服务流程由以下五部分组成。

### （一）健康管理体检

健康管理体检以人群的健康需求为基础，按照早发现、早干预的原则来选择体格检查的项目，可以根据个人的性别、年龄、工作特点等进行调整。检查的结果对后期的健康干预活动具有明确的指导意义。健康管理体检的目的是为健康风险评估收集资料，目前一般的体检服务所提供的信息可以满足这方面的要求。但是，值得强调的是，目前大部分体检中心提供的体检实际上是用医学模式指导的医学体检，主要是为诊断搜集资料，而不是为健康管理评估收集资料。

### （二）健康评估

通过分析个人健康史、家族史、行为生活方式和从精神压力等问卷获取的资料，可以为服务对象提供一系列的评估报告，其中包括用来反映各项检查指标状况的个人健康体检报告、个人总体健康评估报告、精神压力评估报告等。

### （三）个人健康管理咨询

在完成上述步骤后，个人可以得到不同层次的健康咨询服务。个人可以去健康管理服务中心接受咨询，也可以由健康管理师通过电话与个人进行沟通。内容可以包括以下几方面：解释个人健康信息、健康评估结果及其对健康的影响，制订个人健康管理计划，提供健康指导，制订随访跟踪计划等。

### （四）个人健康管理后续服务

个人健康管理的后续服务内容主要取决于被服务者（人群）的情况以及资源的多少，可以根据个人及人群的需求提供不同的服务。后续服务的形式可以是通过互联网查询个人健康信息和接受健康指导，定期寄送健康管理通讯和健康提示，以及提供个性化的健康改善行动计划。监督随访是后续服务的一个常用手段。随访的主要内容是检查健康管理计划的实现状况，并检查（必要时测量）主要危险因素的变化情况。健康教育课堂也是后续服务的重要措施，在营养改善、行为生活方式改变与疾病控制方面有很好的效果。

### （五）专项的健康及疾病管理服务

除了常规的健康管理服务外，还可根据具体情况为个体和群体提供专项的健康管理服务。这些服务的设计通常会按患者及健康人来划分。对已患有慢性病的个体，可选择针对特定疾病或疾病危险因素的服务，如糖尿病管理、心血管疾病及相关危险因素管理、精神压力缓解、戒烟、运动、营养及膳食咨询等。对没有患慢性病的个体，可选择的服务也很多，如个人健康教育、行为生活方式改善咨询、疾病高危人群的教育及维护项目等。

### 视野拓展 1-1　老年人健康管理服务规范服务流程

《国家基本公共卫生服务规范（2011 版）》规定，对辖区内 65 岁及以上常住居民每年提供 1 次健康管理服务，包括生活方式和健康状况评估、体格检查、辅助检查和健康指导。具体服务内容及流程见图 1-2。

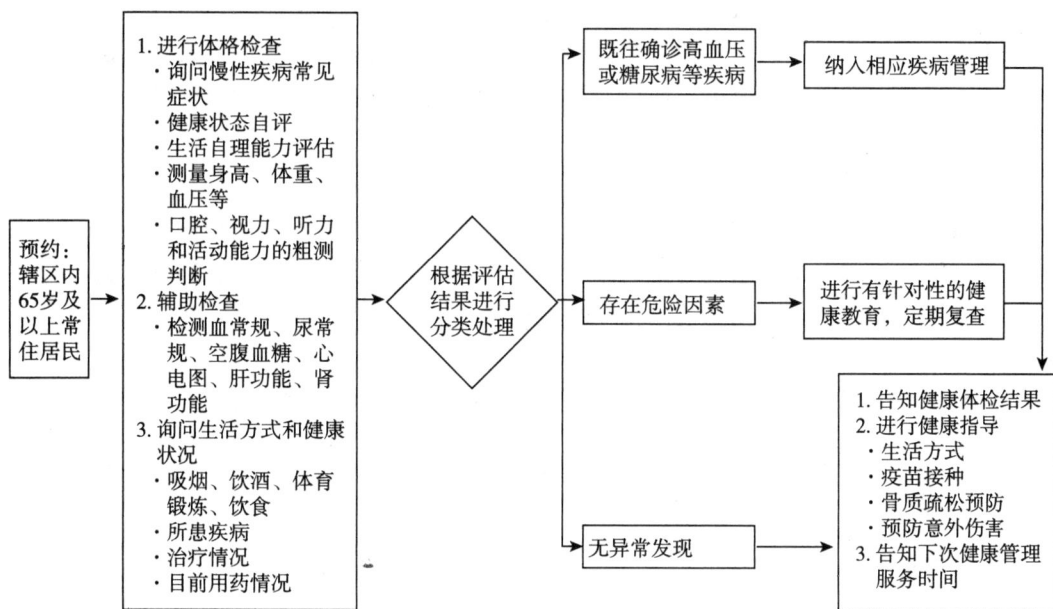

图 1-2　老年人健康管理服务内容及流程

# 第三节　健康管理的基本策略

慢性病的发生、发展一般有从正常健康人→低危人群→高危人群（亚临床状态）→疾病→并发症的自然规律。从任何一个阶段实施干预，都将产生明显的健康效果，干预越早，效果越好。健康管理工作者所面对的可以是没有疾病的健康人，但可能有一些不健康的行为生活方式；可以是亚临床状态的人，即所谓的高危人群，有一项或几项（血压、血脂或血糖）指标异常，但还没有明确的、可诊断的疾病；也可能面对的是患者，已经有明确诊断的疾病，如糖尿病或冠心病等。临床医生是用临床的手段开展诊断和治疗，而健康管理工作者主要是用非临床的手段，对一般人、高危人群或患者进行健康评估和健康管理，主要是生活方式管理，干预和管理饮食、运动以及心理；对于患者来说，健康管理应该将就医和治疗纳入管理，同时管理生活方式，配合、辅助临床治疗，提高患者的依从性，加强质量效果。后一项内容也称为疾病管理。因此，健康管理的基本策略，根据对象分为生活方式管理和疾病管理。

## 一、生活方式管理

据世界卫生组织报告，在慢性病形成的原因中，遗传因素只占15%，社会因素占10%，气候因素占7%，医疗条件占8%，而个人的生活方式占60%，这说明不良生活方式是影响人类健康的主要原因。健康的生活方式包括合理饮食、戒烟限酒、适量运动、心理平衡。通过对生活方式的管理，改变不良生活方式，可使如心脑血管疾病、糖尿病等慢性疾病的发病率明显降低。帮助个体做出最佳的健康行为选择可减少因生活方式、行为可能带来的健康风险因素。

生活方式管理可以说是其他群体健康管理策略的基础成分。生活方式的干预技术在生活方式管理中具有举足轻重的地位。在实践中，四种主要技术常用于促进人们改变生活方式。

**1. 教育**　传递知识，确立态度，改变行为。

**2. 激励**　通过正面强化、反面强化、反馈促进、惩罚等措施进行行为矫正。

**3. 训练**　通过一系列的参与式训练与体验，培训个体掌握行为矫正的技术。

**4. 营销**　利用社会营销的技术推广健康行为，营造健康的大环境，促进个体改变不健康的行为。

单独应用或联合应用这些技术，可以帮助人们朝着有利于健康的方向改变生活方式。

实践证明，行为改变绝非易事，形成习惯并终生坚持是健康行为改变的终极目标。在此过程中，亲朋好友、社区等社会支持系统的帮助非常重要，可以在传播信息、采取行动方面提供有利的环境和条件。

在实际应用中，生活方式管理可以以多种不同的形式出现，也可以融入健康管理的其他策略中去。例如，生活方式管理可以纳入疾病管理项目中，用于减少疾病的发生率，或降低疾病的损害；可以在需求管理项目中出现，帮助人们更好地选择食物，提醒人们进行预防性的医学检查等。不管应用了什么样的方法和技术，生活方式管理的目的都是相同的，即通过选择健康的生活方式，减少疾病的危险因素，预防疾病或伤害的发生。

## 二、疾病管理

疾病管理是健康管理的又一主要策略，其历史发展较长。美国疾病管理协会（DMAA）对疾病管理的定义："疾病管理是一个协调医疗保健干预和与患者沟通的系统，它强调患者自我保健的重要性。疾病管理支撑医患关系和保健计划，强调运用循证医学和增强个人能力的策略来预防疾病的恶化，它以持续性地改善个体或群体健康为基准来评估临床、人文和经济方面的效果。"该协会进一步表示，疾病管理必须包含"人群识别、循证医学的指导、医生与服务提供者协调运作、患者自我管理教育、过程与结果的预测和管理以及定期的报告和反馈"。由此可以看出，疾病管理具有三个主要特点。

1. 目标人群是患有特定疾病的个体。如糖尿病管理项目的管理对象为已诊断患有 1 型或 2 型糖尿病的患者。

2. 不以单个病例和（或）其单次就诊事件为中心，而关注个体或群体连续性的健康状况与生活质量，这也是疾病管理与传统的单个病例管理的区别。

3. 医疗卫生服务及干预措施的综合协调至关重要。疾病本身使得疾病管理关注健康状况的持续性改善过程，而大多数国家卫生服务系统的多样性与复杂性，使得协调来自多个服务提供者的医疗卫生服务与干预措施的一致性与有效性特别艰难。然而，正因为协调困难，也显示了疾病管理协调的重要性。

# 第四节　健康管理在中国

## 一、健康管理在中国的需求

中国对健康管理的需求迫切而且巨大，主要体现在以下几个方面：

### （一）我国人口学特征的变化

据国家统计局人口普查数据显示：2000 年我国人口平均预期寿命为 71.40 岁，65 岁及以上人口占总人口的 6.96%，而 2010 年我国人口平均预期寿命则为 74.83 岁，65 岁及以上人口占总人口的 8.87%。我国不仅同世界上大多数国家一样步入了老龄化社会，更有着人口老龄化起步晚、速度快、数量大，人口老龄化的地区发展不平衡，人口老龄化超过经济发展的承受力的特点。西方发达国家人口老龄化出现在经济发达、国民生产总值较高的阶段，国民人均生产总值在 5000 美元左右；而在我国 20 世纪末成为老年型国家时，人均国民生产总值才 1000 美元。在经济尚不发达、国民生产总值不高的情况下迎来人口老龄化，"未富先老"，犹如"穷人得了富贵病"，必将带来沉重的经济和社会负担。

### （二）慢性疾病患病率迅速上升，慢性病相关危险因素的流行日益严重

慢性疾病已经严重威胁到了人类的健康和生命，成为世界范围内首要的死亡原因。国家卫生和计划生育委员会（现国家卫生健康委员会）发布的《中国居民营养与慢性病状况报告（2015 年）》显示，2012 年我国成年人高血压患病率为 25.2%，糖尿病患病率为 9.7%，均比 2002 年有所上升；40 岁及以上人群慢性阻塞性肺病患病率为 9.9%。据 2013 年全国肿瘤登记结果分析，我国癌症发病率为 235/10 万，肺癌和乳腺癌分别位居男、女性发病首位，十年来我国癌症发病率呈上升趋势。2012 年全国居民慢性病死亡率为 533/10 万，占总死亡人数的 86.6%。心脑血管病、癌症和慢性呼吸系统疾病为主要死因，占总死亡原因的 79.4%。而吸烟、过量饮酒、身体活动不足，高盐、高脂等不健康饮食是慢性病发生、发展的主要行为危险因素。健康管理通过对健康状况和健康危险因素进行全面的监测，对生活行为方式进行干预，可以有效地控制和减少患病风险。

## （三）医疗费用急剧上涨，个人、集体和政府不堪重负

人口老龄化和疾病结构变化与医疗需求及医疗费用的增加密切相关，巨额的医疗费用则给个人、集体和政府均带来了沉重的负担。据统计，1995～2014年的20年间，我国卫生总费用由2155.13亿元增长到35312.40亿元，卫生总费用在GDP中的比重也由3.53%增长到了5.55%，人均卫生费用则由177.93元增长为2581.66元（表1-1）。研究显示，在过去二三十年里，美国90%的个人和企业通过实施健康管理，慢性病的患病率下降了70%，医疗费用下降了90%；平均每投资1美元可以减少3～6美元的医疗费用，加上由此产生的劳动生产率提高的回报，可以获得7～10美元的健康回报。健康管理通过生活方式等形式的干预，减少疾病发生，节约卫生资源，降低卫生费用，可一定程度上缓解我国看病贵的问题。

表1-1　1995～2019年我国卫生费用变化情况

| 指标 | 2019年 | 2014年 | 2010年 | 2005年 | 2000年 | 1995年 |
|---|---|---|---|---|---|---|
| 卫生总费用（亿元） | 65841.39 | 35312.40 | 19980.39 | 8659.91 | 4586.63 | 2155.13 |
| 卫生总费用占GDP比重（%） | 6.67 | 5.55 | 4.89 | 4.66 | 4.60 | 3.53 |
| 政府卫生支出（亿元） | 18014.20 | 10579.23 | 5732.49 | 1552.53 | 709.52 | 387.34 |
| 社会卫生支出（亿元） | 29147.98 | 13437.75 | 7196.61 | 2586.41 | 1171.94 | 767.81 |
| 个人现金卫生支出（亿元） | 18672.62 | 11295.41 | 7051.29 | 4520.98 | 2705.17 | 999.98 |
| 人均卫生费用（元） | 4702.79 | 2581.66 | 1490.06 | 662.30 | 361.88 | 177.93 |

## 二、健康管理在中国的现状

## （一）市场需要是健康管理行业兴起的基础

尽管20世纪60年代就有医生采用健康危险评估（HRA）的手段来指导患者进行自我保健，但健康管理作为一门学科及行业是最近二三十年才兴起的。如同其他行业的兴起一样，健康管理行业的兴起也是由于市场的需要所促成的，特别是由于人的寿命延长和慢性疾病发生的增加以及由此造成的医疗费用大幅度持续上升，控制医疗费用并保证个人健康利益的需求推动了健康管理的发展。

以人的"个性化健康需求"为目标，系统、完整、全程、连续、终身解决个人的健康问题的健康管理服务显然在中国有着巨大的需求及潜力，也正在并逐步吸引着越来越多的投资，产业前景远大。近两年来国内专业健康保险公司的出现及发展趋势，已经显示出为健康管理买单的苗头。不难预见，随着市场环境的日趋成熟，专业人才的不断成长，市场需求和服务资源的有效整合，以及保险业、信息产业和健康管理产业的联合与互动，将有力推动和加速健康管理产业的市场化进程，具有中国特色的健康管理运营模式和服务体系将逐步建立并发展、完善，成为中国健康产业的重要组成部分。

## （二）理念先进，学术理论与技术研究相对滞后

自 2001 年国内第一家健康管理公司注册至今，健康管理的理念，对国内健康服务的全新视角和理解，逐步获得了认可和追捧。2006 年，我们明显看到，以健康管理为主题的会议、论坛、培训在增多，甚至有业内人士称 2006 年是"健康管理年"。2007年 10 月 20 日《中华健康管理学杂志》创刊，2007 年 11 月 1 日《中华健康管理学杂志》第一届编辑委员会成立大会召开。但是必须看到的是，目前国内在健康评估、健康维护、健康产品、服务模式、运行模式、服务范围上都与国际水平存在一定的差距。

## （三）专业人员匮乏

健康管理是一门综合性的交叉学科，涉及预防医学、临床医学、社会科学等领域，其中，循证医学、流行病学、生物统计学、生物信息学、健康促进学（包括心理学、社会学、行为科学等）、运动学和营养学都是与健康管理密切相关的重要学科。既往并无高校培训健康管理专业人才，需要这方面人才的各大医院有的是招聘即将毕业的医学方面的大学生，再专门请专家进行这方面的单独培训，不过更多的是大家一边干一边学。2005 年国家建立健康管理师职业，2015 年教育部审批通过在普通高校开设健康服务与管理专业，培养专门的人才，但还是缓解不了目前此方面专业人才紧缺的状况。

## （四）市场混乱，具有中国特色的健康管理服务系统和运营模式尚未建立

目前，健康管理已经成为一个十分时髦的名词，市场上的百家争鸣和无序竞争给大家造成了思想上的混乱和心理上的茫然。但真正具有中国特色的健康管理服务系统和运营模式尚未建立。

## 三、健康管理在中国的应用前景

健康管理的目的就是通过调动个体和群体及整个社会的积极性，最大限度地利用各种有效资源来控制疾病，达到健康促进的最大效果。通常认为，对评价个体给予了评价结果又进行了健康教育效果好于只给予评价结果，进行了健康危险评价又给予了评价结果效果好于只进行健康危险评价。健康管理在中国具有广泛的应用前景，它能帮助医疗机构、企业、健康保险公司以及社区、集体单位采用一种有效的服务手段对个人的健康进行个性化的管理，以起到有效预防疾病、节约医疗开支的良好作用。

## （一）健康管理在健康保险中的应用

事实上，在美国，首先广泛应用健康管理服务的正是保险行业。控制投保人群的健康风险、预测投保人群的健康费用，是健康管理在保险行业中的主要"用武之地"。2004 年，中国银保监会为实质性推动健康保险专业化经营的发展，连续颁发了人保健康、平安健康、正华健康、昆仑健康、阳光健康 5 家专业健康保险公司的筹建批文。其

中，人保健康于 2005 年率先获准开业，成为我国第一家专业健康保险公司。随着人保健康业务的不断展开和逐渐深入，该公司指出：从健康保险的经营目标看，健康管理通过提供专业化、个性化的健康管理服务，可以满足健康服务的需求；通过实施专业化的健康诊疗风险控制，可以降低保险公司的赔付率，扩大利润空间。由此不难预计，不远的将来健康管理在健康保险中将扮演越来越重要的作用。

## （二）健康管理在企业中的应用

企业人群是健康管理的又一重要目标人群。据国外的实践经验，健康管理在企业的应用主要在企业人群健康状况评价、企业人群医疗费用分析与控制、企业人力资源分析等 3 个方面，其出发点及归宿点都是为了企业生产效率和经济效益的提高以及竞争力的增强。美国健康与生产效率管理学会（IHPM）对此进行了精辟的论述："健康与生产效率整合与员工健康有关，从而影响其工作绩效的所有数据和服务，它不仅测量健康干预措施对员工健康的影响，还测量干预措施对企业生产效率的影响。"当前，越来越多的国内企业认识到员工健康对于企业的重要性，疾病预防而非治疗获得了企业广泛的关注和认同。不少企业已将员工定期体检作为保障员工健康的一项重要举措。部分企业引入了员工健康风险评估项目。随着健康管理服务的不断深入和规范，针对企业自身的特点和需求，开展体检后的健康干预与促进，实施工作场所的健康管理项目将是健康管理在企业中应用的主要方向。

## （三）健康管理在社区卫生服务中的应用

社区卫生服务在我国的医疗卫生体系建设中扮演着重要角色，是人民群众接受医疗卫生服务的"守门人"，是二级医疗卫生体系的网底，也是社区发展的重要组成部分。在确保到 2020 年实现人人享有基本医疗卫生服务上，健康管理可以为社区卫生服务在以下 3 个方面提供帮助：①识别、控制健康危险因素，实施个性化健康教育。②指导医疗需求和医疗服务，辅助临床决策。③实现全程健康信息管理。健康管理个性化的健康评估体系和完善的信息管理系统，有望成为社区利用健康管理服务的突破点和启动点。

总之，健康管理在我国属新兴学科，尚存在不少问题，但是已经呈现出蓬勃发展的势头，发展前景巨大。在政府管理部门、医学院校及科研单位、各级医院等相关工作者的共同努力下，我国健康管理将会日益完善并形成体系。健康管理的发展与实践，将使得国民的健康观念得以进一步提高，减少疾病的发生，延长国民寿命，提高健康水平，同时也可以减少医疗卫生资源的浪费，减轻经济和社会负担。

# 第二章　健康教育的基本理论与方法 ▷▷▷▷

## 第一节　健康教育与健康促进概述

随着社会的发展，大众越来越重视自身健康问题，但在日常生活中，影响大众健康的重要决定，大多数是由个人或者家庭自己做出的，而不是由医生或者健康管理师等专业人员提出的。为了促进这些决定的科学性、明智性，医护人员等相关人员应通过健康教育等活动促使人们完善自己的健康知识、信念和行为，促进自身健康。20 世纪 70 年代以来，健康教育在全球迅速发展，完整的学科体系已逐步形成。尤其近 20 年来，全球性健康促进活动兴起，健康教育与健康促进在卫生保健总体战略中的地位得到了全世界的关注，健康教育与健康促进的内涵、特征、研究领域等诸多问题正处于不断发展和完善之中。

### 一、健康教育、健康促进的含义与联系

当前，关于健康教育和健康促进的内涵、特征、研究领域等诸多问题，世界各国都在不断探讨和完善中。

#### （一）健康教育的含义

健康教育（health education）是通过信息传播和行为干预，帮助个人和群体掌握卫生保健知识，树立健康观念，自愿采纳有利于健康的行为和生活方式的教育活动与过程。其目的是消除或减轻影响健康的危险因素，预防疾病，促进健康和提高生活质量。

健康教育的实质是有计划、有组织、有评价的干预活动和过程，其核心是通过教育干预帮助人们形成有利于健康的行为和生活方式。即通过多种活动从不同侧面影响个体和群体，包括提供人们行为改变所必需的卫生保健知识和技能，提供相应的卫生保健服务，营造有益于健康的社会氛围，从而实现促进健康的目的。第十三届世界健康教育大会提出：健康教育是一门以传播保健知识和技术，影响个体和群体行为，消除危险因素，预防疾病，促进健康的科学。它注重研究知识传播和行为改变的理论、规律和方法，以及组织、规划和评价的理论与实践。健康教育提供人们行为改变所必需的知识、技能和服务，使人们在面临预防疾病、促进健康、康复等各个层次的健康问题时，有能力做出行为抉择。这就与传统的卫生宣传有着较大的差别（表 2-1）。卫生宣传通常是指卫生知识的单向传播，其特点：传播对象比较泛化；效果侧重于知识传播，相对忽视

信息反馈和行为改变效果；主要实际效果侧重于改变人们的知识结构和态度。而健康教育具有对象明确，双向传播为主，注重反馈和行为改变效果等特点，是卫生宣传在内容上的深化、范围上的拓展和功能上的扩充。当前卫生宣传多作为健康教育的一种重要手段。

健康教育的目的是促进个人或群体改变不良的行为和生活方式。行为的改变以知识、信念、健康观的改变为基础，因此首先要使个体或群体掌握卫生保健知识，提高认知水平和技能，建立起追求健康的理念，并为此自觉自愿地而不是勉强地来改善自己的行为与生活方式。

目前，世界各国及地区政府、卫生部门和医学界已经将健康教育作为改善和管理大众健康的重要手段之一。世界各国的健康教育实践经验表明，行为的改变是一个长期的复杂的过程，许多不良行为、生活方式仅凭个人的主观愿望仍无法改变，要改变行为必须依赖于支持性的健康政策、环境、卫生服务等相关因素。单纯的健康教育理论在许多方面已经无能为力，已经满足不了社会进步与健康发展的新需要，在这种情况下，健康促进开始迅速发展。

表 2-1　健康教育与卫生宣传比较

| 比较项目 | 健康教育 | 卫生宣传 |
|---|---|---|
| 传播对象 | 针对性强 | 泛化 |
| 目标定位 | 知信行 | 知（信行） |
| 信息流向 | 双向为主 | 单向为主 |
| 传播途径 | 多渠道、多方法 | 大众传播为主 |
| 心理过程 | 注意、知晓、理解、接受 | 仅停留在注意和知晓阶段 |
| 行为作用 | 自愿改变，主动采纳 | 跟随行动，被动执行 |

### （二）健康促进的含义、基本特征与策略

**1. 健康促进的含义**　健康促进（health promotion）一词早在 20 世纪 20 年代见于公共卫生文献，近 10 年受到广泛的重视，其含义随其自身的发展而不断发展完善。世界卫生组织（WHO）给健康促进做如下定义："健康促进是促进人们维护和提高他们自身健康的过程，是协调人类与他们的环境之间的战略，规定个人与社会对健康各自所负的责任。"

美国健康教育学家格林（Lawrence. W. Green）对健康促进的定义："健康促进是指一切能促使行为和生活条件向有益于健康改变的教育与环境支持的综合体。"其中环境包括社会环境、政治环境、经济环境和自然环境，而支持指政策、立法、财政、组织、社会开发等各个系统。

1995 年 WHO 西太区办事处发表《健康新地平线》（*new horizons in health*），将健康促进定义为指个人与其家庭、社区和国家一起采取措施，鼓励健康的行为，增强人们

改进和处理自身健康问题的能力。健康促进的基本内涵包含了个人行为改变、政府行为（社会环境）改变两个方面，并重视发挥个人、家庭、社会的健康潜能。

1986年在首届国际健康促进大会通过的《渥太华宣言》中明确指出，健康促进涉及5个主要活动领域。

（1）制定能促进健康的公共政策 把健康问题提到各个部门，各级政府和组织的决策者的议事日程上。

（2）创造支持的环境 创造安全的、满意的和愉快的生活和工作环境。系统地评估快速变化的环境对健康的影响。

（3）加强社区的行动 赋权社区，并加强社区的健康行动；充分发动社区力量，积极有效地参与卫生保健计划的制订和执行，挖掘社区资源，帮助他们认识自己的健康问题，并提出解决问题的办法。

（4）发展个人技能 使人们能够更好地控制自己的健康和环境，不断地从生活中学习健康知识，有准备地应付人生各个阶段可能出现的健康问题。

（5）调整卫生服务方向 调整社区卫生服务方向，建立一个有助于健康的卫生保健系统。卫生服务的责任由个人、社会团体、卫生专业人员、卫生部门、工商机构和政府共同分担。

目前受公认的是《渥太华宪章》的定义："健康促进是促使人们维护和改善他们自身健康的过程。"而世界卫生组织前总干事布伦特兰在2000年的第五届全球健康促进大会上则做了更为清晰的解释："健康促进就是要使人们尽一切可能让他们的精神和身体保持在最优状态，宗旨是使人们知道如何保持健康，在健康的生活方式下生活，并有能力做出健康的选择。"

**2. 健康促进的基本特征**

（1）健康促进对行为的改变作用比较持久，有时带有一定的约束性 健康促进不仅仅强调通过教育来增加个人技能，改变不利于健康的行为生活方式，而且强调政策、立法对于创造支持性环境和规范、约束人们行为的作用，在兼顾改变内、外因素的情况导致的行为改变更具有可持续性。

（2）健康促进涉及整个人群和人们社会生活的各个方面 健康促进旨在全面改善和增加整个国民健康，而不仅限于某一部分人群或仅针对某一疾病的危险因素。

（3）在疾病三级预防中，健康促进强调一级预防甚至更早阶段 在健康促进中，不仅改变人们不利于健康的行为生活方式，即避免暴露于引起疾病的各种行为、心理、社会环境的危险因素，实现三级预防，而且要从开始起，帮助人民建立有益于健康的行为生活方式，全面增加健康素质，促进健康。

（4）健康教育是健康促进的先导和基础 健康教育以信息传播和行为干预为主要手段，可以帮助人们了解政策、环境的改变，积极参与制定促进健康的公共政策和环境保护与改善，并在此基础上主动改变自身行为。然而健康教育如不向健康促进发展，其作用就会受到极大限制。

（5）与健康教育相比，健康促进融客观支持与主观参与于一体 健康促进不仅包括了健康教育的行为干预内容，而且着重于个人与社会的参与意识与参与水平。健康教育注重调动社会力量，健康促进不仅涵盖了健康教育信息传播和行为干预的内容，同时，还强调行为改变所需的组织支持、政策支持、经济支持等环境改变的各项策略。因此，在改变行为中，健康教育比较强调自愿，而健康促进则带有约束性。

**3. 健康促进的基本策略与核心策略**　健康促进策略指的是为达到计划目标所采取的战略措施。《渥太华宣言》中确定了健康促进的三大基本策略：倡导、赋权、协调。

（1）倡导　倡导（advocacy）是一种有组织的个体及社会的联合行动。为了创造有利于健康的社会、经济、文化和环境条件，要倡导政策支持，开发领导，争取获得政治承诺；倡导社会对各项健康举措的认同，激发社会对健康的关注以及群众的参与意识；倡导卫生及相关部门提供全方位的支持，最大限度地满足群众对健康的愿望和需求。

（2）赋权　赋权（empowerment）与权利和政治密切相连。健康是基本人权，健康促进的重点在于实施健康方面的平等，缩小目前存在的资源分配和健康状况的差异，保障人人都有享受卫生保健的机会与资源。为使人们最充分地发挥各自健康的潜能，应授予群众正确的观念、科学的知识和可行的技能，获得控制那些影响自己健康的有关决策和行动的能力。把健康权牢牢地掌握在群众自己手里，这是实现卫生服务、资源分配平等合理的基础。

（3）协调　健康促进涉及卫生部门、社会其他经济部门、政府、非政府组织（NGO）、社会各行各业和社会各界人士、社区、家庭和个人。在改善和保护健康的健康促进活动中，必须使个体、社区及相关部门等利益相关者之间协调（mediation）一致，组成强大的联盟和社会支持体系，共同协作实现健康目标。

健康促进的核心策略是社会动员。健康促进要运用倡导、赋权、协调的策略，实现其目标，但从健康促进的内涵可以看出，健康促进涉及各级各类行业和部门、各方面的人群，因此，社会动员是其基本的，也是核心的策略。社会动员包括的层次：①领导层的动员：法律决策者、行政决策者、其他具有政治影响力的人士。②专业部门和人员参与的动员：包括立法机构官员、行政机构官员、技术部门官员和其他部门人员。③非政府组织（NGO）的动员：主要指民众（民间）团体、宗教团体、行业团体、工商业界。④社区、家庭与个人参与的动员：可以进一步分为社区团体的动员、家庭和个人的动员。

## 视野拓展 2-1　21 世纪健康促进的重点

1997 年 7 月，第四届健康促进国际大会在印度尼西亚首都雅加达召开，会议以"新时期的新角色：将健康促进带进 21 世纪"为主题，并发表了《雅加达宣言》。《雅加达宣言》在《渥太华宣言》的基础上，进一步思考有效的健康促进经验，重新审视健康的决定因素，确定了为完成在 21 世纪促进健康这个艰巨任务所需要的策略和指导方向，指出 21 世纪健康促进的重点，内容包括以下几点：

1. 提高社会对健康的责任感。

2. 增加健康发展的投资。

3.巩固和扩大有利于健康的伙伴关系。

4.增加社区的能力和给予个人权力。

5.保证健康促进的基础设施。

6.行动起来。

健康管理人员了解这些重点，对实现既定的健康管理工作目标非常有益。

### （三）健康教育与健康促进的联系

健康促进是一个综合的调动教育、社会、经济和政治的广泛力量，改善人群健康的活动过程，它不仅包括一些旨在直接增强个体和群体知识技能的健康教育活动，更包括那些直接改变社会、经济和环境条件的活动，以减少它们对个体和大众健康的不利影响。健康教育是健康促进的基础和先导，一方面健康教育在促进行为改变中起重要作用，另一方面健康教育对激发领导者拓展健康教育的政治意愿，促进群众的积极参与，促成健康促进的氛围的形成有着重要的作用。因此离开了健康教育，健康促进就会是无源之水、无本之木。同时，政府的承诺、政策、法律、组织等社会支持条件和社会、自然环境的改善对健康教育是强有力的支撑，而健康教育如不向健康促进发展，其作用就会受到极大限制。

## 二、健康教育在健康管理中的应用

### （一）健康教育与健康管理的区别与联系

从健康教育和健康管理的内涵和基本操作步骤来看，两者都运用了资料收集—计划—实施—评价的管理过程，在计划前研究和评估中，都会采用定量的问卷调查和一些定性的方法寻找问题的原因和可能的解决问题的办法，只不过健康教育主要侧重在知识、态度、信念、行为方面，而健康管理还重视从体格检查的资料获得信息，强调对于生活方式和行为的长期、连续的管理。在制订计划中，健康教育更加重视目标人群的知识、态度和行为的改变，而健康管理的计划要在风险评估的基础上，提出针对个人的个性化的措施。在实施的过程中，健康教育通常运用教育、传播乃至政策的策略，针对目标人群进行教育和干预，而健康管理通常对个体进行生活方式的干预和健康、疾病的咨询和指导。在评价方面，健康教育会进一步细分为过程评价、效应评价和结局评价，健康管理也类似，只是内容更侧重于行为的监测、健康指标的改善以及健康风险的变化。

表 2-2　健康教育与健康管理的区别和联系

| | 健康教育 | 健康管理 |
|---|---|---|
| 内容 | 有计划、有组织、有评价的教育活动和过程 | 健康监测、健康维护以及生活方式的管理、疾病管理过程 |
| 侧重点 | 知识、信念、行为的改变，提高人们的健康素养 | 健康风险评估、健康危险因素管理、提高人们的健康水平和素质 |

续表

| | 健康教育 | 健康管理 |
|---|---|---|
| 对象 | 个体和群体，侧重群体 | 个体和群体，侧重个体 |
| 基本步骤 | 需求评估—计划制订—干预实施—评价 | 信息收集—风险评估—干预、咨询、指导—效果评估 |
| 干预方法 | 信息传播、行为干预 | 行为干预、健康和疾病的咨询与指导、生活方式管理、疾病管理 |
| 评价 | 活动实施，人群参与情况，知识、信念、行为的变化，健康指标的改善 | 健康相关行为、生活方式的改变，健康指标的变化，健康状况的提高、病情的改善，疾病或死亡风险的改变 |

### （二）健康教育在健康管理中的作用

健康管理是把健康监测和维护、健康相关行为以及治疗和康复都纳入管理并实施干预，干预手段主要是非临床的方法，即教育和管理。因此，健康教育无论是针对个体的健康管理还是针对群体的健康管理，都是一种非常基本和重要的方法和策略。因此，也可以说，健康管理是将迄今为止主要由公共卫生与预防医学工作者提倡、由政府支持的、以群体为主的健康教育、健康促进活动与临床医学结合，开展生活方式和疾病管理，形成兼顾个体性、具有可操作性并且可以持续的慢性病综合防治模式。

**1. 在个体健康管理中的作用**　针对个体的健康信息收集问卷的设计原理与健康教育常用的问卷相似，内容中所包含的行为和生活方式相关问题以及健康教育需求等问题在健康教育的问卷中也经常问及。在对个体进行健康教育干预时，要应用健康教育中常用的人际传播和行为干预策略，因此，熟悉和掌握健康教育的理论和实践技能是实现有效的个体健康管理的基础。

**2. 在群体健康管理中的作用**　在健康管理领域，健康管理师除了要做个体化的健康管理外，还面临着社区、企事业单位、学校等以场所、人群为基础的群体健康干预。健康教育和健康促进是群体健康管理的重要工具、方法和策略。健康教育计划设计、实施和评价的基本步骤与健康管理的信息收集—健康风险评估—教育干预—效果评价基本一致。与个体信息收集相类似，群体信息收集的问卷内容也与健康教育常用的问卷相似。在群体健康干预中，健康管理师要运用比针对个体更加全方位、多样化的手段，创造有利于健康的社会/社区环境以及工作和家庭氛围，包括健康促进的社会动员策略、群体行为干预的理论和方法、大众传播和人际沟通的技巧和方法。

## 第二节　健康传播

20世纪60年代美国等西方国家将传播学引入健康教育领域，并逐渐形成了健康传播学，极大地丰富了健康教育的策略方法和理论，有效地指导着健康教育的实践。健康传播是健康教育、健康管理重要的干预措施之一，要实现预防疾病、促进健康和健康管理的目的，必须有个体、群体、社区和政府的有效参与，这都依赖于开展广泛的社会动员和传播活动。

## 一、传播的基本概念、分类与模式

### （一）传播的基本概念

传播（communication）一词的本意为"共同分享"，它通常是指人与人之间通过一定的符号进行信息交流与分享，是人类普遍存在的一种社会行为。我国 1988 年出版的第一部《新闻学字典》将传播定义为："传播是一种社会性传递信息的行为，是个人之间、集体之间以及个人与集体之间交换、传递新闻、事实、意见的信息过程。"传播学是研究人类制作、储存、传递和接收信息等一切传播活动，研究人际交流和分享信息的关系的一般规律的学科。

健康传播（health communication）是传播学的一个分支和部分，它是指以"人人健康"为出发点，运用各种传播媒介渠道和方法，为维护和促进人类健康的目的而制作、传递、分散、交流健康信息的过程。健康传播是一般传播行为在医学领域的具体和深化，并有其独自的特点和规律，是健康教育与健康促进的重要手段和策略。

### （二）传播的分类

人类的传播活动纷繁复杂，形式多样。按传播的规模可将人类传播活动分为五种类型。

**1. 自我传播**　自我传播（intra-personnel communication）又称人的内向传播、人内传播，指个人接收外界信息后，在头脑内进行信息加工处理的心理过程，如独立思考，自言自语等。自我传播是人最基本的传播活动，是一切社会传播活动的前提和生物学基础。一般来讲自我传播属于心理学的研究范畴。

**2. 人际传播**　人际传播（inter-personnel communication）又称人际交流或亲身传播，是指个人与个人之间直接的信息交流。人际传播是典型的社会传播活动，是人际关系得以建立的基础，也是人与人社会关系的直接体现。

**3. 群体传播**　每一个人都生活在一定的群体中，群体是将个人与社会相连接的桥梁和纽带。群体传播（group communication）是指组织以外的一般群体（非组织群体）的传播活动。如同伴教育就是典型的群体传播活动。

**4. 组织传播**　组织传播（organizational communication）是指组织机构之间的交流活动，是有组织有领导进行的有一定规律的信息传播。现代社会中，组织传播已发展成为一个独立的研究领域，即公共关系。

**5. 大众传播**　大众传播（mass communication）指职业性传播机构通过报刊、广播、电视、书籍、电影等大众传播媒介向范围广泛、为数众多的社会大众传播信息的过程。

在健康教育干预活动中，人际传播和大众传播应用最多，本教材将详细介绍。

### （三）传播模式

传播模式（communication model）是指为了研究了解传播现象，采用简化而具体的图解模式来对复杂的传播现象、传播结构和传播过程进行描述、解释和分析，以求揭示传播结构内各因素之间的相互关系。最经典的传播模式就是拉斯韦尔5因素传播模式（图2-1）。

美国著名社会学家、政治学家哈罗德·拉斯韦尔（H.D.Lasswell）是传播学的奠基人之一，其在1948年提出了一个被誉为传播学研究经典的传播过程的文字模式，即"一个描述传播行为的简便方法，就是回答下列5个问题：①谁（who）；②说了什么（says what）；③通过什么渠道（through what channel）；④对谁（to whom）；⑤取得什么效果（with what effect）"。这就是拉斯韦尔5因素传播模式，又称5W模式。拉斯韦尔5因素传播模式把繁杂的传播现象用5个部分高度概括，虽然不能解释和说明一切传播现象，但抓住了问题的主要方面，不但提出了一个完整的传播结构，还提出了5部分的研究范围和内容，从而形成了传播学研究的5大领域，为传播学研究奠定了基础。

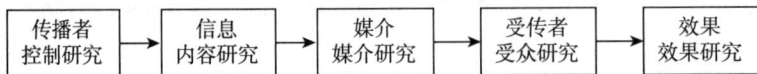

图2-1　拉斯韦尔5因素传播模式

**1. 传播者**　传播者（communicator）是指在传播过程中"传"的一端的个人（如有关领导、专家、医生、讲演者、节目主持人、教师等）或团体（如报社、电台、电视台等）。传播者是信息传播的主动发出者和媒介的控制者。

**2. 信息与讯息**　信息（information）泛指情报、消息、数据、信号等有关周围环境的知识；而讯息（message）是由一组相关联的信息符号所构成的一则具体的信息，是信息内容的内容实体。信息必须转变为讯息才能传播出去。但在一般情况下，"信息"和"讯息"两者常混用，实际上就是传播者所要传播的而受传者所要接收的内容。健康信息（health information）泛指一切有关人的健康的知识、技术、技能、观念和行为模式，即健康的知、信、行。如戒烟限酒、限盐、控制体重、合理膳食、有氧运动、心理平衡等预防慢性病的健康信息。

**3. 媒介渠道**　媒介渠道（media and channel）是讯息的载体，传递信息符号的中介、渠道。一般特指非自然的电子类、印刷类及通俗类传播媒介。如纸条、传单、信件、挂历、图书、杂志、报纸、广告牌、电话机、传真机、收音机、电视机、光碟（LD，VCD，DVD）、计算机、互联网络及手机短信等媒体。人际传播是一种借助自然媒介传播信息的渠道。

**4. 受传者**　受传者（audience）是指在传播过程中"受"的一端的个体或团体的谈话者、听众、观众的总称。受传者一般被视为信息传播中的被动者，但其却拥有接受或不接受和怎样接受传播的主动选择权。个人或个别团体的受传者称为受者、受方，若多数则简称为受众。

**5. 效果**　效果（effect）指受传者接收信息后，在情感、思想、态度、行为等方面发生的反应。

## 二、人际传播

### （一）人际传播的概念

人际传播也称人际交流，是指人与人之间进行直接信息沟通的一类交流活动。这类交流主要是通过语言来完成，但也可以通过非语言的方式来进行，如动作、手势、表情、信号（包括文字和符号）等。人际传播可以分成个体之间、个体与群体之间、群体与群体之间三种形式。

### （二）人际传播的特点

1. 直接的人际传播不需要任何非自然的媒介。因此，人际传播简便易行，不受机构、媒介、时空等条件的限制。

2. 在人际传播过程中，交流的双方可以互为传播者和受传者。接收信息的一方能够即时做出反应，而且使反应传递到传播者，这时，开始发出信息的传播者就转变成了接收信息的一方，成了受传者；而原来接收信息的一方转变成了信息的发出方，成了传播者。所以，在人际交流的过程中交流的双方或多方都在不断地变换着自己的角色，不断地接收信息和发出信息。

3. 人际传播有益于提高传播的针对性。可以根据受传者的接受情况、接收者的反应等及时调整传播策略和技巧，以提高传播的针对性。

4. 与大众传播相比较，人际传播的信息量比较少；覆盖的范围比较小；传播的速度也比较慢。在一定时限内，人际传播的信息覆盖的人群远不及大众传播。

5. 在多级的人际传播活动中，信息容易走样。这是因为接收者的理解能力、知识背景、接受习惯，以及记忆力等原因造成的。因此，在开展健康教育人际传播活动时要特别注意对传播者的培训，使其理解、记忆和掌握信息的内容，并在传播活动的实际开展过程中注意对信息质量的监测。

### （三）人际传播在健康教育中的应用

健康教育通过改变人们的行为来达到促进健康的目的，改变行为的过程是与传播健康知识、教授保健技能、干预不健康的行为习惯等紧密相连的，而在这些活动中人际传播不可缺少。在健康教育的实践活动中经常会采用多种人际传播形式，基本的人际传播形式有以下几种。

**1. 个别劝导（persuade）与干预（intervention）**　在健康教育活动中，健康教育人员经常会针对某一个干预对象的特殊不健康行为和具体情况向其传授健康知识、教授保健技能，帮助建立健康信念，说服其改变态度和行为。这是行为干预的主要手段，也是健康教育工作采用较多的人际传播形式。

**2. 咨询（consultation）**　健康咨询是近年来随着人们对健康关注程度增加而兴起的一项寻求有关疾病、健康、保健、医药、康复等有关信息和专业知识的服务项目。健康咨询是为满足人们对健康的需求而提供的一种健康服务的形式，应归类于健康教育的范畴。健康咨询的目标与任务是向求助者提供所需要的科学信息和专业技术帮助，使求助者能够自己选择有利于健康的信念、价值观和行为，了解和学习有关保健技能。从传播的角度讲，面对面的咨询活动是一种典型的人际交流。

**3. 讲座（lecture）**　讲座是传播者根据受众的某种需要针对某一专题有组织、有准备地面对目标人群进行的健康教育活动。这种活动形式可以使比较多的目标人群同时接受影响，信息的传播比较直接。如演讲的人具有比较好的知识基础，又有比较好的演讲技巧，则可以给听众比较大的感染力，取得比较好的传播效果。

**4. 培训（training）**　健康教育人员运用教育的手段针对干预对象的需求进行保健技能的培训。这种培训是培训者和受训者面对面进行的，交流充分，反馈及时，培训者可以运用讲解、演示等方法逐步使受训者理解和掌握需要掌握的健康保健技能。这种培训不同于一般的知识培训，具有针对性强、目标明确、现学现用的特点。这种方式在健康教育活动中是不可缺少的，也是促进受训对象建立健康行为的重要环节。

## 三、大众传播

### （一）大众传播的含义

大众传播是指职业性信息传播机构和人员通过广播、电视、电影、报纸、期刊、书籍等大众媒介和特定传播技术手段，向范围广泛、为数众多的社会人群传递信息的过程。

### （二）大众传播的特点

1. 传播者是职业性的传播机构和人员，并需要借助非自然的特定传播技术手段。
2. 大众传播的信息是公开的、公共的，面向全社会人群。
3. 大众传播信息扩散距离远，覆盖区域广泛，速度非常快。
4. 大众传播对象虽然为数众多，分散广泛，互不联系，但从总体来说是大体确定的。
5. 大众传播是单向的，很难互换传受角色，信息反馈速度缓慢而且缺乏自发性。随着大众传播中"热线"形式的开通与流行，部分弥补了传受双方信息反馈的不足。

利用大众传播渠道开展健康教育，可以使健康信息在短时间内迅速传及千家万户，提高人们的卫生意识。加强对大众传播的特点和客观规律的研究，将有助于改变健康传播的质量，提高健康传播的效果。

### （三）大众传播媒介的共同特点

大众传播媒介主要是指广播、电视、电影、报纸、杂志、书籍等媒介。此外，如健康教育中经常使用并广泛散发的卫生标语、卫生传单，以及置于闹市等公共场所的卫生宣传画廊等，也都属于大众传播媒介的范畴。这些媒介在传播方式、对象等方面各有自己的特点，同时又具有一些共同点。

1.间接性传播，通过机械性、技术性媒介传播信息，传播者与受传者之间的关系是间接性的。

2.覆盖面广，资源利用率与传播效率高。大众传播媒介都拥有广大的受众，具有任何其他传播方式都不能达到的影响面。大众媒介的网络，覆盖了几乎社会的各个角落，把千千万万散在各处的人们联系起来。

3.大众传播媒介面向整个社会，具有公开性，负有重大的舆论导向和社会责任。媒介传播出的每条确切或错误的卫生信息，可能使数以万计的人受益或上当受骗。

4.大众传播媒介具有时效性，即传播信息一要新，二要快，特别体现在新闻报道方面。针对当前社会人群中普遍存在的卫生问题或中心性卫生工作，可以迅速通过适宜的大众传播媒介进行宣传教育，广而告之。

5.传播材料的统一成批生产与重复利用，可确保信息的标准化和规范化。如电视录像片、小册子、广播录音节目等，一般都可以成批复制。

### （四）传播媒介的选择

**1.大众传播媒介的比较**　随着新的传播媒介和技术的不断出现，各种传播媒介各有所长，也有所短，因此传播者在诸多媒介面前面临着选择。表2-3列出了这些媒介的优缺点，以便传播者在选择时考虑。

表2-3　大众传播媒介的优缺点与选择评定标准

| 标准 | 媒介 | | | | | | |
|---|---|---|---|---|---|---|---|
| | 报纸 | 电视 | 广播 | 杂志 | 户外广告 | 交通广告 | 邮寄 |
| 选择性 | 中 | 低 | 高 | 高 | 低—中 | 低 | 高 |
| 用于每个人的成本 | 高 | 低 | 公益服务低，广告高 | 中 | 中 | 低 | 高 |
| 接触最多的社会经济人群 | 中层上层 | 低层中层 | 所有阶层 | 中层高层 | 中层高层 | 低层中层 | 所有阶层 |
| 接触最多的年龄范围 | 中年老年 | 儿少青老年家妇 | 青少年老年 | 青中年 | 青中年 | 所有年龄 | 所有年龄 |
| 信息的复杂性 | 高 | 中 | 低 | 高 | 低 | 低 | 中 |
| 对于每个人的效果 | 中 | 低—中 | 中 | 中—高 | 低—中 | 低 | 高 |

**2.传播媒介的选择原则**　恰当地选择传播媒介，是取得预期传播效果的一个重要保证。在选择传播媒介时，应遵循如下原则：

（1）保证效果原则　根据预期需达到的健康传播目标和信息内容选择传播媒介。注意媒介对信息内容表达的适应性及效果。如疫病流行期间，宜选用大众媒介的健康新闻发布或公益广告传播。例如："H5N1禽流感病毒夺命香港，引起全球关注！"以达到

"广而告之"的目的。

（2）针对性原则　针对目标人群状况，选择传播媒介。针对性是指所选择媒介对目标人群的适用情况。比如对幼儿采用卡通视图与儿歌等视听电子媒介就比文字印刷媒介有针对性。

（3）速度快原则　力求将健康信息以最快、最通畅的渠道传递给目标人群。一般来讲，电视、广播是新闻传递最快的渠道之一。

（4）可及性原则　根据媒介在当地的覆盖情况，受众对媒介的拥有情况和使用习惯来选择媒介。

（5）经济性原则　从经济角度考虑媒介的选择，如有无足够经费和技术能力制作、发放材料或使用某种媒介。实际工作中，在通盘考虑上述 4 个原则后，这一原则可能具有决定性。

## 四、传播材料制作与预试验

健康传播材料是指配合健康教育与健康促进活动使用的印刷材料与声像材料。在制订健康传播计划时，首先应考虑在现有的传播材料中选择可利用的材料，使用这些材料可以节约时间和资源。但是，在现有的信息或材料不充足时，需要制作新的传播材料，材料制作应遵循以下 6 个程序。

### （一）分析需求和确定信息

在制定传播材料之前，首先需要以查阅文献、受众调查等方法对目标人群所处的外部环境、有关政策、组织机构能力、媒介资源、文化背景、生活习俗、宗教信念和健康需求等进行调查分析，为初步确定符合目标人群需求的健康传播材料提供依据，从而保证传播材料的针对性和可行性。

### （二）制订计划

在需求分析基础之上，根据信息内容和技术、资源条件等，制订出详细材料制作计划，计划应包括确定目标人群、材料种类、数量、使用范围、发放渠道、使用方法、预试验与评价方案、经费预算、时间进度等。

### （三）形成初稿

初稿的设计过程就是信息的研究与形成过程。要根据确定的信息内容和制作计划，设计出材料初稿，印刷材料的初稿包括文字稿和画稿；录像带的初稿应有文字稿和重点画面；录音带初稿也应有文字稿。医护健康教育人员在初稿形成过程中要把好信息关，并根据目标人群的文化程度和接受能力决定信息复杂程度和信息量的大小。

### （四）传播材料预试验

**1. 预试验（pre-testing）的含义**　预试验是指在材料最终定稿和投入生产之前，健康教育传播材料设计人员一定要在一定数量的目标人群的典型代表中进行试验性使用，从而系统收集目标人群对该信息的反应，并根据反馈意见对材料进行反复修改的过程。

**2. 预试验的目的**　通过了解目标人群是否理解材料传播的信息内容，是否喜欢材料的表现形式和视觉舒适度，以及信息的易读性、实用性、可接受性、趣味性等，以便为修订、完善和确定健康材料提供反馈意见，从而保证材料制作的质量和传播效果。

各种健康传播材料，例如印刷材料——小册子、小折页、传单、招贴画等，音像材料——广播稿和样带、影视片的脚本和样片、幻灯片等，均可作为预试验的对象。预试验的次数需根据初稿的质量、预试验对象的意见、修改稿的质量等情况来确定，一般来说需要 2～3 次。

**3. 传播材料预试验方法**　传播材料预试验的方法有多种，大多数预试验可以通过在目标人群的典型代表中进行小范围的预调查。预试验的方法主要采用定性研究的快速评估方法，包括重点人群专题小组讨论、中心场所阻截式调查、可读性测试、个人访谈、把关人调查、音像资料观摩法等。根据传播材料的性质不同，需采用不同的预试验方法。一般来讲，凡是适用于群体教育的材料，都可以用专题小组访谈的形式。例如，宣传画、画册、歌曲、广播稿、电视录像片、幻灯片、戏剧及其他形式的文艺节目等。用于文化层次较高人群的文字材料，可以先发给大家单独阅读，再组织小组讨论，这是由于有文化素养的人常常更自信，不易受到小组中其他成员的影响。而用于文盲、半文盲人群的印刷性材料、折页，则应个别地进行预试验。

### （五）材料的生产发放与使用

预试验结束后，将材料终稿交付有关负责人员审阅批准，按照计划安排制作和生产。确定和落实材料的发放渠道，以保证将足够的材料发放到目标人群手中，同时对材料的使用人员（社区积极分子、专兼职健康教育人员）进行必要的培训，使他们懂得如何有效地使用这些材料。

### （六）监测与评价

一个完整的材料制作程序应该包括监测与评价。在材料使用过程中，认真监测材料发放和使用情况，在实际条件下对材料的制作过程、制作质量、发放与使用状况、传播效果等做出评价，以便总结经验，发现不足，用以指导其他的传播材料制作活动和计划。如此循环往复，形成健康传播材料制作的不断循环发展过程。参与评价的工作人员最好不是直接的材料制作者和相关人员，以利于评价结果的公正性。

# 第三节　健康相关行为改变理论

　　健康教育和健康促进都非常关注人的行为和生活方式，同时，人的健康相关行为是一种复杂的活动，生活方式更是已经形成的行为定型，行为和生活方式的改变是一个相当复杂、艰苦的过程，是一件说起来容易，做起来艰难并且痛苦的事。一些常用的行为理论可以帮助健康管理师充分地解释行为，找到改变行为的可能途径，有些行为干预理论也可以直接用来指导行为的干预。本节着重介绍5个比较成熟的理论模式——知信行模式、健康信念模式、自我效能理论、行为改变的阶段理论、群体动力理论。

## 一、知信行模式

　　知信行是知识、信念和行为的简称，健康教育的知信行（knowledge，attitude，belief and practice，KABP 或 KAP）模式实质上是认知理论在健康教育中的应用。知信行理论认为：卫生保健知识和信息是建立积极、正确的信念与态度，进而改变健康相关行为的基础，而信念和态度则是行为改变的动力。只有当人们了解了有关的健康知识，建立起积极、正确的信念与态度，才有可能主动地形成有益于健康的行为，改变危害健康的行为。知信行模式可以简单地表示为图 2-2。

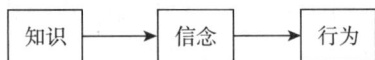

$$\boxed{知识} \longrightarrow \boxed{信念} \longrightarrow \boxed{行为}$$

**图 2-2　知信行模式**

　　例如，吸烟作为个体的一种危害健康的行为已存在多年，并形成了一定的行为定式。要改变吸烟行为，使吸烟者戒烟，首先需要使吸烟者了解吸烟对健康的危害、戒烟的益处，以及如何戒烟的知识，这是使吸烟者戒烟的基础。具备了知识，吸烟者才会进一步形成吸烟有害健康的信念，对戒烟持积极态度，并相信自己有能力戒烟，这标志着吸烟者已有动力去采取行动。

　　但是，要使知识转化为行为改变，仍然是一个漫长而复杂的过程，有很多因素可能影响知识到行为的顺利转化，任何一个因素都有可能导致行为形成/改变的失败。知识、信念与态度、行为之间存在着因果关系，但有了前者并不是一定导致后者。知识是行为改变的必要条件，但不是充分条件，只有对知识进行积极的思考，才有可能逐步上升为信念，产生行为动机。在健康教育促使人们形成健康行为或改变危害健康行为的实践中，常常遇到"知而不信""信而不行"的情况。"知而不信"的可能原因在于：所传播信息的可信性、权威性受到质疑，感染力不强，不足以激发人们的信念；"信而不行"的可能原因在于：人们在建立行为或改变行为中存在一些不易克服的障碍，或者需要付出较大的代价，这些障碍和代价抵消了行为的益处，因此不产生行动。由此可见，只有全面掌握知、信、行转变的复杂过程，才能及时、有效地消除或减弱不利影响，促进形成有利环境，进而达到改变行为的目的。

## 二、健康信念模式

健康信念模式（health belief model，HBM）理论强调感知（perception）在决策中的重要性，影响感知的因素很多，是运用社会心理学方法解释健康相关行为的理论模式。该理论认为信念是人们采纳有利于健康的行为的基础，人们如果具有与疾病、健康相关的信念，他们就会采纳健康行为，改变危险行为。人们在决定是否采纳某健康行为时，首先要对疾病的威胁进行判断，然后对预防疾病的价值、采纳健康行为对改善健康状况的期望和克服行动障碍的能力做出判断，最后才会做出是否采纳健康行为的决定。

在健康信念模式中，是否采纳有利于健康的行为与下列因素（图 2-3）有关。

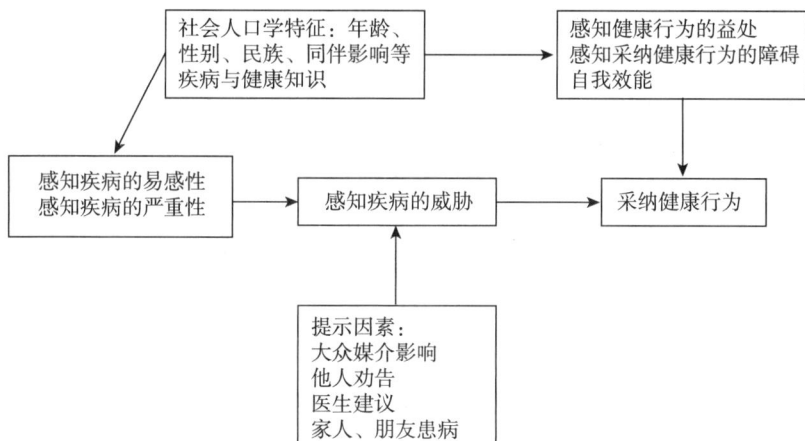

图 2-3　健康信念模式

### （一）感知疾病的威胁（perceived threat）

对疾病威胁的感知由对疾病易感性的感知和对疾病严重性的感知构成。对疾病易感和严重性的感知程度高，即对疾病威胁的感知程度高，是促使人们产生行为动机的直接原因。

**1. 感知疾病的易感性（perceived susceptibility）**　指个体对自身患某种疾病或出现某种健康问题的可能性的判断。人们越是感到自己患某疾病的可能性大，越有可能采取行动避免疾病的发生。

**2. 感知疾病的严重性（perceived severity）**　疾病的严重性既包括疾病对躯体健康的不良影响，如疾病会导致疼痛、伤残和死亡，还包括疾病引起的心理、社会后果，如意识到疾病会影响工作、家庭生活、人际关系等，人们往往更有可能采纳健康行为，防止严重健康问题的发生。

### （二）感知健康行为的益处和障碍

**1. 感知健康行为的益处（perceived benefit of action）**　指人体对采纳行为后能带来

的益处的主观判断，包括对保护和改善健康状况的益处和其他边际收益。一般而言，人们认识到采纳健康行为的益处，或认为益处很多，则更有可能采纳该行为。

**2. 感知健康行为的障碍（perceived barrier of action）** 指个体对采纳健康行为会面临的障碍的主观判断，包括行为复杂、时间花费、经济负担等。感受到障碍多，会阻碍个体对健康行为的采纳。因此，个体对健康行为益处的感知越强，采纳健康行为的障碍越小，个体采纳健康行为的可能性越大。

### （三）自我效能

自我效能（self-efficacy）是后被补充到健康信念模式中的一个因素，强调自信心对产生行为的作用。

### （四）提示因素

提示因素（cues to action）指的是诱发健康行为发生的因素，如大众媒介的疾病预防与控制运动、医生建议采纳健康行为、家人或朋友患有此种疾病等都有可能作为提示因素诱发个体采纳健康行为。提示因素越多，个体采纳健康行为的可能性越大。

### （五）社会人口学因素

社会人口学因素包括个体特征，如年龄、性别、民族、人格特点、社会阶层、同伴影响，以及个体所具有的疾病与健康知识。具有卫生保健知识的人更容易采纳健康行为。对不同类型的健康行为而言，不同年龄、性别、个性特征的人采纳行为的可能性相异。

下面以原发性高血压的低钠盐饮食行为为例，介绍健康信念模式的应用。某人60岁，近期查体发现患有原发性高血压，由于几十年来饮食口味很咸，医生建议他要把每天的钠盐摄入量降下来。如果他认识到自己口味很咸的饮食习惯会导致高血压（感知疾病的易感性），高血压病可能导致脑卒中，脑卒中可能带来严重的后遗症甚至导致死亡（感知疾病的严重性），他相信控制钠盐的摄入对控制血压有好处（感知健康行为的益处），同时，他觉得改掉多年来养成的饮食习惯太难了（感知健康行为的障碍），但是他相信自己通过努力可以逐渐把口味变淡（自我效能），在这种情况下，医生的建议（提示因素）帮助他做出减盐的决定，综合以上因素，这位患者可能逐渐采纳低钠盐饮食行为。

## 三、自我效能理论

自我效能（self - efficacy）是美国心理学家班杜拉在1977年提出来的，指个体对自己组织、执行某特定行为并达到预期结果的能力的主观判断。即个体对自己是否有能力控制内、外因素而成功采纳健康行为并取得期望结果的自信心、自我控制能力。自我效能是人类行为动机、健康和个体成就的基础，是决定人们能否产生行为动机和产生行为的一个重要因素。因为只有人们相信他们的行动能够导致预期结果，才愿意付出行动，否则人们在面对困难时就不会有太强的动机也不愿长期坚持。自我效能高的人，更有可能采纳所建议的有益于健康的行为。自我效能可以通过以下 4 种途径产生和提高。

（1）自己成功完成过某行为　一次成功能帮助人们增加其对熟练掌握某一行为的期望值，是表明自己有能力执行该行为的最有力的证据。

（2）他人间接的经验　看到别人成功完成了某行为并且结果良好，而增强了自己通过努力和坚持也可以完成该行为的自信心。

（3）口头劝说　通过别人的劝说和成功经历的介绍，对自己执行某行为的自信增加。

（4）情感激发　焦虑、紧张、情绪低落等不良情绪会影响人们对自己能力的判断，因此，可通过一些手段消除不良情绪，激发积极的情感，从而提高人们对自己能力的自信心。

## 四、行为改变的阶段理论

1982 年，美国心理学家 Prochaska 和 Diclemente 首次提出行为改变的阶段理论，描述和解释了吸烟者在戒烟过程中行为变化的各个阶段以及在每个阶段主要的变化过程。该理论的主要依据：人的行为变化是一个过程而不是一个事件，而且每个改变行为的人都有不同的需要和动机，只有针对其需要提供不同的干预帮助，才能促使教育对象向下一个阶段转变，最终采纳有益于健康的行为。

行为改变的阶段理论，把行为转变分为 5 个阶段，对于成瘾行为来说，还有第 6 个阶段即终止阶段。

### （一）没有打算阶段（pre-contemplation）

在最近 6 个月内，没有考虑改变自己的行为，或者有意坚持不改变，他们不知道或没有意识到自己存在不利于健康的行为及其危害性，对于行为转变没有兴趣，或者觉得浪费时间，或者认为自己没有能力改变自己的行为。处于该阶段的人不喜欢阅读、谈论或者考虑与自身行为相关的问题或内容，有些人甚至有诸多理由为自身的行为辩解。

### （二）打算阶段（contemplation）

在最近 6 个月内，人们开始意识到问题的存在及其严重性，意识到改变行为可能带来的益处，也知道改变行为需要付出代价，因此在益处和代价之间权衡，处于犹豫不决的矛盾心态。

### （三）准备阶段（preparation）

在最近 30 天内，人们郑重地做出行为改变的承诺，如向亲属、朋友宣布自己要改变某种行为，并有所行动，如向别人咨询有关行为改变的事宜、购买自我帮助的书籍、制订行为改变时间表等。

## （四）行动阶段（action）

在 6 个月内，人们已经开始采取行动，但是由于许多人的行动没有计划性，没有设定具体目标、实施步骤，没有社会网络和环境的支持，最终导致行动的失败。

## （五）维持阶段（maintenance）

改变行为已经达到 6 个月以上，人们已经取得行为转变的成果并加以巩固，防止复发。许多人在取得了行为改变的初步成功后，由于自身的松懈、经不起外界的诱惑等造成复发。

## （六）终止阶段（termination）

在某些行为，特别是成瘾性行为中可能有这个阶段。在此阶段中，人们不再受到诱惑，对行为改变的维持有高度的自信心。可能有过沮丧、无聊、孤独、愤怒的情绪，但能坚持、确保不再回到过去的行为习惯上去。研究表明，一般 20% 的人达到这个阶段。经过这个阶段便不会再复发。

处在不同阶段的人，以及从前一个阶段过渡到下一个阶段时，会发生不同的心理变化。从无打算到打算阶段，主要经历对原有不健康行为的重新认识，产生焦虑、恐惧的情绪，对周围提倡的健康行为有了新认识，然后意识到应该改变自己的不健康行为；从打算阶段到准备阶段，主要经历自我再评价，意识到自己应该抛弃不健康的行为；从准备阶段到付诸行动，要经历自我解放，从认识上升到改变行为的信念，并做出改变的承诺；当人们一旦开始行动，需要有许多支持条件来促使行动进行下去，如建立社会支持网络、社会风气的变化、消除促使不健康行为复发的事件、激励机制等。

行为的干预首先要确定目标人群所处的阶段，然后有针对性地采取干预措施，才能取得预期的效果。表 2-4 中以戒烟为例，提出了针对不同阶段使用的干预策略。

**表 2-4 在不同戒烟阶段使用的干预策略**

| 变化阶段 | 干预策略 |
| --- | --- |
| 没有打算阶段 | 普及吸烟对健康的危害知识，让人们对吸烟行为感到恐惧、焦虑、担心等，意识到在自己周围的环境中，吸烟已成为一种不健康的行为 |
| 打算阶段 | 刺激人们尽快行动，让他们充分认识到吸烟的坏处，应该改变这种行为 |
| 准备阶段 | 要求人们做出承诺，使他们的行动得到监督 |
| 行动阶段 | 了解戒烟有哪些困难和阻碍，如何克服 |
| 维持阶段 | 建立社会支持网络，取得家庭成员、同事和朋友的支持；对家庭、工作场所的戒烟行为给予奖励，或举办戒烟竞赛，形成一种以不吸烟为荣的社会风气 |
| 终止阶段 | 较长期的随访，当戒烟者遇到其他生活问题时给予他们支持，帮助防止复发 |

### 五、群体动力理论

群体动力理论（group dynamics）借用了力学原理来解释群体对群体中个体的影响，进而揭示群体行为的特点。心理学家 Kurt Lewin 认为，人们结成群体后，个体间会不断相互作用、相互适应，从而形成群体压力、群体规范、群体凝聚力等，既影响和规范群体中个体的行为，也最终改变群体行为。

群体动力理论中的要素包括以下几个。

**1. 群体规范** 指群体形成的、群体成员需要遵守的行为准则，可以是明文规定的，如守则、规范，也可以是不成文的、约定俗成的概念框架。群体规范可以约束群体中个体的行为，也有助于形成群体凝聚力。

**2. 群体凝聚力** 指的是群体对其成员的吸引力和群体成员间的相互吸引力。群体凝聚力与群体规范有关，但还受其他人文因素的影响。在凝聚力大的群体中，个体的集体意识强，人际关系良好，产生的群体行为强度大。

**3. 群体士气** 在行为科学中，把群体中个体对群体的满足感、自豪感、归属感等统称为群体士气。在士气高的群体中，个体对群体的满意度高，更能自觉遵守群体规范。

**4. 群体压力** 指的是群体中形成的一种氛围，使得个体不得不按照群体规范行事，与群体中的绝大多数保持一致。

在针对以学校、企事业单位、社区为基础的行为干预中，可以充分运用群体动力理论。例如，在开展社区居民的运动、控烟干预时，如果对个体分散实施干预，个体的积极性不高，缺乏他人的监督和鼓励，往往难于坚持下去，最终半途而废，不了了之；但若将同一社区的几十名年龄及健康问题相似的个体组织起来，结成一个小组，开展群体干预时，其效果比个体分散干预好得多。由于群体所确立的目标是全体成员的行为指向，因此绝大多数成员会积极支持和参与团体的目标行为，并成为自己的自觉行为。群体成员之间往往具有亲密的关系，每个成员有群体归属感和集体荣誉感。在这样的群体环境下，率先改变行为的个体可能成为群体中的骨干，起到示范与带动他人共同行动的作用。另外，由于归属感和集体荣誉感的存在，群体成员会受到群体规范的制约，形成群体压力。这种支持与压力的联合作用，能有效地促使群体中的个体形成健康行为，改变危险行为。在群体间可以引入竞争与评价机制，利用群体凝聚力，激发群体的强大力量，促使群体成员健康行为的形成与巩固。评价可以总结成功的经验，发现存在的问题，激励行为干预取得良好效果的成员，督促还存在差异的个体，最终达到集体增进健康的目的。

## 第三章　健康风险评估与应用 ▷▷▷▷

健康管理的宗旨是调动个人、集体和社会的积极性，有效地利用有限的资源，达到最大的健康效果；而健康风险评估是健康管理的基础工具、前提条件和关键技术。因此，全面了解和掌握健康危险因素的相关知识、掌握健康危险因素的评价方法成为开展健康管理活动必备的知识基础和核心技能。

# 第一节　健康风险评估概述

风险（risk）是某一特定环境下，在某一特定时间段内，某种损失发生的可能性，它包括风险因素、风险事故及风险损失三个要素。风险在人们生产生活中无处不在、无时不有，并威胁着人类的生命和财产安全，如地震灾害、洪水、火灾、意外事故的发生等。健康风险是生活中最常见的风险之一，它是指在某一特定环境下，某一特定时间段内，健康损失（疾病）发生的可能性。

## 一、健康风险因素

健康风险因素（health risk factors）是健康风险的构成要素之一，它是指能使疾病或死亡发生的可能性增加的因素，或者是能使健康不良后果发生概率增加的因素。在人类的生存环境中存在着许多健康风险因素，它们与健康和疾病形成各种复杂的关联关系。

人们对健康风险因素的认识随着医学模式的转变而发生改变。医学模式的演变经历了神灵主义医学模式、自然哲学医学模式、机械论医学模式、生物医学模式以及生物 – 心理 – 社会医学模式。

神灵主义医学模式下，人类的生命与健康是上帝神灵所赐，疾病和灾祸是天谴神罚；自然哲学医学模式认为健康、疾病与人类生活的自然环境、社会环境密切相关；机械论医学模式将医学引向实验医学时代，认为疾病是人体某个器官发生病变引起的；生物医学模式则认为疾病是宿主、病原体、环境相互作用的结果；生物 – 心理 – 社会医学模式则认为疾病是生物、心理、社会等方面相互作用的结果。生物 – 心理 – 社会医学模式存在不同的理论学说。

### （一）布鲁姆的环境健康医学模式

1974 年布鲁姆（Blum）提出了环境健康医学模式（图 3-1）。他认为环境因素，特别是社会环境因素对人民健康、精神和体质发育有重要影响，他提出了包括环境、遗传、行为与生活方式及医疗卫生服务等 4 个因素的环境健康医学模式。环境因素包括社会环境因素和自然环境因素，是影响健康的最重要因素。各因素的箭头粗细表示了它们对健康作用的强弱程度。

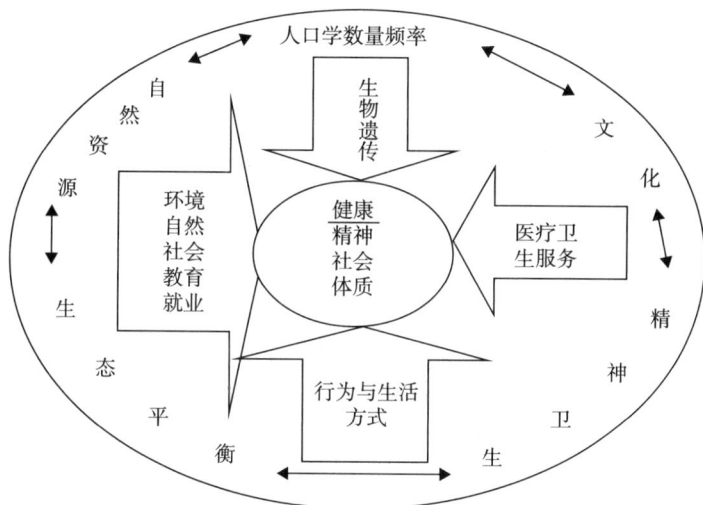

图 3-1　环境健康医学模式（布鲁姆）

## （二）拉隆达和德威尔的综合健康医学模式

为了更加广泛地说明疾病发生的原因，拉隆达（Lalonde）和德威尔（Dever）对环境健康医学模式加以修正和补充，在 20 世纪 70 年代末提出了卫生服务和政策分析相结合的综合健康医学模式，系统地阐述了疾病流行病学和社会因素的相关性（图 3-2）。

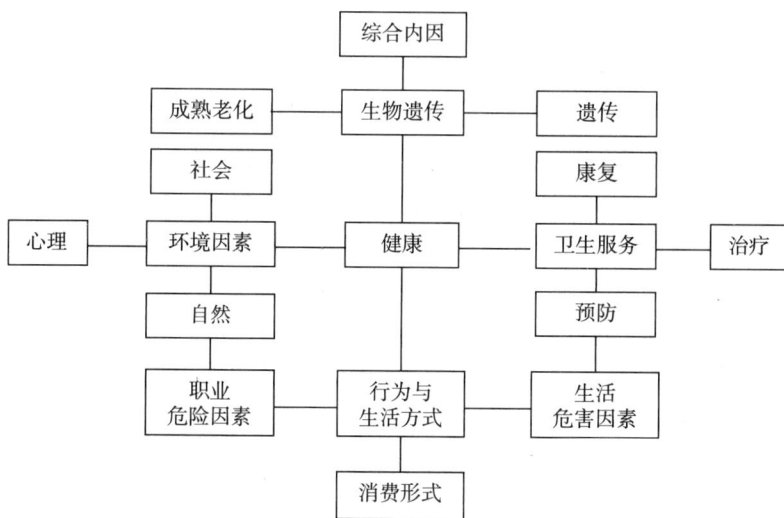

图 3-2　综合健康医学模式（拉隆达和德威尔）

按照综合健康医学模式，影响人类健康及疾病的主要因素有四大类：环境因素、生物遗传因素、行为与生活方式因素以及卫生服务因素。

**1. 环境因素** 环境因素是指以人为主体的外部世界，或围绕人们的客观事物的总和，包括自然环境和社会环境。一个完整的个体，不仅仅是生物学意义上的人，而且还处在特定的自然环境和社会环境之内，是自然环境和社会环境中的一部分。

2009 年世界卫生组织报告《全球健康风险：导致死亡率和疾病负担的主要风险》指出，环境因素通过各种途径影响人们的健康，例如各种物理、化学和生物风险因素。不安全饮用水与卫生、城市室外污染、固体燃料导致的室内烟雾、铅暴露以及气候变迁这五大环境因素导致了 10% 的全球死亡率和疾病负担，1/4 的 5 岁以下儿童死亡和疾病负担。

（1）自然环境因素 自然环境是人类赖以生存的物质基础，是大气圈、水圈、岩石圈、生物圈的综合。自然环境因素是一切非人类创造的直接和间接影响人类生活和生产环境的自然界中各个独立、性质不同而又环绕在我们周围的各种自然因素，如水、大气、生物、阳光、土壤、岩石等。自然环境因素与人类健康密切相关，过多或者过少都会对健康带来不良影响；自然环境因素可以划分为生物因素、物理因素和化学因素。

①生物因素（biological factor）包括病原微生物（细菌、病毒、真菌、立克次体、支原体、衣原体、螺旋体、放线菌）、寄生虫（原虫、蠕虫、医学昆虫）和有害动植物（毒蛇、蝎子、麦角等）三大类。大多数生物致病因素引起的疾病为感染性疾病和中毒性疾病，但某些慢性非传染性疾病（如肝癌、牙周病）的发生也与感染密切相关。

②物理因素（physical factor）包括气象、地理、水质、大气污染、噪声、电流、电离辐射、气压等，它们的异常均可引起疾病。例如，长期大量暴露于日光，可以诱发皮肤癌，核电站泄漏可致急性和慢性放射病，并使白血病等肿瘤的患病风险增加。

③化学因素（chemical factor）包括无机和有机化学物质（如汞、砷、铅、甲醇、有机氯、有机磷、生物毒素等），它们的污染均可引起人体急性、慢性中毒或肿瘤。现已表明有数千种化学物质有明显或潜在的致病作用，其中有数十种可诱发癌症，如多环芳烃类化合物等。而这些化学物质常常出现在某些农药、食品添加剂、医药和化妆品等化工产品中，从而污染环境和危害人类健康。例如，2013 年山东潍坊农户使用剧毒农药"神农丹"种植生姜，以提高生姜价格；神农丹的主要成分是一种叫涕灭威的剧毒农药，50mg 就可致一个 50kg 重的人死亡，滥用神农丹会造成生姜中农药残留超标。

（2）社会因素 社会因素是指社会的各项构成要素，包括一系列与生产力和生产关系有密切联系的因素，即以生产力发展水平为基础的经济状况、社会保障、环境、人口、教育以及科学技术等，与以生产关系为基础的社会制度、法律体系、社会关系、卫生保障以及社会文明等。

社会政治体制、经济及文化水平、医疗卫生设备、生活劳动条件、宗教信仰、人口增长与流动、风俗习惯、战争等因素均可促进人类的健康，减少疾病的发生，但在一定条件下也可称为疾病流行的主要危险因素。例如，人口流动和拥挤是耐药性肺结核在人群中传播的最大风险。

WHO 指出，社会因素包括教育、雇佣状态、收入水平、性别和种族，能够对人的健康状况产生巨大的影响；所有国家，无论是低收入、中等收入还是高收入，不同社会阶层的群体存在巨大的健康不公平，即一个人的社会经济地位越低，健康状况差的风险越高。

社会因素导致健康不公平性，因此 WHO 特别针对社会因素进行研究，并将导致健康不公平的社会因素称为健康问题决定因素（social determinants of health）。健康问题社会决定因素系指人民出生、生长、生活、工作和老年人环境。这些环境受到全球、国家和地方各级金钱、权力和资源分配状况制约，并受政策选择的影响。健康问题社会决定因素是造成卫生不公平现象的主要因素，导致本可避免的国家内部以及国与国之间不公平的健康差异。为了应对持续存在且日益扩大的不公平问题，WHO 于 2005 年设立了健康问题社会决定因素委员会，由该委员会负责建议如何减少不公平现象。

（3）心理因素 在综合健康医学模式中，心理因素成为社会因素的一部分。这是因为，人不仅是一个生物体，而且也是社会成员，具有社会属性。心理因素是指影响人类健康和疾病过程的认知、情绪、人格特征、价值观念以及行为方式等。其中，个体的认知、情绪及人格特征与生物遗传有较密切的联系，称为内在的心理品质，具有相对稳定的特点；价值观念及行为方式称为外在的心理品质，后天习得，积累经验。

巴甫洛夫指出："一切顽固的、沉重的忧悒和焦虑，定会给各种疾病大开方便之门。"WHO 指出好的健康可以使人们认识到他们的潜能，处理他们生活中的正常压力，提高生产效率，为他们所在的社区做出贡献。

在低收入和中等收入国家中有 76% ～ 85% 的人有严重的精神障碍但没有得到任何治疗，高收入国家比例也不低，有 35% ～ 50%。当前的卫生系统没有对精神障碍（mental disorder）进行应对，在精神障碍治疗的需求和供给之间存在很大的距离。2013年第 66 次世界卫生大会采纳 WHO 综合精神障碍行动方案（2013—2020 年）。

WHO 综合精神障碍行动方案（2013—2020 年）的目标是：①加强精神健康的有效领导和管理；②在社区提供综合、完善、可应答的精神健康和社会照护服务；③完善促进和预防精神健康策略；④加强精神健康的信息系统、证据和研究体系。

**2. 行为与生活方式因素** 生活方式是个人或群体在长期的社会化进程中形成的一种行为倾向或行为模式，这种行为模式受个体特征和社会关系所制约，是在一定的社会经济条件和环境等多种因素之间的相互作用下形成的。健康相关行为指的是人类个体和群体与健康和疾病有关的行为，按照行为对行为者自身和他人健康状况的影响，健康相关行为可分为促进健康行为和危害健康行为两大类。前者指个人或群体表现出的，客观上有利于自身和他人健康的行为；后者指偏离个人、他人和社会健康期望、不利于健康的行为，人们的这种危害健康行为给个人、群体乃至社会的健康会带来直接或者间接的危害，它对机体具有潜袭性、累积性和广泛影响的特点。

在综合健康医学模式中，行为生活方式中重点提及了三个因素：职业危险因素、生活危害因素及消费形式。职业危险因素是指生产工作构成及其环境中产生和（或）存在的，对职业人群的健康、安全和作业能力可能造成不良影响的一切要素或条件的总称。2009 年 WHO 健康风险报告中指出，人们在工作中面对着各种风险，最终导致外伤、癌症、耳聋、呼吸系统疾病、神经系统疾病、皮肤疾病和精神障碍；职业暴露导致 16% 的成人听力损失，职业危害因素累计导致全球 1.7% 的 DALYs 损失。生活危害因素则属于危害健康行为，包括吸烟、酗酒、不合理饮食、缺少体力运动、精神紧张、滥用药物等。

**3. 生物遗传因素** 生物遗传因素包括了综合内因、成熟老化以及遗传因素。成熟老化是指随着时间的推移，身体结构和机能由弱变强，又逐渐衰退的自然现象。遗传因素包括了遗传物质（染色体、基因）、遗传物质传递过程以及遗传信息的实现。生物遗传因素对健康的影响分为遗传性疾病和体质遗传两方面，前者是指遗传缺陷性疾病如血友病、白化病和有遗传倾向的疾病如高血压、糖尿病和某些肿瘤等；后者是指体质机能如胖瘦、心脏功能天生低下等。

**4. 卫生服务因素** 卫生服务是指卫生机构和卫生专业人员为了防治疾病、增进健康，运用卫生资源和各种手段，有计划、有目的地向个人、群体和社会提供必要服务的活动过程；卫生服务主要包括治疗、预防和康复服务。

医疗卫生服务是防治疾病、增进健康的有效手段，服务的好坏直接影响人群的健康水平。卫生政策是否正确，医疗卫生服务机构布局是否合理，群众就医是否及时、方便，医疗技术水平以及卫生服务质量的高低，都会影响人群的健康和疾病的转归。

### （三）恩格尔的生物 - 心理 - 社会医学模式

人们逐步认识到以往的生物医学模式已不足以阐明人类健康和疾病的全部本质，疾病的治疗也不能单凭药物和手术。于是，新的生物 - 心理 - 社会医学模式应运而生。1977 年美国纽约州罗切斯特大学精神病学和内科学教授恩格尔在《科学》杂志上发表的《需要新的医学模式——对生物医学的挑战》一文中，对这一新医学模式做了开创性的分析和说明。恩格尔指出："为了理解疾病的决定因素，以及达到合理的治疗和卫生保健模式，医学模式必须考虑到病人、病人生活在其中的环境以及由社会设计来对付疾病的破坏作用的补充系统，即医生的作用和卫生保健制度。"

恩格尔的生物 - 心理 - 社会医学模式中，疾病和健康是疾病的生理（生物医学）因素、心理因素、环境因素（自然和社会环境），以及卫生保健体系（医疗卫生服务因素）共同作用的结果。在这个系统中，不再是二元论和还原论的简单先行因果模型，而是互为因果、协同制约的立体化网络模型。健康反映为系统内、系统间高水平的协调。恢复健康不是回到病前状态，而是代表一种与病前不同的系统的新的协调。

## 二、健康风险评估

健康风险一旦发生，会给个人、家庭和社会带来一定程度的损失。损失的大小与疾病的类型和疾病严重程度相关，而疾病的类型和严重程度则与健康风险因素的数量级健康风险类型密切相关。从个人、家庭及社会的角度，都需要积极地应对健康风险，进行健康管理；而健康风险评估则是进行健康风险管理的基础和关键。

## （一）健康风险评估的定义

健康风险评估（health risk appraisal，HRA）是通过所收集的大量的个人健康信息，分析建立生活方式、环境、遗传和医疗卫生服务等危险因素与健康状态之间的量化关系，预测个人在一定时间内发生某种特定疾病（生理疾患和心理疾患）或因为某种特定疾病导致死亡的可能性，即对个人的健康状况及未来患病或死亡危险性的量化评估。健康风险评估目的在于评估特定事件发生的可能性，而不在于做出明确的诊断。

## （二）健康风险评估的历史

健康风险评估的历史存在以下几个关键节点：

1. 1940 年，Lewis C.Robbins 医生首次提出健康风险评估的概念。他从当时进行的大量子宫颈癌和心脏疾病的预防工作中总结了这样一个观点：医生应该记录病人的健康风险，用于指导疾病预防工作的有效开展。他创造的健康风险标（health hazard chart）赋予了医疗检查结果更多的疾病预测性含义。

2. 1950 年，Robbins 担任公共卫生部门在研究癌症控制方面的领导者，他主持制定了《10 年期死亡率风险表格》（*Tables of 10-year Mortality Risk*），并且在许多小型的示范教学项目中，以健康风险评估作为医学课程的教材及运用的模式。

3. 20 世纪 60 年代后期，随着人寿保险精算方法在对病人个体死亡风险概率的量化估计中的大量应用，所有产生量化健康风险评估的必要条件准备就绪。

4. 1970 年，Robbins 医生和 Jack Hall 医生针对实习医生共同编写了《如何运用前瞻性医学》（*How to Prospective Medicine*）一书，阐述了目前健康危险因素与未来健康结局之间的量化关系，并提供了完整的健康风险评估工具包，包括问卷表、健康风险计算以及反馈沟通的方法等。至此，健康风险评估进入大规模应用和快速发展时期。同期 Framingham 心血管研究也明确提出"危险因素"一词。

5. 在随后几十年中，健康风险评估技术得到了长足发展。其中，密歇根大学健康管理研究中心的 HRA 系统是健康风险评估的先驱。20 世纪 80 年代初，美国疾病控制中心授权密歇根大学健康管理研究中心，向全国推广 HRA 系统，普及健康风险评估。同时，逐步建立与完善了以 HRA 技术为基础，与行为科学相结合，以进行健康教育、提倡科学生活方式为主导，面向美国大众的 HRA 系统。20 世纪 80 年代末，该中心推出了以死亡率作为主要计算依据的第二代 HRA 系统。20 世纪 90 年代中，随着计算机技术的成熟与普及，该中心的第三代以个人健康综合指数为主要评估指标的 HRA 系统应运而生。

当前，健康风险评估广泛应用于企业、医疗机构、健康管理公司等，成为健康管理、健康促进项目中的重要环节。

# 第二节 健康风险评估方法

健康风险评估是健康管理的重要环节，主要用于测量或评估个体生理健康、功能健康、心理健康和社会适应状况的健康风险，同时发现主要的健康风险因素，以用于健康干预，促进健康，减少疾病经济负担。

## 一、健康风险评估的基本步骤

健康风险评估的步骤主要包括针对健康状况及健康风险因素的信息收集（问卷调查、体格检查、实验室检查）、健康风险估算、风险沟通。

### （一）信息收集

信息收集内容主要包括群体健康风险及个人健康风险因素。健康风险因素可以分成环境因素、生活方式和行为因素、生物遗传因素、医疗卫生服务因素；这些危险因素又可以分成可以改善的危险因素和不可改善的危险因素。在信息收集过程中，需要收集可以改善和不可改善的危险因素，但是重点在于收集可以改善的危险因素，这是因为后续的健康管理过程中，可以采取干预措施（通过减少或改善已有的危险因素）来促进、增进健康。

**1. 群体健康风险** 了解当地人群群体的健康状况及其他信息，包括性别、年龄别和疾病分类的发病率（患病率）和死亡率；用以评估群体的健康风险及测算个体疾病的危险因素与群体发病率及死亡率之间的数量联系，分析其个体健康相对危险度。健康风险评估选择哪一些疾病及有关的危险因素作为研究对象，对取得结论及合理解释非常重要。通常应选择主要疾病、一种疾病而非一类疾病作为调查对象，因为前者的危险因素比较明确，易于评价，如选择冠心病，而不选心血管系统疾病；有的疾病目前还不能找到明确因果关系的危险因素，也不宜列入评价的疾病之列。群体健康水平资料可以通过登记报告、疾病监测等途径获得，也可以通过回顾性调查获得。

**2. 个人健康风险因素**

（1）生物遗传因素 性别、年龄、种族、身高、体重、疾病遗传史等。

（2）环境因素 经济收入、居住条件、家庭关系、文化程度、职业、经济收入、婚姻状况、生产环境、心理刺激度等。

（3）行为生活方式 吸烟、锻炼、饮酒、体力活动、饮食习惯、使用安全带等。

（4）医疗卫生服务 医疗机构可及性、是否定期体检、X 线检查、直肠镜检查、乳房检查和阴道涂片检查等。

（5）健康状况 详细了解个人的健康状况，包括个人患病史、症状、体征及各种体格检查结果、实验室检查结果。

## （二）健康风险估算

在资料收集完毕之后，利用已有的信息依据循证医学、流行病学、统计学等的原理和技术，预测未来一定时期内具有一定特征的人群的健康风险及个人的健康风险。

**1. 群体健康风险估算**　群体健康风险估算主要预测未来一定时期内具有一定特征的人群的病死率、患病率、发病率，也可进行危险分级。相关的内容及指标如下：

（1）患病指标　患病率。

患病率：某特定时间内一定人口中某病新旧病例所占比例。

（2）发病指标　发病率。

发病率：在一定期间内，一定人群中某病新发生的病例出现的频率，是反映疾病对人群健康影响和描述疾病分布状态的一项测量指标。公式：

$$发病率=\frac{一定期间内某人群中某病新病例数}{同时期暴露人口数}\times K$$

（$K=100/百，1000/千，或10000/万$）

（3）死亡指标　包括死亡率（粗死亡率、死亡专率）、病死率等。

死亡率：在一定期间内，一定人口中，死于某病（或死于所有原因）的频率。公式：

$$死亡率=\frac{某期间内（因某病）死亡总数}{同期平均人口数}\times K$$

（$K=100/百，1000/千，或10000/万，100000/10万$）

病死率：表示在一定时期内，患某病的全部病人中因该病死亡者的比例。公式：

$$病死率=\frac{某期间内因某病死亡人数}{同期患某病的人数}\times K$$

（$K=100/百，1000/千，或10000/万，100000/10万$）

（4）生命质量（quality of life）　以社会经济、文化背景和价值取向为基础，人们对自己的身体状态、心理功能、社会能力以及个人整体情形的一种感觉体验。生命质量评估包括对躯体健康、心理健康、社会功能、疾病状况以及对健康的总体感受的评价，可以用来反映群体或个体的健康风险。

生命质量的评估量表类型较多，如一般性生命质量调查问卷，是一种通用的生命质量调查表。常见的有 WHOQOL、SF-12、SF-36、EuroQol；临床生命质量测定方法，如 QWB（quality of well-being scale）、RKI（rosser/kind index）、IHRQL（index of health related quality of life）；特殊病种生命质量调查表，如帕金森病生命质量调查表（PDQ-39）、慢性心力衰竭调查表（CHF）、糖尿病患者生命质量特异性量表。

（5）健康风险分级　根据与某疾病相关健康风险因素的类型、多少及严重程度，将人群按照风险进行分组，目的是为了获得相对同质的风险子集，然后根据分组结果确定健康管理措施。例如，《中国高血压防治指南》根据危险因素及血压水平将高血压分成四个等级。

**2. 个人健康风险估算**　个人健康风险估算需要通过一定的技术方法计算健康危险性。危险性评价的方法经历了两个阶段。

第一阶段为单因素加权法：危险性评价基于单一危险因素与发病率的基础上。分别使用相对危险性来反映若干危险因素与发病率的关系，将计算得到的各项相关因素的相对危险性进行加权，即可得到患病的危险性。这种估算方法简单实用，不需要大量的数据分析，是健康管理发展早期的主要危险性评价方法，目前仍然在广泛使用中，如美国卡特中心（Carter Center）。

第二阶段为多因素模型法：本阶段所使用的估算方法较为复杂，通过运用统计学概率理论方法，例如神经网络方法、Monte Carlo 模型等，估算多种危险因素下，患病的危险性。这种方法的典型模型是 Framingham 的冠心病模型，它建立在前瞻性研究的基础上，因而被广泛地使用。

个人健康风险估算的结果指标术语包括健康年龄、健康分值、患病危险性等。

（1）健康年龄　依据年龄和健康结果之间的函数关系，按个体所存在的危险因素计算的预期健康结果水平求出的年龄。受评估者的评估危险度要和同年龄同性别人群的平均危险度相比较。如果某个人的评估危险度与人群平均危险度相等，则他的健康年龄就是其自然年龄。如果某人的评估危险度高于人群平均危险度，则他的健康年龄大于其自然年龄；若评估危险度低于人群平均危险度，则其健康年龄小于自然年龄。

（2）健康分值　也有人称之为危险分值，即将健康危险度的计算结果通过一定的方法转化为一个数值型的评分，比如患病危险性用患病的概率值作为结果，0 表示永生，1 表示死亡。

（3）患病危险性　患病危险性是个人健康风险估算的目的，指在多种危险因素作用下，患病的可能性。患病危险性包括了绝对危险性（绝对风险）和相对危险性（相对风险）；健康年龄及健康分值都是反映患病危险性的指标。

绝对风险性（绝对风险）与相对风险性（相对风险）是相比较而言的，绝对风险性反映的是一般人群或个人未来若干年内患某种疾病或者因某病死亡的可能性。相对风险性反映的是相对于一般人群危险度的增减量。一般人群的相对危险性是按照人口的年龄性别死亡率来计算的，定为 1，那么其他的相对危险性就是大于 1 或小于 1 的值。个人的相对危险性乘以一般人群的相对危险性就是若干年后死于某种疾病的概率。

图 3-3 显示了绝对风险性和相对风险性的区别，某人的患病危险性表现为患病概率为 1%，即她 / 他有 1% 的可能性患病。同时该人在人群中的患病危险性是 25%，即表示她 / 他的患病风险位于该人群的第 25 百分位数。

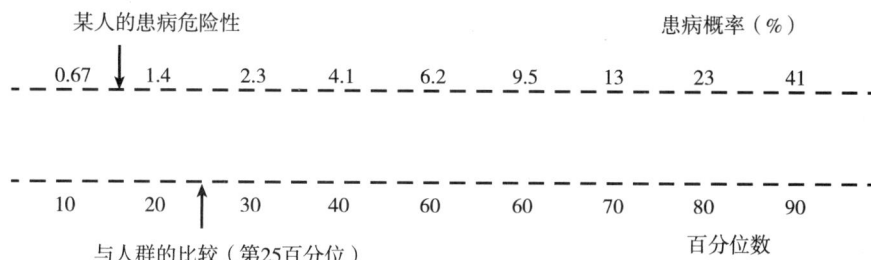

某人的患病危险性 　　　　　　　　　　　患病概率（%）

0.67 ↓ 1.4　2.3　4.1　6.2　9.5　13　23　41

10　20 ↑ 30　40　60　60　70　80　90

与人群的比较（第25百分位）　　　　　　　　百分位数

**图 3-3　相对危险性与绝对危险性的区别**

## （三）风险沟通

风险沟通是健康管理各方（健康管理对象及健康管理机构）之间交换信息和看法的双向互动过程，包括收集信息、组织信息、再现和修炼信息，并为决策服务等过程。风险沟通是健康管理的重要内容，贯穿风险管理全过程，是风险管理的最重要的途径之一。

健康风险评估报告是风险沟通的表达形式，包括群体风险评估报告和个体风险评估报告。群体报告主要包括受评群体的人口学特征、患病状况、危险因素总结、建议的干预措施和方法等；个体报告主要包括综合健康信息、健康风险评估结果及分析，以及有针对性的健康教育信息（表 3-1）。

健康风险评估报告内容应考虑个体或群体的社会生活环境及习俗，应实事求是、客观地反映实际存在的危险因素，对多种健康危险因素，须根据对健康的危险性大小分清主次，按先后顺序排列。报告的表达形式和方法可多种多样，如文字、表格、图片、影像、互联网等形式。

**表 3-1　个人健康风险评估报告内容**

| 综合健康信息 | |
|---|---|
| 01 健康信息汇总 | 02 整体健康状况 |
| 03 重要指标趋势 | 04 历次体检比对 |
| **疾病风险评估** | |
| 05 高血压病风险评估 | 06 糖尿病风险评估 |
| 07 肥胖症风险评估 | 08 脑卒中高危人群风险初筛评估 |
| 09 缺血性心血管病 10 年发病危险度 | 10 代谢综合征风险评估 |
| **日常保健建议** | |
| 11 生活方式分析 | 12 饮食保健处方 |
| 13 运动保健处方 | 14 心理保健处方 |
| 15 中医体质辨识 | 16 就医检查建议 |
| **相关健康信息** | |
| 17 体检项目释义 | 18 体检异常解读 |
| 19 本次体检报告 | |

## 二、健康风险评估的种类

健康管理中健康风险评估主要包括一般健康风险评估、疾病风险评估和健康功能评价，本章主要介绍前两种。

### （一）一般健康风险评估

一般健康风险评估（health risk appraisal，HRA）指针对危险因素或可能发生的疾病进行粗略的评估。一般健康风险评估同样包括了收集危险因素等信息、风险估算及风险交流三个步骤。

**1. 信息收集** 通过问卷调查、体格检查、实验室检查、健康监测等各种方式，收集与健康相关的各种因素，包括健康状况（疾病状态）以及健康危险因素。

健康状况包括了生命质量状况及疾病情况（慢性病及非慢性病患病、发病情况，疾病死亡情况），疾病状况可通过血压、血脂、血糖、体重、身高、腰围等生理指标测量。健康危险因素包括了环境因素、生活方式和行为因素、生物遗传因素、医疗卫生服务因素等。在调查过程中，需尽可能掌握可改变的健康危险因素，以便在后续的健康干预过程中进行干预。疾病状况与健康危险因素有时难以划分。如高血压、高血脂、高血糖、肥胖等本身为疾病状态，同时也是冠心病、脑卒中、肿瘤、糖尿病及慢性阻塞性肺疾病的危险因素。

**2. 风险估算** 将个人／群体的一般健康状况及风险因素信息收集齐全之后，进行风险估算，同时进行风险分层。以下以《中国高血压防治指南》对人群进行危险分层为例进行介绍。

高血压是指以体循环动脉血压（收缩压和／或舒张压）增高为主要特征（收缩压≥140mmHg，舒张压≥90mmHg），可伴有心、脑、肾等器官的功能或器官性损害的临床综合征。高血压的影响因素包括遗传因素、精神和环境因素、年龄因素、生活习惯因素、药物、相关疾病等。因此《中国高血压防治指南》根据血压升高水平、其他心血管危险因素、靶器官损害以及并发症情况进行高血压危险分级。

（1）血压升高水平 可分为三级，分别为：①1级高血压（收缩压140～159mmHg和／或舒张压90～99mmHg）；②2级高血压（收缩压160～179mmHg和／或舒张压100～109mmHg）；③3级高血压（收缩压≥180mmHg和／或舒张压≥110mmHg）。

（2）其他心血管危险因素 男性≥55岁，女性≥65岁；吸烟；血胆固醇>5.72mmol/L（220mg/dL）；糖耐量受损（餐后2h血糖7.8～11.0mmol/L）和／或空腹血糖异常（6.1～6.9mmol/L）；早发心血管疾病家族史（一级亲属发病年龄，<50岁）；腹型肥胖（腰围：男性≥90cm，女性≥85cm）或肥胖（BMI≥28kg/m$^2$）。

（3）靶器官损害 左心室肥厚（心电图或超声心电图）；颈动脉超声IMT≥0.9mm或动脉粥样斑块；颈–股动脉脉搏速度≥12m/s；踝／臂血压指数<0.9；肾小球滤过率（<60mL/min/17.3m$^2$）或血肌酐轻度升高（男性：115～133μmol/L或1.3～1.5mg/dL；女性：107～124μmol/L或1.2～1.4mg/dL）；微量蛋白尿30～300mg/24h或白蛋

白-肌酐比值≥30mg/g（3.5mg/mmol）。

（4）并发症 心脏疾病（心绞痛，心肌梗死，冠状动脉血运重建术后，充血性心力衰竭）；脑血管疾病（脑出血，缺血性脑卒中，短暂性脑缺血发作）；肾脏疾病（糖尿病肾病；肾功能受损；血肌酐升高，男性＞133μmol/L或1.5mg/dL，女性＞124μmol/L或1.4mg/dL；蛋白尿＞300mg/24h）；外周血管病；重度高血压性视网膜病变（出血或渗出，视乳头水肿）；糖尿病（空腹血糖异常≥7.0mmol/L，餐后2h血糖≥11.0mmol/L，糖化血红蛋白HbA1c≥6.5%）。

根据以上四类因素将高血压患者分为低危、中危、高危和很高危，分别表示10年内将发生心、脑血管病的概率＜15%、15%～20%、20%～30%和＞30%，量化估计预后。具体分层标准根据表3-2。

表3-2 高血压患者心血管危险分层标准

| 其他危险因素和病史 | 血压水平 | | |
| --- | --- | --- | --- |
| | 1级 | 2级 | 3级 |
| 无其他危险因素 | 低危 | 中危 | 高危 |
| 1～2个危险因素 | 中危 | 中危 | 很高危 |
| 3个以上危险因素，或靶器官损害 | 高危 | 高危 | 很高危 |
| 临床并发症或合并糖尿病 | 很高危 | 很高危 | 很高危 |

**3.风险交流** 根据风险估算结果，健康管理机构及工作人员对健康管理对象进行风险交流，提供相应的健康风险报告，提供疾病信息、疾病风险及健康干预措施和方法。

### （二）疾病风险评估

疾病风险评估在一般疾病风险的基础上得以扩展，是对特定疾病患病风险进行的评估。

疾病风险评估同样包括信息收集、风险估算及风险沟通三大步骤。其中风险估算是疾病风险评估的核心内容，在此，本教材将重点介绍单因素加权法及多因素模型法两种风险估算方法。

**1.单因素加权法** 单因素加权法建立在某一危险因素与发病率基础上，在此主要介绍健康年龄及哈佛癌症风险指数模型。

（1）健康年龄 例：某地冠心病死亡率为1877/10万，当地某41岁男性血压为16.0/9.3kPa，胆固醇为192mg/dL，无糖尿病病史，体力活动为从事坐着的工作，家族史为无，不吸烟，体重为超重30%，请问该男性的冠心病危险度，若采取干预措施，效果如何？

第一，将危险因素转化为危险分数，这是评价危险因素的关键步骤。参考表3-3将该男性的危险因素转化为危险分数。该危险分数可根据人群的流行病学调查资料计算得到，也可采用专家经验评估方法，由相关专业的专家评分加权而得。

根据表 3-3 可得到各危险因素的危险分数，如表 3-4 所示。

**表 3-3　冠心病危险分数转换表（男性 40 ～ 44 岁组）**

| 危险指标 | 测量值 | 危险分数 | 危险指标 | 测量值 | 危险分数 |
|---|---|---|---|---|---|
| 收缩压 kPa（mmHg） | 26.6（200） | 3.2 | 糖尿病病史 | 有 | 3.0 |
| | 23.9（180） | 2.2 | | 已控制 | 2.5 |
| | 21.3（160） | 1.4 | | 无 | 1.0 |
| | 18.6（140） | 0.8 | 家庭史 | 父母二人 60 岁以前死于冠心病 | 1.4 |
| | 16.0（120） | 0.4 | | 父母之一 60 岁以前死于冠心病 | 1.2 |
| 舒张压 kPa（mmHg） | 14.1（106） | 3.7 | | 父母健在（＜ 60 岁） | 1.0 |
| | 13.3（100） | 2.0 | | 父母健在（≥ 60 岁） | 0.9 |
| | 12.5（94） | 1.3 | 吸烟 | ≥ 10 支 / 日 | 1.5 |
| | 11.7（88） | 0.8 | | ＜ 10 支 / 日 | 1.1 |
| | 10.9（82） | 0.4 | | 吸雪茄或烟斗 | 1.0 |
| 胆固醇 mg/dL | 280 | 1.5 | | 戒烟（不足 10 年） | 0.7 |
| | 220 | 1.0 | | 不吸或戒烟 10 年以上 | 0.5 |
| | 180 | 0.5 | 体重 | 超重 75% | 2.5 |
| 运动情况 | 坐着工作和娱乐 | 2.5 | | 超重 50% | 1.5 |
| | 有些活动的工作 | 1.0 | | 超重 15% | 1.0 |
| | 中等锻炼 | 0.6 | | 超重 10% 以下 | 0.8 |
| | 较强锻炼 | 0.5 | | 降到平均体重 | 1.0 |
| | 坐着工作，定期锻炼 | 1.0 | | | |
| | 其他工作，定期锻炼 | 0.5 | | | |

第二，计算组合危险分数。当与疾病死亡原因有关的危险因素只有一项时，组合危险分数等于该死因的危险分数。如 40 ～ 44 岁组男性的危险因素只有每天吸烟 20 支，那么冠心病的危险分数和组合危险分数都是 1.5。

当与疾病死亡原因有关的危险因素有多项时，要考虑到每一项危险因素的作用。组合危险分数为大于 1 的危险分数分别减去 1 之后的加和，与小于等于 1 的危险分数的乘积之和。那么 41 岁男性冠心病的组合危险分数为 [（2.5-1）+（1.3-1）] +（0.4×0.6×1.0×0.9×0.5）=1.908。

第三，计算存在死亡危险。存在死亡危险表明在某一种组合危险分数下，因某种疾病死亡的可能危险性。存在死亡危险 = 疾病别平均死亡率 × 该疾病危险分数。41 岁男性冠心病死亡危险 =（2）×（6）=1877×1.91=3585.07=（7）。表示该男性的冠心病死亡风险为 3587.07/10 万人，是当地平均水平的 1.91 倍。

第四，计算评价年龄。如表 3-4 所示，41 岁男性的总死亡危险为 7167.45/10 万人口，查询表 3-5，寻找对应的年龄，可知该死亡危险对应的年龄为 43.5 岁左右，故 41

岁为该男子的实际年龄，43.5 岁为评价年龄，即该男子的身体状况相当于 43.5 岁男子的身体状况。

第五，计算增长年龄。增长年龄为通过努力降低危险因素后可能达到的预期年龄。如表 3-4 所示，经过（8）医生建议调整后，新存在死亡危险为 3430.35/10 万人口。查询表 3-5 可知，新存在死亡危险所对应的年龄为 36 岁，即增长年龄为 36 岁。

第六，计算危险因素降低程度。指的是如果根据医生的建议降低现有的危险因素，危险能够降低的程度。例如，冠心病的危险降低量 =3585.07-206.47=3378.60，危险降低百分比 =3378.60/7167.45×100%=47%。

**表 3-4 某地某 41 岁男性冠心病危险因素评价表**

| 死亡原因（1） | 死亡概率（1/10万）（2） | 危险因素（3） | 指标值（4） | 危险分数（5） | 组合危险分数（6） | 存在死亡风险（7） | 建议改变的危险因素（8） | 新危险因素（9） | 新组合危险分数（10） | 新存在死亡危险（11） | 降低量（12） | 危险程度降低百分比（%）（13） |
|---|---|---|---|---|---|---|---|---|---|---|---|---|
| 冠心病 | 1877 | 血压（kPa） | 16.0/9.3 | 0.4 | 1.91 | 3585.07 | – | 0.4 | 0.11 | 206.47 | 3378.60 | 47 |
| | | 胆固醇（mg/dL） | 192 | 0.6 | | | – | 0.6 | | | | |
| | | 糖尿病病史 | 无 | 1.0 | | | – | 1.0 | | | | |
| | | 体力活动 | 坐着工作 | 2.5 | | | 定期锻炼 | 1.0 | | | | |
| | | 家族史 | 无 | 0.9 | | | – | 0.9 | | | | |
| | | 吸烟 | 不吸 | 0.5 | | | – | 0.5 | | | | |
| | | 体重 | 超重30% | 1.3 | | | 降到平均体重 | 1.0 | | | | |
| 车祸 | 285 | 饮酒 | 不饮 | 0.5 | 1.90 | 541.50 | – | 0.5 | 1.90 | 541.50 | 0 | 0 |
| | | 驾车里程 | 25000km/y | 2.5 | | | – | 2.5 | | | | |
| | | 安全带使用 | 90% | 0.8 | | | 100% | 0.8 | | | | |

续表

| 死亡原因（1） | 死亡概率（1/10万）（2） | 危险因素（3） | 指标值（4） | 危险分数（5） | 组合危险分数（6） | 存在死亡风险（7） | 建议改变的危险因素（8） | 新危险因素（9） | 新组合危险分数（10） | 新存在死亡危险（11） | 降低量（12） | 危险程度降低百分比（%）（13） |
|---|---|---|---|---|---|---|---|---|---|---|---|---|
| 自杀 | 264 | 抑郁 | 经常 | 2.5 | 2.50 | 660.00 | 治疗抑郁 | 1.5 | 1.50 | 369.00 | 264.00 | 4 |
| | | 家族史 | 无 | 1.0 | | | – | 1.0 | | | | |
| 肝硬化 | 222 | 饮酒 | 不饮 | 0.1 | 0.10 | 22.20 | – | 0.1 | 0.10 | 22.20 | 0 | 0 |
| 脑血管病 | | 血压（kPa） | 16.0/9.3 | 0.4 | 0.19 | 42.18 | – | 0.4 | 0.19 | 42.18 | 0 | 0 |
| | | 胆固醇（mg/dL） | 192 | 0.6 | | | – | 0.6 | | | | |
| | | 糖尿病病史 | 无 | 1.0 | | | – | 1.0 | | | | |
| | | 吸烟 | 不吸 | 0.8 | | | – | 0.8 | | | | |
| 肺癌 | 202 | 吸烟 | 不吸 | 0.2 | 0.20 | 40.40 | – | 0.2 | 0.20 | 40.40 | | |
| 慢性风湿性心脏病 | 167 | 心脏杂音 | 无 | 1.0 | 0.10 | 16.70 | – | 1.0 | 0.10 | 16.70 | | |
| | | 风湿热 | 无 | 1.0 | | | – | 1.0 | | | | |
| | | 症状体征 | 无 | 0.1 | | | – | 0.1 | | | | |
| 肺炎 | 111 | 饮酒 | 不饮 | 1.0 | 1.00 | 111.00 | – | 1.0 | 0.10 | 111.00 | | |
| | | 肺气肿 | 无 | 1.0 | | | – | 1.0 | | | | |
| | | 吸烟 | 不吸 | 1.0 | | | – | 1.0 | | | | |
| 肠癌 | 111 | 肠息肉 | 无 | 1.0 | 1.00 | 111.00 | – | 1.0 | 0.30 | 33.30 | | |
| | | 肛门出血 | 无 | 1.0 | | | – | 1.0 | | | | |
| | | 肠炎 | 无 | 1.0 | | | – | 1.0 | | | | |
| | | 直肠镜检查 | 无 | 1.0 | | | 每年检查一次 | 0.3 | | | | |

续表

| 死亡原因（1） | 死亡概率（1/10万）（2） | 危险因素（3） | 指标值（4） | 危险分数（5） | 组合危险分数（6） | 存在死亡风险（7） | 建议改变的危险因素（8） | 新危险因素（9） | 新组合危险分数（10） | 新存在死亡危险（11） | 降低量（12） | 危险程度降低百分比（%）（13） |
|---|---|---|---|---|---|---|---|---|---|---|---|---|
| 高血压 | 56 | 血压（kPa） | 16.6/9.3 | 0.4 | 0.70 | 39.20 | — | 1.0 | | | | |
| 心脏病 | | 体重 | 超重30% | 1.3 | | | 降到平均体重 | 1.0 | 0.40 | 22.40 | | |
| 肺结核 | 56 | X线检查 | 阴性 | 0.2 | 0.20 | 11.20 | — | 0.2 | 0.20 | 11.20 | | |
| | | 结合活动 | 无 | 1.0 | | | — | 1.0 | | | | |
| | | 经济和社会地位 | 中等 | 1.0 | | | — | 1.0 | | | | |
| 其他 | 1987 | | | | | 1987.00 | | 1.00 | | 1987.00 | 0 | 0 |
| 合计 | 5560 | | | | 7167.45 | | | | | 3430.30 | 373 | 52.2 |

表3-5 健康评价年龄表

| 男性存在死亡危险 | 实际年龄最末一位数 0 / 5 | 1 / 6 | 2 / 7 | 3 / 8 | 4 / 9 | 女性存在死亡危险 | 男性存在死亡危险 | 实际年龄最末一位数 0 / 5 | 1 / 6 | 2 / 7 | 3 / 8 | 4 / 9 | 女性存在死亡危险 |
|---|---|---|---|---|---|---|---|---|---|---|---|---|---|
| 530 | 5 | 6 | 7 | 8 | 9 | 350 | 1580 | 20 | 21 | 22 | 23 | 24 | 660 |
| 570 | 6 | 7 | 8 | 9 | 10 | 350 | 1590 | 21 | 22 | 23 | 24 | 25 | 690 |
| 630 | 7 | 8 | 9 | 10 | 11 | 350 | 1590 | 22 | 23 | 24 | 25 | 26 | 720 |
| 710 | 8 | 9 | 10 | 11 | 12 | 360 | 1590 | 23 | 24 | 25 | 26 | 27 | 750 |
| 790 | 9 | 10 | 11 | 12 | 13 | 380 | 1600 | 24 | 25 | 26 | 27 | 28 | 790 |
| 880 | 10 | 11 | 12 | 13 | 14 | 410 | 1620 | 25 | 26 | 27 | 28 | 29 | 840 |
| 990 | 11 | 12 | 13 | 14 | 15 | 430 | 1660 | 26 | 27 | 28 | 29 | 30 | 900 |
| 1110 | 12 | 13 | 14 | 15 | 16 | 460 | 1730 | 27 | 28 | 29 | 30 | 31 | 970 |
| 1230 | 13 | 14 | 15 | 16 | 17 | 490 | 1830 | 28 | 29 | 30 | 31 | 32 | 1040 |
| 1350 | 14 | 15 | 16 | 17 | 18 | 520 | 1960 | 29 | 30 | 31 | 32 | 33 | 1130 |
| 1440 | 15 | 16 | 17 | 18 | 19 | 550 | 2120 | 30 | 31 | 32 | 33 | 34 | 1220 |
| 1500 | 16 | 17 | 18 | 19 | 20 | 570 | 2310 | 31 | 32 | 33 | 34 | 35 | 1330 |
| 1540 | 17 | 18 | 19 | 20 | 21 | 600 | 2520 | 32 | 33 | 34 | 35 | 36 | 1460 |
| 1560 | 18 | 19 | 20 | 21 | 22 | 620 | 2760 | 33 | 34 | 35 | 36 | 37 | 1600 |
| 1570 | 19 | 20 | 21 | 22 | 23 | 640 | 3030 | 34 | 35 | 36 | 37 | 38 | 1760 |

续表

| 男性存在死亡危险 | 实际年龄最末一位数 0/5 | 1/6 | 2/7 | 3/8 | 4/9 | 女性存在死亡危险 | 男性存在死亡危险 | 实际年龄最末一位数 0/5 | 1/6 | 2/7 | 3/8 | 4/9 | 女性存在死亡危险 |
|---|---|---|---|---|---|---|---|---|---|---|---|---|---|
| 3330 | 35 | 36 | 37 | 38 | 39 | 1930 | 18260 | 53 | 54 | 55 | 56 | 57 | 8870 |
| 3670 | 36 | 37 | 38 | 39 | 40 | 2120 | 19820 | 54 | 55 | 56 | 57 | 58 | 9730 |
| 4060 | 37 | 38 | 39 | 40 | 41 | 2330 | 21490 | 55 | 56 | 57 | 58 | 59 | 10680 |
| 4510 | 38 | 39 | 40 | 41 | 42 | 2550 | 23260 | 56 | 57 | 58 | 59 | 60 | 11720 |
| 5010 | 39 | 40 | 41 | 42 | 43 | 2780 | 25140 | 57 | 58 | 59 | 60 | 61 | 12860 |
| 5560 | 40 | 41 | 42 | 43 | 44 | 3020 | 27120 | 58 | 59 | 60 | 61 | 62 | 14100 |
| 6160 | 41 | 42 | 43 | 44 | 45 | 3280 | 29210 | 59 | 60 | 61 | 62 | 63 | 15450 |
| 6830 | 42 | 43 | 44 | 45 | 46 | 3560 | 31420 | 60 | 61 | 62 | 63 | 64 | 16930 |
| 7570 | 43 | 44 | 45 | 46 | 47 | 3870 | 33760 | 61 | 62 | 63 | 64 | 65 | 18560 |
| 8380 | 44 | 45 | 46 | 47 | 48 | 4220 | 36220 | 62 | 63 | 64 | 65 | 66 | 20360 |
| 9260 | 45 | 46 | 47 | 48 | 49 | 4600 | 38810 | 63 | 64 | 65 | 66 | 67 | 22340 |
| 10190 | 46 | 47 | 48 | 49 | 50 | 5000 | 41540 | 64 | 65 | 66 | 67 | 68 | 24520 |
| 11160 | 47 | 48 | 49 | 50 | 51 | 5420 | 44410 | 65 | 66 | 67 | 68 | 69 | 26920 |
| 12170 | 48 | 49 | 50 | 51 | 52 | 5860 | 47440 | 66 | 67 | 68 | 69 | 70 | 29560 |
| 13230 | 49 | 50 | 51 | 52 | 53 | 6330 | 50650 | 67 | 68 | 69 | 70 | 71 | 32470 |
| 14340 | 50 | 51 | 52 | 53 | 54 | 6850 | 54070 | 68 | 69 | 70 | 71 | 72 | 35690 |
| 15530 | 51 | 52 | 53 | 54 | 55 | 7440 | 57720 | 69 | 70 | 71 | 72 | 73 | 39250 |
| 16830 | 52 | 53 | 54 | 55 | 56 | 8110 | 61640 | 70 | 71 | 72 | 73 | 74 | 43200 |

（2）哈佛癌症风险指数模型　这是哈佛癌症风险工作小组提出的，是基于生活方式及常规体检资料的癌症风险指数评估模型。

第一，通过查阅文献确立所评估癌症的主要危险因素及相对危险度：选取资料时，尽可能选用基于评估地区人群、大样本的重大项目研究。如评估地区资料缺失或不充分，则由专家小组成员参考其他地区相关研究资料，讨论决定。

第二，预测个体发病的相对危险度：根据公式计算出个体患病的相对风险。相对危险度计算公式如下：

$$RR = \frac{RR_{i1} \times RR_{i2} \times ... \times RR_{in}}{[P_1 \times RR_{c1} + (1-P_1) \times 1.0] \times [P_2 \times RR_{c2} + (1-P_2) \times 1.0] \times ... \times [P_n \times RR_{cn} + (1-P_n) \times 1.0]}$$

其中，$RR$ 为被预测个体患某病预期同性别年龄组一般人群比较的相对风险。$RR_i$ 指个体中存在的危险因素的相对危险度；$P$ 为其同性别年龄组人群中暴露于某一危险因素的比例；$RR_c$ 为由专家小组对某一危险因素（包括不同分层）的相对危险度达成共识的赋值。

第三，用个体患病的相对风险与其同性别年龄组一般人群比较，根据哈佛癌症风险指数工作小组制定的从显著低于一般人群到显著高于一般人群7个等级标准（表3-6）确定个体的危险等级。

表 3-6　被预测个体与同性别年龄组一般人群患者风险比较

| 相对风险 | 风险水平 |
| --- | --- |
| ＜0 | 极显著低于一般人群 |
| 0～ | 显著低于一般人群 |
| 0.5～ | 低于一般人群 |
| 0.9～ | 相当于一般人群 |
| 1.1～ | 高于一般人群 |
| 2.0～ | 显著高于一般人群 |
| 5.0～ | 极显著高于一般人群 |

第四，计算个体患病的绝对风险：相对风险乘以同性别年龄组一般人群某病的发病率，即可计算出个体患病的绝对风险值。

例如，一名男性，46岁，每天吸卷烟16支，吸烟20年，无职业性粉尘接触史，生活在北京，无糖尿病，每日蔬菜水果摄入超过400g。哈佛癌症风险指数计算公式所需的相应值见表3-7：我国肺癌发病危险因素及相对危险度（$RR_c$）近20年来我国肺癌流行病学资料，经讨论达成共识的赋值；同性别年龄组人群中各危险因素的暴露比例（$P$）；该个体存在的危险因素的相对危险度（$RR_1$）。

表 3-7　该名男性计算哈佛癌症风险指数所需的相应值

| 危险因素 | $RR_1$ | $RR_c$ | 相应危险因素人群暴露率（％） |
| --- | --- | --- | --- |
| 吸烟 | | | |
| 已戒烟 | 1.0 | 2.0 | 0.014 |
| 吸烟指数＜100 | 1.0 | 1.8 | 0.07 |
| 吸烟指数≤199 | 1.0 | 2.6 | 0.11 |
| 吸烟指数≤299 | 1.0 | 4.2 | 0.14 |
| 吸烟指数≤399 | 5.8 | 5.8 | 0.16 |
| 吸烟指数≥400 | 1.0 | 8.0 | 0.12 |
| 吸烟斗或旱烟 | 1.0 | 4.6 | 0.05 |
| 空气城市污染（大城市生活） | 1.3 | 1.3 | 0.14 |
| 肺癌家族史 | 1.0 | 1.6 | 0.12 |
| 既往病史 | | | |
| 肺结核史 | 1.0 | 2.6 | 0.04 |
| 慢性支气管炎史 | 1.0 | 2.4 | 0.04 |
| 肺炎病史 | 1.0 | 2.0 | 0.06 |
| 蔬菜水果摄入＜400g/d | 1.0 | 1.4 | 0.56 |

注：依据20年来我国肺癌流行病学资料而确定的肺癌发病风险。

$$RR = \frac{RR_{i1} \times RR_{i2} \times ... \times RR_{in}}{[P_1 \times RR_{c1} + (1-P_1) \times 1.0] \times [P_2 \times RR_{c2} + (1-P_2) \times 1.0] \times ... \times [P_n \times RR_{cn} + (1-P_n) \times 1.0]}$$

=5.8×1.3/ [ 0.014×2.0+（1−0.014）] [ 0.07×1.8+（1−0.07）] [ 0.11×2.6+（1−0.11）] [ 0.14×4.2+（1−0.14）] [ 0.16×5.8+（1−0.16）] [ 0.12×8.0+（1−0.12）] [ 0.05×4.6+（1−0.05）] [ 0.14×1.3+（1−0.14）] [ 0.12×1.6+（1−0.12）] [ 0.04×2.6+（1−0.04）] [ 0.04×2.4+（1−0.04）] [ 0.06×2.0+（1−0.06）] [ 0.56×1.4+（1−0.56）]

=7.54/11.3976=0.66

$RR$ 值为 0.66，表示该男性肺癌发病风险为其同性别同年龄组一般人群的 0.66 倍，按表 3-6 哈佛癌症风险指数工作小组制定的标准，该男性肺癌发病风险低于一般人群。我国男性该年龄组一般人群肺癌发病率为 32/10 万，那么其今后 5 年肺癌发病的绝对危险为：$5 \times 0.66 \times 32/10^5 = 105.6/10^5$。但应考虑肺癌发病风险随年龄增加而增加，评估值应该用年龄段的增长率校正。该年龄段每年肺癌发病率增加 10%，因此，该男性 5 年肺癌发病的绝对风险为 $105.6/10^5 \times (1+10\%)^5 = 0.170\%$。

其中吸烟是可改变的危险因素。若该男性戒烟，则其肺癌的相对风险可降到一般人群的 0.66×2.0/5.8=0.22 倍，今后 5 年内肺癌发病风险可降为 0.057%，即可降低约 2/3。

**2. 多因素模型法** 多因素模型法将多种危险因素纳入模型中，得到患病危险性与危险因素之间的关系，如基于模糊数学的神经网络方法、基于 Monte Carlo 的模型等，典型代表是 Framingham 的冠心病模型。在此将介绍 Framingham 冠心病模型。

20 世纪初期，美国人群的主要死因还是肺炎、流感、结核、腹泻等传染病，而到了 20 世纪 40 年代，心血管病已成为美国人群的主要死因，几乎占总死亡的一半。1948 年在美国国立卫生研究院（NIH）支持下进行了弗莱明翰心脏研究。该研究对象包括三个人群：① Cohort 研究（第一代）包括 1948 年时全镇无心血管及其他重要疾病的 5209 名 30 ～ 60 岁居民，每 2 年随访 1 次。② Offspring 研究（第二代）始于 1971 年，对象是在该镇的 Cohort 的子女及其配偶共计 5124 人，每 3 年随访 1 次。③ Omni 研究始于 1995 年，观察亚非拉裔少数民族与拉丁裔人群心血管疾病的异同。

1967 年，Kannel 等首次在 Framingham 研究中创立了针对冠心病的多变量风险函数。之前，分析多个危险因素的传统方法是进行多交叉分类。但是，变量增加可能需要数千个单元格。Framingham Heart Study 研究人员提出 7 个危险因素的多变量 logistic 模型：年龄、总胆固醇、体重、异常心电图、血红蛋白、吸烟量以及收缩压。得分位于十位数顶端的男性冠心病发病率是位于十位数底端的 30 倍，而得分位于十位数顶端的女性是位于十位素底端的 70 倍。随后的研究进一步提供了风险函数或风险工具，内科医生据此可以直接计算个人预计心血管事件风险。1976 年，Kannel 等首次报道了风险工具，以及普遍的心血管终点，包括冠心病、卒中、跛行和心衰。

1998 年，Wilson 等人报道了针对冠心病的 Framingham 危险评分（图 3-4，图 3-5），该函数成为美国国家胆固醇教育项目成人治疗方案计算风险的基础。该函数与之前发表的函数相比，使用危险分层代替连续变量，有助于医生采用更新附录进行危险评估。冠心病危险评分是根据胆固醇水平和非胆固醇因素计算个体未来 10 年冠心病的发作概率。非胆固醇因素又分为高危因素、主要危险因素和其他因素。该模型采用的 10 年风险评估为将来患冠心病的低、中、高危人群进行分类提供了方便的方法。

## Women

### 1. Age

| Years | Points |
|---|---|
| 20-34 | -7 |
| 35-39 | -3 |
| 40-44 | 0 |
| 45-49 | 3 |
| 50-54 | 6 |
| 55-59 | 8 |
| 60-64 | 10 |
| 65-69 | 12 |
| 70-74 | 14 |
| 75-79 | 16 |

### 2. Total cholesterol (TC)

| (mg/dL) | Age 20-39 Points | Age 40-49 Points | Age 50-59 Points | Age 60-69 Points | Age 70-79 Points |
|---|---|---|---|---|---|
| <160 | 0 | 0 | 0 | 0 | 0 |
| 160-199 | 4 | 3 | 2 | 1 | 1 |
| 200-239 | 8 | 6 | 4 | 2 | 1 |
| 240-279 | 11 | 8 | 5 | 3 | 2 |
| ≥280 | 13 | 10 | 7 | 4 | 2 |

### 3. Smoker

| | Age 20-39 Points | Age 40-49 Points | Age 50-59 Points | Age 60-69 Points | Age 70-79 Points |
|---|---|---|---|---|---|
| Nonsmoker | 0 | 0 | 0 | 0 | 0 |
| Smoker | 9 | 7 | 4 | 2 | 1 |

### 4. Systolic blood pressure (SBP)

| (mmHg) | If untreated Points | If treated Points |
|---|---|---|
| <120 | 0 | 0 |
| 120-129 | 1 | 3 |
| 130-139 | 2 | 4 |
| 140-159 | 3 | 5 |
| ≥160 | 4 | 6 |

### 5. High-density lipoprotein cholesterol (HDL-C)

| (mg/dL) | Points |
|---|---|
| ≥60 | -1 |
| 50-59 | 0 |
| 40-49 | 1 |
| <40 | 2 |

### 6. Add up your points

| | |
|---|---|
| Age: | |
| TC: | |
| Smoker: | |
| SBP: | |
| HDL-C: | |
| TOTAL: | |

### 7. Your risk of heart disease (women)

| Total points | Heart disease risk over 10 years | Total points | Heart disease risk over 10 years | Total points | Heart disease risk over 10 years |
|---|---|---|---|---|---|
| <9 | <1% | 14 | 2% | 20 | 11% |
| 9 | 1% | 15 | 3% | 21 | 14% |
| 10 | 1% | 16 | 4% | 22 | 17% |
| 11 | 1% | 17 | 5% | 23 | 22% |
| 12 | 1% | 18 | 6% | 24 | 27% |
| 13 | 2% | 19 | 8% | ≥25 | ≥30% |

图 3-4 女性 Framingham 危险评分

其中高危因素，除临床已诊断的冠心病外，还包括有症状的颈动脉疾病、外周动脉疾病、腹主动脉瘤和糖尿病。具有以上高危因素中任何一项者，未来 10 年发生心脏病或心脏病复发的可能性＞ 20%，即 10 年心脏病危险＞ 20%。主要危险因素包括年龄（男性＞ 45 岁，女性＞ 55 岁）、吸烟、高血压（血压＞ 140/90mmHg，或正接受抗高血压药物治疗）、HDL- 胆固醇＜ 40mg/dL、早发心血管疾病家族史（一级亲属中冠心病发病年龄，男性＜ 55 岁，女性＜ 65 岁）。具有 0 ～ 1 个主要危险因素者，其未来 10 年心脏病危险＞ 10%。具有 2 个或 2 个以上主要危险因素者，采用 Framingham 危险量表评估未来 10 年心脏病危险，评分＞ 20% 为高危，10% ～ 20% 为中危，评分＜ 10% 则为低危。其他危险因素包括肥胖、运动少、高饱和脂肪酸和高胆固醇饮食、高半胱氨酸和脂蛋白 α 水平升高。虽然 Framingham 危险评分中不包含这些因素，但它们仍然被认为是冠心病的危险因素。

在 Framingham 研究中使用的是心血管预测模型，以是否发病或死亡作为因变量，以危险因素为自变量，通过 Logistic 回归和 Cox 回归建立回归方程，预测个体在未来某个时间（5 年或 10 年）心血管疾病发病或死亡的可能性（即绝对危险度），由于方程的结果反映了个体主要危险因素的综合发病或死亡危险，也被称为综合心血管病危险。绝对危险度是以人群的平均危险因素和平均发病率对 Cox 生存函数进行调整，如 10 年发病危险概率（$p$）的计算公式为：

$$P = 1 - S_0(t)^{\exp(f[x, M])}$$

其中 $f(x, M) = \beta_1(x_1 - M_1) + \cdots\cdots + \beta_p(x_p - M_p)$，$\beta_1$ 至 $\beta_p$ 为各危险因素不同分层的偏回归系统，$x_1$ 至 $x_p$ 为每个人各危险因素的水平，$M_1$ 至 $M_p$ 为该人群各危险因素的平均水平。$S_0(t)$ 为在 t 时间（如 10 年）的平均生存函数，即危险因素平均水平的生存函数。

## Men

### 1. Age

| Years | Points |
|---|---|
| 20-34 | -9 |
| 35-39 | -4 |
| 40-44 | 0 |
| 45-49 | 3 |
| 50-54 | 6 |
| 55-59 | 8 |
| 60-64 | 10 |
| 65-69 | 11 |
| 70-74 | 12 |
| 75-79 | 13 |

### 2. Total cholesterol (TC)

| (mg/dL) | Age 20-39 Points | Age 40-49 Points | Age 50-59 Points | Age 60-69 Points | Age 70-79 Points |
|---|---|---|---|---|---|
| <160 | 0 | 0 | 0 | 0 | 0 |
| 160-199 | 4 | 3 | 2 | 1 | 0 |
| 200-239 | 7 | 5 | 3 | 1 | 0 |
| 240-279 | 9 | 6 | 4 | 2 | 1 |
| ≥280 | 11 | 8 | 5 | 3 | 1 |

### 3. Smoker

| | Age 20-39 Points | Age 40-49 Points | Age 50-59 Points | Age 60-69 Points | Age 70-79 Points |
|---|---|---|---|---|---|
| Nonsmoker | 0 | 0 | 0 | 0 | 0 |
| Smoker | 8 | 5 | 3 | 1 | 1 |

### 4. Systolic blood pressure (SBP)

| (mmHg) | If untreated Points | If treated Points |
|---|---|---|
| <120 | 0 | 0 |
| 120-129 | 0 | 1 |
| 130-139 | 1 | 2 |
| 140-159 | 1 | 2 |
| ≥160 | 2 | 3 |

### 5. High-density lipoprotein cholesterol (HDL-C)

| (mg/dL) | Points |
|---|---|
| ≥60 | -1 |
| 50-59 | 0 |
| 40-49 | 1 |
| <40 | 2 |

### 6. Add up your points

| | |
|---|---|
| Age: | |
| TC: | |
| Smoker: | |
| SBP: | |
| HDL-C: | |
| TOTAL: | |

### 7. Your risk of heart disease (men)

| Total points | Heart disease risk over 10 years | Total points | Heart disease risk over 10 years | Total points | Heart disease risk over 10 years |
|---|---|---|---|---|---|
| <0 | <1% | 6 | 2% | 13 | 12% |
| 0 | 1% | 7 | 3% | 14 | 16% |
| 1 | 1% | 8 | 4% | 15 | 20% |
| 2 | 1% | 9 | 5% | 16 | 25% |
| 3 | 1% | 10 | 6% | ≥17 | ≥30% |
| 4 | 1% | 11 | 8% | | |
| 5 | 2% | 12 | 10% | | |

图 3-5　男性 Framingham 危险评分

# 第三节　健康风险评估的目的

健康风险评估是健康管理的核心内容，包括了信息收集、风险估算以及风险交流。在健康风险评估过程中主要涉及两大主体，一是健康管理机构，包括社区卫生服务机构、综合医疗机构、健康管理企业等；二是健康管理对象，包括群体和个体。健康风险评估的主要目的是健康管理机构运用健康风险评估技术帮助健康管理对象促进健康、维护健康（图 3-6）。

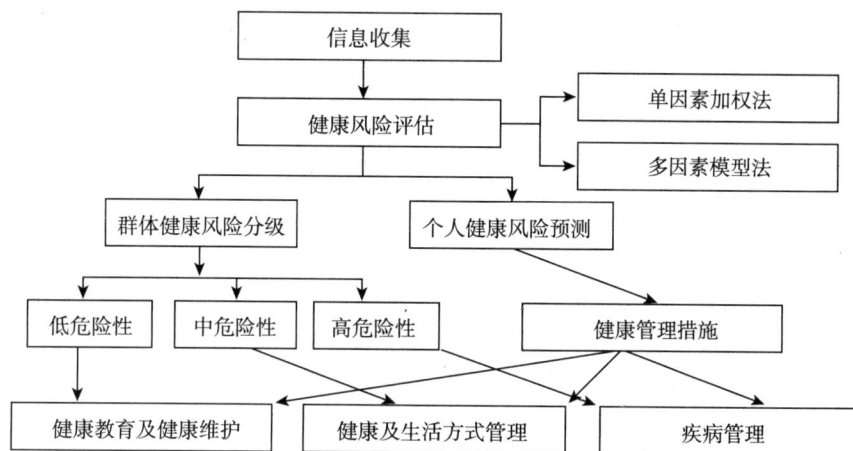

图 3-6　健康风险评估在健康管理中的作用

# 一、个人健康指导

## （一）帮助个体综合认识健康危险因素

在没有出现疾病之前，个体往往认为自己是健康的，殊不知因为各种健康危险因素（环境因素、生物遗传因素、行为与生活方式因素、卫生服务因素等），自己可能是潜在的患者。健康风险评估通过专业设计的问卷，收集个人危险因素信息，通过收集的信息发现个体的健康状况及未来患病危险性，有利于帮助个体综合、正确地认识自身健康危险因素及其患病风险。

## （二）制订个体化健康干预方案

通过问卷调查，可以发现个体的主要健康问题及其健康危险因素，同时判断危险因素属于可改变的因素（环境、行为与生活方式、医疗卫生服务等）还是不可改变的因素（年龄、性别、疾病家族史和遗传特征）；可改变的因素有属于外界、无法依靠自己力量改变的，还有可以依靠自己力量可以改变的，从而制订个性化、针对性的干预方案，维护并促进个体健康水平。

## （三）鼓励和帮助个体主动改变不健康的行为

通过问卷，分析个体的健康状况及其健康危险因素，尤其是依靠自己的力量可以改变的危险因素，如行为与生活方式。根据已经制订的个性化、针对性的干预方案，让个体意识到健康风险可能带来的不良后果，并鼓励个体主动地去改变不健康的行为，预防疾病。

## （四）评价干预措施的有效性

健康干预是根据健康管理干预方案采取措施，利用多种形式帮助个体，纠正不良生活方式和习惯，控制健康危险因素。通过收集干预前后的信息，比较干预前后健康状况及健康风险因素的变化情况，可以评价干预措施的有效性。健康风险评估是为健康管理服务的核心技术手段，其目的是为了促进健康。因此，评估干预措施的有效性非常重要，是健康管理有效性的反映。

## 二、群体管理

群体健康管理也是健康管理的重要内容，根据健康风险评估的步骤将群体进行健康风险分级，分成不同危险级别的人群，采取不同的管理措施。对健康风险程度为低危险性的人群进行健康教育及健康维护，对健康风险程度是中危险性的人群进行健康及生活方式管理，对健康风险程度是高危险性的人群进行疾病管理。

从个体的角度来说，通过群体健康风险评估，将有利于督促评估对象重新审视自己的生活习惯、行为方式，有利于督促评估对象关注和参加健康促进的活动，并采取积极的健康改善行动。

从政府的角度来说，可以帮助国家确定卫生政策的优先级。根据对三个人群的疾病经济负担分析结果，可确定资金投入时，优先投入低危险性人群、中危险性人群还是高危险性人群。从 2009 年始，健康管理成为基本公共卫生服务中的重要组成部分，直至 2015 年，国家将人均基本公共卫生服务经费标准提高到 40 元，用于保障基层的健康管理工作的正常实施。

## 三、健康保险

此外，健康风险评估将促进健康保险产业的发展。在健康风险评估中的一个重要步骤是信息收集，尤其是群体健康及其影响因素的信息收集；而群体健康数据是健康保险业的基础。保险的保费是基于人群的患病、发病、死亡等健康指标以及医疗费用水平等大数据信息进行估算的。因此，如果健康风险评估与健康保险行业进行数据共享，则可以为健康保险保费的确定提供大数据——基线数据，也可以节省信息收集的费用。

# 第四章 健康干预计划设计 ▷▷▷▷

## 第一节 计划设计概述

如前所述，健康管理的实质是一个确定健康状况，发现存在的健康问题，有针对性地应对、解决存在的问题，进行维护和促进健康的过程。在这个过程中，需要系统地分析和判别；需要以问题为基础制订有针对性的干预方案；需要适时评估干预成效，进而发现新问题，修订干预方案使其更为符合群体、个体的需要。因此，制订健康干预计划就成为健康管理中重要的环节。

### 一、计划设计的概念

计划设计是一个组织机构根据实际情况，通过科学的预测和决策，制定在未来一定时期内所要达到的目标以及实现这一目标的方法、途径等所有活动的过程。狭义而言，计划设计是制订计划的过程，它的产出是一份同时具备科学性、可行性的健康干预计划。但广义而言，一个完整的健康干预计划应该包括计划的制订、实施及评价三个阶段，这三个阶段是一个连续的过程，相互影响，缺一不可。计划制订应具有前瞻性和科学性，计划施行要严谨地贯彻落实，同时，还需要通过评价来进行检验。这个过程周而复始、循环有序运行，最终形成了连续的、不断深入和持续发展的健康管理项目，把健康管理不断向前推进。

### 二、计划设计的原则

可见，计划是科学管理的体现，它能指明我们的工作目标和方向。健康管理涉及的管理部门广，服务目标人群庞大。因此，计划也能指导和协调各有关部门和人员共同行动，提高资源的利用效率。同时，计划也是质量控制的标尺和效果评价的依据，只有在计划中明确各项活动的具体要求以及所要达成的效果，才能在健康管理工作实施与评价中衡量活动的质量。因此，计划设计要依据一定的原则作为指导，使健康管理计划更科学、更具有可行性。

**1.目标原则** 健康干预计划应有明确、可行的目标，计划设计必须自始至终坚持以目标为导向，使计划活动紧紧围绕目标开展，以保证计划目标的实现。只有这样才能体现计划的整体性和特殊性，才能保证投入与产出的最大效应化。

**2.整体性原则** 狭义来说，在制订健康管理计划时首先要确保计划本身的完整性，计划的制订、实施、评价,三者缺一不可。广义上讲,计划制订要与我国的医药卫生保健事业大环境相融合,服务于当代社会主义卫生事业发展。

**3. 前瞻性原则** 在制订健康管理计划时需要考虑未来发展的趋势和要求。具体表现在计划目标要体现一定的先进性,目标制定的过低或过高都会失去计划的激励作用,同时要在干预活动设计中考虑运用新型、现代的干预技术。

**4. 动态性原则** 在干预计划实施的周期内,不论群体还是个体,其健康状况、影响健康的因素都处于动态变化之中。因此,在制订计划时要尽可能预计到在计划实施过程中可能产生的变故,要留有余地并预先制订应变对策,以确保计划的顺利实施;而在计划实施阶段,要不断追踪计划的进程,根据目标人群 / 个体的变化情况做出相应调整。

**5. 从实际出发原则** 要以我国社会主义卫生事业发展状况作为计划设计的时代背景,结合制订计划的目标人群 / 个人健康问题、认识水平、行为生活方式、用药情况、经济状况等一系列问题进行综合的考量。通过周密、细致的调查研究,结合目标人群 / 个人、时代特征、地域特点三方面因素提出计划要求指导,提出真正符合具体实际,有可行性的健康管理计划。

**6. 参与性原则** 鼓励相关的卫生服务部门、社区卫生工作者、目标人群积极参与健康干预计划的制订过程中。早期通过听取社区卫生工作者和目标人群的意见建议,制订出更符合实际需求、有更高参与度的计划。到后期把目标人群关心的问题和他们喜欢的干预活动直接纳入计划中,能够更好地吸引目标人群的参与。

# 第二节 计划设计的基本程序

在科学研究和工作实践中,不同的学者、卫生项目工作者采用了不同的理论或工作框架进行计划设计,对其进行归纳与总结,可以看到健康干预计划设计需要遵循以下 5 个基本程序:健康干预需求评估;确定干预目标;制定干预策略;制订健康干预计划的执行及评价方案;制订健康干预计划的预算。

## 一、健康干预需求评估

在制订健康管理项目计划时,首先考虑的是目标人群的需求,即了解他们有哪些健康问题,并对其进行分类整理,其中哪些问题最为迫切、需要优先解决;其次,看健康问题的性质,这些优先要解决的健康问题中有哪些是可以通过健康管理得到改善的;再次,要看目标人群的既往史,即以往是否开展过健康管理干预,采取过哪些干预措施,干预的效果怎样。总之,需求评估是信息收集与分析的过程,是为设计科学、合理的健康管理计划奠定基础的工作。

### (一) 健康问题分析

健康问题分析的目的在于客观地确定目标人群 / 个人的主要健康问题,并最终确定优先干预的健康问题。在此过程中,首先需要了解个体或群体存在哪些健康问题,健康问题的严重性，并分析健康问题对人群的生活质量、家庭和社会经济等方面所产生的影响。

在我们对健康问题的分析过程中，就会发现无论群体还是个人，存在的健康问题可能不止一个，这就需要我们通过综合分析，依照健康问题的严重性、危害的大小，以及目标人群的关注程度、是否可以通过健康管理方法有效预防控制等方面进行权衡，最终确定一个或一组问题为重点干预的健康问题。

关于健康问题是什么、健康问题严重性及其危害的信息，可以通过查阅卫生行政部门的统计信息、医疗卫生机构的数据统计、社区诊断资料或者是专门的调查获得。

### （二）健康问题的影响因素

**1. 遗传与生物因素** 遗传因素与个体的遗传基因、胎儿期的生长发育状况等有关，如基因特点、性别、年龄等。除了典型的遗传疾病外，心脑血管疾病、代谢性疾病、精神行为异常、肿瘤等也有家族遗传性。而发育畸形、寿命长短也不排除有遗传方面的原因。遗传因素对于个体健康的影响明显，在高血压的健康管理中，有高血压家族史的人应成为需要重点关注的人群。

生物性致病因素，包括微生物与寄生虫两大类。常见的如病毒性肝炎、破伤风、麻疹等。随着科学技术的发展，人们开始探索与利用生物致病因素来进行疾病的预防与控制。例如，自 1769 年第一剂牛痘疫苗的产生，疫苗广泛应用于传染性与感染性疾病的防控。

**2. 环境因素** 自然环境是环绕生物周围的各种自然因素的总和，如大气、水、其他物种、土壤、岩石矿物、太阳辐射等，这些是生物赖以生存的物质基础。也包括居住条件、社区环境、工作环境等。例如，低收入从业者受职业环境影响，周围大量存在着不安全的环境因素，如粉尘、有害化学物质等，当工作环境和防护措施缺位时，极大地增加了人们暴露于职业伤害的风险。从更为广泛的视角看，全球生态环境的变化正在带来直接和间接的健康效应，如气候变化引起温室效应、虫媒传染病范围和活动性的变化、土地退化造成的食品安全问题等。自然环境因素对健康危害的机制比较复杂，一般具有浓度低、效应慢、周期长、范围大、人数多、后果重，以及多因素协同作用等特点。

社会环境是指人类生存及活动范围内的社会物质、精神条件的总和。社会环境的内涵相对丰富，包括了社会经济、政策、教育、民族、文化、社会支持等，这些也被认为是健康的社会决定因素。现代社会中，人类的健康不仅受自然环境与生态因素的影响，更重要的是受社会因素的影响，尤其是社会经济发展状况对人群健康的影响，而且健康与社会发展的双向作用已被不少国家和地区的实践所证实。经济发展促进了社会生产方式的改变，高技术的应用对个人工作技能的要求越来越高，过去获得的劳动技能可能会在很短时间内被淘汰，对人们形成了强大的压力。激烈竞争使人们生活节奏加快、工作紧张、人际关系复杂、应激事件增加，使心身疾病、精神疾病、自杀现象增多。

**3. 卫生服务因素** 卫生服务系指卫生机构和卫生专业人员为了防治疾病、增进健康，借助一定的卫生资源，向居民提供的医疗、预防、保健、康复等各种活动的总称，是有计划、有目的地针对个人和人群进行的有益于健康的医学行为的全方位的人性化的管理和看护。建立覆盖广泛、高效运行的卫生保健服务体系、医疗卫生保障体系，提供以人为本的高质量的医疗卫生服务，才能有效担负起卫生服务体系对健康的责任。从本质上讲，卫生服务因素是人们生活环境与条件的一个重要组成部分，因而，其影响范围也非常广泛。

**4. 行为与生活方式因素**　行为与生活方式因素是指能给个人、群体乃至社会健康带来直接或者间接危害的不良行为和生活方式。随着社会经济、物质文明高度发展，不良的生活方式，如吸烟、酗酒、睡眠时间减少、缺乏运动等现象越来越普遍，导致了肥胖症、冠心病、高血压、糖尿病、恶性肿瘤等疾病。这些也被称为"现代社会病"，直接对人类健康产生有害的影响。

不良的个人行为和生活方式与发病、死亡、失能密切相关，而这些不利于健康的行为和生活方式涉及范围十分广泛。例如，不合理饮食、吸烟、酗酒、久坐而不锻炼、不按照医嘱服药等。错误的行为与生活方式与许多疾病密切相关，例如高血压、糖尿病、冠心病，这些疾病大多可以通过改善行为与生活方式得到有效的控制。同时，行为与生活方式与感染性疾病的预防与控制、卫生服务的利用与疾病治疗密切相关。如孕妇能够按要求进行产前检查，高血压患者遵从医嘱坚持用药，糖尿病患者能根据医务人员的建议改善个人的饮食与运动行为等，直接影响患者对卫生服务的利用和健康的自我管理。可见，行为与生活方式对健康的影响具有举足轻重的意义。

## （三）确定优先干预的健康问题

可供开展健康管理的资源是有限的，因此，有必要对需要解决的健康问题进行分类、排序，把有限的资源应用于群众最关切、干预最有效的项目上。

确定优先干预的健康问题，通常可以遵循以下原则：

**1. 对人群健康危害的严重性**

（1）该疾病发病率高，受累人群比例较大。

（2）该疾病致残、致死率高。

（3）与该疾病相关的危险因素分布广泛。

（4）该疾病的危险因素与疾病的结局密切关系。

**2. 危险因素的可干预性**

（1）该因素是明确与健康问题密切相关的因素。

（2）该因素有明确的客观的观测指标，可以较好地进行量化，定量地评价消长，能够长期进行随访观察。

（3）该因素的干预措施易操作，易推广，易为干预人群所接受。

总之，确定优先干预的健康问题应能最大限度地反映目标人群/个人的需求和愿望。同时，它应该是通过健康管理可以预防或者控制疾病并发症，减少伤残最有效的问题。

## 二、确定干预目标

任何一个健康管理计划，无论针对群体还是个体，都要有明确的目标，它是健康管理计划实施和进行效果评价的根据，如果缺乏明确的目标，整个计划将失去意义。

### （一）总体目标与具体目标

健康干预计划总体目标是宏观的，具体目标则是明确的、具体的、量化的指标。

总体目标是指计划理想实施的最终结果，例如，高血压健康管理计划，其总目标是"控制高血压，预防和控制高血压并发症，提高患者的生活质量"。

具体目标是对总体目标进行具体化、量化的表述。其要求可归纳为 SMART 五个英文字母。即 S：special 具体的；M：measurable 可测量的；A：achievable 可完成的；R：reliable 可信的；T：time bound 有时间性的。具体的计划目标必须能回答以下五个问题。

who——对谁？

what——实现什么变化？

when——在多长时间内实现这种变化？

where——在什么范围内实现这种变化？

How much——变化程度会多大？

### （二）具体目标的分类制定

群体/个体通常在健康干预下可以产生以下结果：健康状况改善、行为与生活方式改变、自我预防保健知识技能的增加等。为此，健康干预的具体目标可以分类为健康目标、行为目标以及教育目标（实现行为改变所必须具备的知识、技能等）。

**1. 健康目标** 根据执行健康管理计划情况和目标人群健康状况的变化，健康目标的实现所需时间也有差别。例如，通过健康管理改变行为与生活方式，只要几个月就能看到个体血压的控制效果，但是需要若干年才能看到人群高血压患病率的变化。因此，不同的健康管理项目要根据干预的具体健康问题、项目周期确定健康目标。

例：某社区高血压患者通过健康管理项目实施一年后，65% 的高血压患者能有效地控制血压。

**2. 行为目标** 反映的是健康管理实施后，目标群体/个体行为与生活方式的改善，如做到有规律运动、低盐饮食、每日测量一次血压、遵从医嘱服用降压药等。

例：某社区高血压患者通过健康管理项目实施一年后，85% 的高血压患者能够遵医嘱服用降压药。

**3. 教育目标** 主要阐述通过健康管理，目标群体/个体在健康知识、技能方面的改变。人们健康相关行为与生活方式的改变，有赖于目标群体/个体对健康信息的了解、理解，具备相应的知识、技能，才有可能真正采纳健康行为。

例：某社区高血压患者通过健康管理项目实施一年后，90% 的高血压患者知晓高血压的危害。

### 三、制定干预策略

健康管理项目的干预策略的制定，需要综合考虑目标群体／个体的需求、健康管理机构资源与能力、目标人群所在场所的重视程度与执行能力以及区域卫生服务机制与能力等因素而最终进行确定。例如，《国家基本公共卫生服务规范（2015年版）》（简称《规范》）中均已对不同类型目标人群健康管理提出了相应的要求。按此要求，各地区卫生服务机构在制定城乡居民健康管理干预策略时，应依据《规范》要求并在《规范》的基础上，结合当地特点确定干预策略；而健康管理机构在制定健康干预策略时，不要仅流于健康知识传播，还应该把行为指导、提供健康服务纳入计划中。

常用的健康干预策略包括：

**1. 目标群体／个体能力建设**　目的在于提高其健康意识、健康知识水平，增加自我保健、健康管理的能力。常用的干预方法以提供信息、指导行为为主。以下列出的6种方法，可根据目标人群的年龄层次、社会文化背景单独或者有机地结合运用，以提高健康干预的成效。

（1）随诊指导　医疗工作人员给予个体个体化的、跟踪性的、综合性的专业指导。

（2）举办专门的讲座、培训　以科普教育或以传授目标人群知识技能为目的，可以将目标人群集中在一起，根据他们的共同需求，举办讲座、培训。例如糖尿病并发症的危害讲座、怎样能做到健康饮食讲座。

（3）小组讨论　由健康管理人员、医务工作者或目标人群中通过健康干预活动取得较大成果的个体组织带领其他人一起，围绕小组共同存在的健康问题，交流信息、分享心得、介绍经验。例如，建立糖尿病病友小组、脑中风患者康复小组、戒烟小组。

（4）发放印刷类健康教育材料　以折页、小册子等形式的印刷类健康教育材料提供形象的、直观的图文信息，帮助目标人群理解和掌握相关信息与技术。

（5）电子类材料　通过社区卫生服务机构网站、微信服务平台、健康管理 App 等方式，提供健康信息与行为指导。

（6）社区活动　在目标人群工作、生活的场所或社区，组织社区活动，如社区健康舞大赛、徒步竞走活动、健康知识竞赛等，唤起目标人群对健康的关注，促使目标人群养成良好的行为与生活方式。

**2. 形成支持健康干预的环境**

（1）建立制度　在目标人群工作、生活的场所或社区，通过工会、社区组织建立相关的健康制度，规范人们的活动，帮助职工建立有益于健康的行为。例如企事业单位制定工间操制度、制定不在公共场所吸烟的制度、制定每年度体检制度。

（2）改善环境　在目标人群工作、生活的场所或社区，通过工会、社区组织，改善社会环境和物质环境，使环境条件更有利于人们健康行为与生活方式的采纳。如协同社区组织，帮助居民区建设健身场所，建立健康知识宣传活动展示板。

（3）提供服务　健康管理机构、社区卫生服务机构能够主动向目标群体／个体提供健康服务，并将健康服务的信息广泛发布，增加人们对于健康服务的利用率。如开展免费发放合理饮食食谱、免费提供新生儿喂养指导。

## 四、制订健康干预计划的执行及评价方案

健康干预计划中还应该包括确定各项干预活动的实施时间、实施过程、需要的费用，以及评价干预效果的有关内容和安排，这样才能构成完整的健康干预计划。

### （一）制订干预活动执行方案

**1. 确定教育活动日程** 健康管理项目的活动日程是按照工作进程的先后顺序、循序合理有序的原则安排每项活动，编入活动日程表。

**2. 确定组织网络与执行人员** 健康干预计划的执行人员通常是健康管理机构专业人员、社区卫生服务机构专业人员等。在干预项目计划中，要根据每一项活动的内容和要求，明确任务分工，落实责任到人，提高健康干预项目的执行力，确保各项活动的有效落实。

### （二）制订监测与评价方案

监测是健康干预项目能够顺利进行的质量控制手段，评价则是检测健康干预项目是否能够实现项目目标的衡量标准。通常需要明确监测指标和方法，以及效果评价指标和评价方法。

**1. 监测指标与方法** 一般而言，健康干预计划监测指标要根据各项干预活动的具体要求来确定。例如，高血压患者健康管理项目的干预活动之一，是每月为高血压患者免费测量一次血压，监测指标是"参与血压测量的高血压患者人数、比例"。监测方法主要包括活动记录，定期核查活动的实际执行情况与计划是否一致，是否按时、保质、保量完成各项活动。

**2. 效果评价指标与评价方法** 效果评价是在健康干预各项活动实施结束后，旨在衡量项目效果的活动。因效果评价指标是对干预活动有效性的衡量，所以一般都来源于项目的具体目标。大多数健康干预项目会采用干预前后对比的方法来确定干预效果。即在干预活动实施前对项目目标进行一次测量；在干预活动结束后，再测量一次，通过对比两次测量的结果，从而判断健康干预项目的实施效果是否达到了预期的目标。

例如，高血压健康管理项目中，目标之一是"某企业高血压患者健康管理项目实施半年后，50%的高血压患者能有效地控制血压"，那么，相应的效果评价指标可以是高血压患者血压的控制率。

## 五、制订健康干预计划的预算

用于申报项目的经费预算可以根据具体的项目设计要求来做。而制订个体/群体干预计划的预算，则是根据具体的干预活动单项核算经费，把每项活动经费相加，得出最终的预算。

例如，向青少年发放吸烟有害健康的宣传册页。制作总预算＝一个宣传册页的制

作费用 × 预计的发放量。

# 第三节　健康干预计划设计的应用

　　根据我国修订的《国家基本公共卫生服务规范（2015）》，要求社区对 0 ～ 6 岁儿童、孕产妇、65 岁以上老年人、高血压患者、2 型糖尿病患者、重症精神病患者人群进行健康管理，因此，社区卫生服务机构（包括社区卫生服务中心、站，乡镇卫生院，村卫生室）都需要制订相应的健康管理计划。此外，健康管理机构还可能为企事业单位提供健康管理服务，也需要制订基于群体 / 个体的健康干预计划。

## 一、基于群体的健康干预计划书

　　基于群体的健康干预计划书应包括以下几部分：

　　**1. 背景**　在背景部分，要提出开展项目的必要性和项目的价值与意义。首先，以群体存在健康问题展开陈述，说明健康问题对于该群体的严重性。例如，为某小学学生制订健康干预计划书，体检显示超重学生、近视学生的人数占学生总数的比例。通过体能测试结果，显示各项体能不达标学生人数占总数的比例。核算学期内学生因病请假的天数。通过这些数据，学校的管理部门可以看到目前学生存在哪些健康问题，这些问题的严重程度，通过这些数据促使学校管理部门积极开展健康干预活动，说明这些问题给学生的成长发育带来的严重后果，以及开展健康干预活动的必要性。

　　其次，说明健康干预活动对于解决目前存在的健康问题的作用。例如，对于已实施过的对小学生的干预计划，说明取得哪些成效，学生有什么改善，再进一步说明开展健康干预的意义。

　　**2. 目标**　确定健康干预项目总目标。根据总目标，再设计具体目标。例如，某软件开发企业，员工总数 300 余人，年龄构成 20 ～ 45 岁之间，存在的不良生活方式很多，包括久坐、缺乏运动、饮食结构不合理、加班、晚睡，这些行为习惯导致了超重、高脂血症、颈椎病、腰椎间盘突出症以及快节奏的工作环境引发的心理压力等。此外，该企业对员工的待遇较好，有带薪休假制度，每年组织集体娱乐活动。该企业希望通过好的待遇吸引优秀人才，也希望通过企业文化增加员工凝聚力。

　　结合该企业背景，制定的健康干预目标可以是：①在规定时间内减少高脂血症、超重人数占总人数的比例；②在规定时间内增加运动锻炼人数及比例；③在规定时间内增加合理膳食人数和比例。

　　**3. 干预策略与活动**　制定策略和活动，主要依据企业特点和企业资源而定，如员工年龄、企业文化、工作场所特点等，使干预策略和活动在企业中具有可行性、符合企业文化、能够吸引员工广泛参与。与此同时，在设计策略与活动时要为企业的长效发展做思考，帮助企业建立和完善有益于健康的规章制度，并将健康的理念融入企业文化，让员工感受到企业对员工的关心。除此之外，活动的频率不宜过高，不能影响正常工作的开展。

为此，在设计干预策略和活动前，应该了解企业愿意接受哪些干预活动，以及能够承担的预算费用。结合上述案例，我们可以考虑的干预策略和活动包括以下几方面：

（1）**制定工间操制度** 每天 13：00～13：20 为工间操时间，各科室员工在室内或走廊做两次第九套广播体操；每月累计 6 次未参加者，公布名单，扣发 20% 本月奖金。

（2）**丰富工会活动** 每周三 12：30～13：00，提供乒乓球活动角、瑜伽活动角，鼓励职工积极参加。

（3）**制订健康食谱** 由健康管理机构定期制订早餐、午餐食谱。由管理部门与供餐的餐厅协商，按照食谱提供早餐、午餐。

（4）**鼓励员工增加步行运动** 在电梯旁张贴鼓励走楼梯的健康贴士，建议员工多走楼梯。在签到打卡处张贴鼓励乘坐公共交通或步行上下班的贴士。

（5）**定期举办健康宣教活动** 每月最后一周的周五下午，下班前 1 小时为"健康60 分钟"时间，用于宣传健康知识、教授健康技能、举办健康讲座、分享健康心得、介绍健康经验等活动。

（6）**提供心理咨询服务** 与心理咨询机构合作，一方面，每年进行一次为期 2～3天的团体心理咨询，以小组讨论、集体游戏等方式解决员工共同存在的心理问题，增进员工之间的沟通能力、人际交往的能力和团队协作的能力。另一方面，可以提供给员工个体心理咨询服务。

（7）**每年体检** 连续 3 年血脂、血压、体重正常者，在原有带薪休假的基础上，增加一周作为奖励。

**4. 监测与评价**

（1）各部门制定工间操签到制度，记录出操情况，每月上报工会，由健康管理机构进行统计。

（2）制定"健康 60 分钟"活动签到表，由健康管理机构进行统计。

（3）每年体检时，完成健康知识与行为调查问卷，并同时进行健康查体。由健康管理机构统计。

（4）健康管理机构每年向企业提交健康报告。

**5. 进度** 在计划实施的时间内，制定具体目标实施次数、频度。

**6. 预算** 预算应该是首先计算各项活动的费用，然后再合计健康干预项目的总费用。上述案例中，可能的经费包括如下各项。

（1）支付健康管理机构费用

①健康干预方案设计费：每年一次性费用。

②健康食谱设计费：每次设计费用×周数。

③讲座专家费用：每次讲座讲课费×讲座次数。

④体检费用：每人体检费×人数。

⑤健康问卷设计费：每年一次性费用。

⑥健康问卷及体检资料分析与报告撰写费用：每年一次性费用。

（2）支付心理咨询费用 团体心理咨询：每年一次费用。

（3）企业组织活动费用

①健康宣教活动布置会场、准备茶点等需要的花费 × 次数。

②制作健康贴士费用 × 更换次数。

## 二、基于个体的健康干预设计

基于个体的健康干预计划，指的是由健康管理机构、医务工作者为一个服务对象针对性地开展健康干预计划而设计，其特点是个性化非常强，要求结合个体特点，尽可能符合个体要求。一个完整的个体健康干预计划通常包括以下几方面。

**1. 个体健康评估**

（1）个体的个人、家庭情况

①个人情况：姓名、性别、年龄、民族、婚姻状况、职业、常住地址、收入、医疗费用支付方式等。

②家庭情况：家庭成员组成、居住条件、经济条件等。

（2）个人疾病史与家族史

①个人病史：传染病史、预防接种史、手术外伤史、食物及药物过敏史、嗜烟史、嗜酒史、月经史、精神病史、遗传病史、既往疾病史。

②家族病史：家族成员，特别是双亲的既往疾病史、传染病史、遗传病史、精神病史。

（3）行为生活方式

①吸烟情况：开始吸烟年龄、吸烟量等。

②饮酒情况：饮酒频次、酒量、种类等。

③饮食情况：饮食是否规律、饮食习惯、是否嗜食油腻、口味偏好、每日饮水量等。

④运动情况：运动频次、运动种类、运动时间、运动方式等。

⑤职业暴露情况：职业暴露环境、存在有毒（有害）物质种类、从业年限、防护情况、本人使用防护设施情况等。

（4）心理情况　通过问卷调查、面谈询问、心理测量的方法，确定个体人格特征、心理状况。

（5）体检结果

①一般状况：心率、血压、体温、呼吸频率、身高、体重、营养情况、腹部外形。

②理化检查：血尿常规、肝功、肾功、血脂、血糖。

通过以上评估过程，可以获得一个较为全面的健康信息，这些信息为进一步制订健康干预计划奠定基础。

例如，某男，39岁，回族，已婚，硕士研究生文化，某医疗事业单位管理干部，月收入7000元。妻子为某科研单位研究员，儿子就读小学学前班。家庭经济条件较好、居住条件较好，位置在城市中心地区，距离单位步行30分钟路程。本人既往健康，无传染病、精神病病史，无过敏史，母亲身体健康，父亲患有高血压10年，慢性支气管炎 15 年。家庭成员皆参投医疗保险。该男性吸烟 10 年，每天吸烟 1 包，不饮酒，偏爱肉食，不爱吃蔬菜、水果，三餐进食时间较为规律。偏爱碳酸饮料，每日平均饮用 600mL。每周运动量较少，平时开车上下班。办公条件好。该男士事业处于上升阶段，人际关系良好、心态豁达、性格开朗。体检结果显示：身高 172cm，体重 85kg，心率 73 次 / 分，营养状况良好。总胆固醇 6.93mmol/L，三酰甘油（甘油三酯）3.59mmol/L，空腹血糖 5.2mmol/L，B 超显示有轻度脂肪肝、X 光胸片显示肺纹理增强，其他常规检查项目未见异常。本人认识到已经存在的健康问题，愿意改变现状。

将该男士的资料进行整理分析，可以确定存在的健康问题有哪些？存在什么样的潜在健康风险？不良的生活行为方式有哪些？

通过分析，目前该男士主要存在的健康问题为超重、高脂血症、脂肪肝。不良的行为生活方式包括吸烟、偏好肉食、食谱搭配不合理、缺乏运动。由于不良的生活行为以及高血压的家族病史，未来健康风险主要为高血压、心脑血管疾病。

**2. 确定健康干预目标** 根据上述分析，以 24 个月为健康干预活动实施的周期，确定该男士的健康干预目标如下：

（1）控制体重，该男士目前的 BMI 为 28.7。24 个月以内，将 BMI 控制在 25 以内。世界卫生组织（WHO）公布的 BMI 计算公式为：$BMI = 体重（kg）/[身高（m）]^2$

（2）降低血脂。

（3）消除脂肪肝。

（4）减少吸烟量，最好的预期目标为戒烟：12 个月内，减少到每天吸烟半包，24 个月内，争取戒烟。

（5）形成均衡、合理的饮食习惯。

（6）建立良好的运动习惯。

**3. 健康干预指导** 从建立合理的膳食、运动习惯，减少吸烟量几个方面入手。

（1）合理膳食 由于该男士为回族，受到民族及家庭饮食习惯影响，偏爱肉食。通过健康教育，建立合理膳食的观念。

高脂血症的合理膳食结构，应遵循"四低一高"，即低热量、低脂肪、低胆固醇、低糖、高纤维膳食的原则。同时严格控制热量的摄入，每天的热量摄入应控制在 294cal/kg 体重内，尽量不吃或少吃动物内脏。减少碳酸饮料的摄入，饮用白开水，饮水应少量多次，切莫感到口渴时再喝水。

指导个体建立合理的膳食结构，做到搭配合理、营养丰富。每餐合理搭配蔬菜，每天合理食用水果。

确定个人每日的膳食摄入量，提供膳食记录表，记录每天的膳食情况至少 3 周。

（2）增加运动 增加步行机会，工作日徒步上下班，节假日出行尽量放弃电梯，走楼梯。饭后休息 30 分钟后，徒步运动 15 ～ 20 分钟。

每周至少与同事或朋友打篮球或打台球 1 小时。

参加社区或健身中心的训练活动，每周至少保证 1 小时健身运动。发放记录表，要求个体记录每天的运动情况至少 3 周。

（3）减少吸烟量　对个体进行吸烟有害健康的宣教，让其充分认识到吸烟的危害性。在家庭和办公场所贴上禁止吸烟的小贴士，以减少吸烟次数。

必要时寻求医疗机构帮助，减轻戒断症状。

参加社区或医疗机构的戒烟小组，形成社会环境支持。

发放记录表，记录每天的吸烟情况至少 3 周。

**4. 随访与评估**　人们固有的行为模式改变需要不断改变认识、修正行为方式，在旧模式到新模式转换过程中，需要持续的信息、技术以及心理支持。所以在健康干预活动中，要始终保持对个体观测，及时对错误或偏差的行为进行修正指导，或针对个体存在的困难调整干预活动。

在行为模式改变的初始阶段，个人面临的困难较为严峻，所以早期随访应该更加频密，每周进行一次随访。通过一段时间的努力，干预活动取得了预期的效果，能够较好地按照行为指导去做，则可以减少随访密度，延至每月随访一次，持续 6 个月左右，以后可以每 3 个月随访一次。

针对以上案例，需要进行的随访与评估如下：

（1）干预开始的 1 个月内，每周 1 次查看膳食、运动、戒烟记录，称体重，评估服务对象膳食、运动改善情况，计算 BMI 数值；然后根据评估结果给予服务对象进一步的建议，必要时对膳食、运动干预措施进行适当调整。

（2）接下来每 2 周随访一次，连续 4 次。在这个阶段，是个体行为习惯初步形成阶段，很容易受个人心理因素、外在环境影响。所以要给个体营造良好的生活环境和家庭环境，有利于其良好行为的塑造，除此之外，要给予个体心理上的充分支持。

（3）在干预计划执行顺利的情况下，可以每月随访一次，观测干预目标的完成情况。针对个人在执行过程中遇到的问题，给予心理与技术支持。

（4）24 个月后，对比前后 2 次体检结果，看计划目标的执行情况。随访的形式可以包括家访、门诊随访、调查问卷及信访、电话或电子邮件随访等。这些形式可根据医务人员自己和服务对象的情况单独或联合选择适合的随访种类。

## 第五章　健康管理计划的实施与评价 ▷▷▷▷

　　健康管理计划的实施，是按照既定的健康管理项目计划步骤和要求，采取相应的措施和方法使健康管理目标得以实现，获得预期效果的过程。任何健康管理项目计划的有效实施，都离不开健全规范的组织机构，系统科学的实施方案，高效敬业的专业人员，必要的健康管理设施设备和科学完善的质量控制体系。这不仅是健康管理计划有效实施的前提和基础，也是对健康管理计划的有效性进行客观评价的必要条件。

　　健康管理的评价，是在系统地收集健康管理计划实施过程中相关数据、资料的基础上，对整个健康管理计划目标、指标、方法、效果等内容进行科学性、针对性、可及性和有效性评价的总称。按照评价方式和要求不同，可以分为形成评价、过程评价和效果评价。

# 第一节　健康管理计划的实施

　　健康管理计划的实施不仅是健康管理项目中耗费时间最长，人力、物力、财力支持最多的环节，也是实现健康管理项目预期效果的关键。虽然不同的健康管理项目在其目标设定、预期效果、目标人群范围、实施地点（场所）、健康管理内容与方法等方面存在着差异，但任何一个健康管理项目的顺利实施都必须具备以下 5 个方面的条件：健全规范的组织机构，系统科学的实施方案，高效敬业的专业人员，必要的健康管理设施设备，科学完善的质量控制体系。

## 一、建立健全规范的组织机构

　　建立健全规范的组织机构是任何一个健康管理项目顺利实施的保障，是有组织地把各项干预活动落到实处，使目标人群能在特定的健康管理项目中获得帮助，使健康管理项目达到预期效果的前提和基础，因此，建立规范的组织机构，健全健康管理实施组织网络是健康管理计划实施必不可少的环节。

### （一）领导机构的设置

　　一般来说，任何一个健康管理项目的领导机构，都是在政府卫生部门统一领导下，对相应健康管理工作进行全面管理和协调的政府卫生行政部门或具体承担项目实施工作的单位或部门。例如，基本公共卫生服务项目中的健康管理的领导机构，是在政府卫生部门统一领导下的卫生行政职能部门或具体承担项目实施工作的单位或部门。健康管理领导机构的组成人员可以是政府职能部门或事业编制人员，也可以根据健康管理项目性质不同与工作场所、社区的负责人及健康相关的科室、机构进行整合，在原有行政管理机构的基础上单独成立或兼任。其职能为：对项目执行机构（单位）进行业务指导和领导，研究制定与管理权限相适应的健康管理政策和措施，审核健康管理实施计划和预算，协调相关部门和机构协同工作，研究解决项目实施过程中的问题和困难等。

### （二）执行机构的设置

健康管理项目的执行机构是指在健康管理领导机构和所在行业上级部门的领导下，具体负责运行和实施健康管理项目活动的机构，一般由具有健康管理职能的业务机构（如健康管理机构、疾病预防控制中心、社区卫生服务机构、妇幼保健机构等）来承担其职能职责。对于需要在企事业单位、学校等场所开展的健康管理项目，也应由相应的机构（例如医务室、工会等）来辅助运行和实施健康管理项目。其成员大多以所在单位的一个部门为主体，吸收相关部门的专业人员参加，其人员的数量和专业要求在按照国家和地区相关规定执行的前提下，通常取决于项目需要和经费的来源。未达到项目实施专业技能要求的相关人员，应在实施项目前取得专业技能培训合格证书方能上岗。

### （三）多部门联合运行机构的设置

每一个健康管理项目的实施都是一项社会工程，健康管理工作因其社会性、专业性和复杂性特点，决定了其工作需要多部门联合运行，需要来自政府、企事业单位、社会各相关机构和团体的协作。只有建立和完善社会多部门联合运行的网络协作机制，才可以把有关组织、机构、团体联合起来参与到健康管理项目的实际运行中去，因此，建立以项目所在单位为主的多部门联合运行机构，整合资源，充分发挥机构内各协作单位优势，是顺利实施健康管理项目的基础，也是健康管理项目取得成效的必要措施。

## 二、制订系统科学的实施方案

制订完善的健康管理项目实施计划是保障健康管理预期目标得以顺利实现的重要保障。因此，根据健康管理项目运行要求、目标人群特点、项目所在地经济社会发展状况和工作条件，实事求是地制订一整套科学的项目实施计划显得尤为重要。

一般来说，一个充分体现针对性、可操作性的健康管理项目实施计划应该包含以下内容：

**1. 实施目标** 项目实施要达到的目的和效果。

**2. 实施内容** 项目实施的具体内容及工作范围，如"培训项目实施人员""举办健康咨询会""举办健康讲座"等。

**3. 项目指标** 主要指健康管理项目干预活动应该遵循的要求和标准，可以以数据形式出现，也可以用描述性语言表达。其主要目的是确保项目运行和监督工作有章可循，有据可查。

**4. 实施时间** 指项目实施的具体时间安排，可以是具体的时间点，也可以是一个时间段。如"举办健康咨询会"为每月最后一个星期五，"开展目标人群三高普查"确定为某年某月某日—某年某月某日。

**5. 实施地点（场所）** 指项目实施的具体地点（场所）。一般来说健康管理项目实施地点（场所）可以安排在医院、养老保健机构、社区等适宜开展健康服务的场所。健康管理项目是否能够达到预期效果很大程度上取决于实施地点（场所）是否适宜。

**6. 项目负责人** 指项目活动由哪个部门或具体的哪个人负责，以及活动中的工作人员包括哪些。如"召开协调会"的负责人为项目办公室主任，"培训项目实施人员"的负责人为培训部负责人等。

**7. 后勤保障及经费预算** 满足项目实施所需要的设施设备、经费来源及预算等后勤保障需求，以确保项目如期顺利实施。如，进行"目标人群健康体检"需要在具有健康体检资质的健康管理中心或医院进行，交通工具及相关经费保障是必须的；召开"多部门联合运行机构协调会"需要预先确定会议室、多媒体投影仪等设施设备；召开"项目实施人员培训会"需要确定培训场所、教材和相应的经费支持等。

## 三、培训高效敬业的专业人员

健康管理工作因其社会性、专业性和复杂性的特点，决定了其工作需要多部门联合运行，也对从事健康管理工作人员的专业水准和敬业精神提出了很高要求。因此，通过项目特点培训专业、敬业的人员队伍是项目实施成功与否的关键之一。具体来说，一份完整的健康管理工作人员培训规划应包括以下内容：

**1. 培训的目的** 主要是说明员工为什么要进行培训。无论何种类型的培训规划设计都要开宗明义，简要概括地说明员工培训的目的。只有明确了培训的目的，才能确立员工培训的目标、范围、对象和内容，从根本上决定培训规划所涉及的各种资源投入的规模和程度。

**2. 培训的目标** 主要是解决员工培训应达到什么样的标准。它是根据培训的目的，结合培训资源配置的情况，将培训目的具体化、数量化、指标化和标准化。目标的确定还可以有效地指导培训者和受训者掌握衡量培训效果的尺度和标准，找到解决培训过程中出现的复杂问题的答案，进一步了解自己以及自己在组织中所起到的作用，明确今后发展和努力的方向，为培训规划的贯彻实施奠定基础。

**3. 培训对象和内容** 即明确培训谁，培训什么，进行何种类型的培训。这项内容一般在培训需求分析中通过对工作任务的系列调查和综合分析就已经确定。有时候培训的决策者只是对某一项特殊培训内容感兴趣，往往缺乏采用量化指标对培训需求进行深入的技术性分析。因此，在确定培训对象和培训类型时，需要采用多种系统科学的方法，明确谁最需要培训，最需要培训什么，需要采用何种方式，组织何种性质和类型的培训。

**4. 培训的范围** 员工培训的范围一般包括四个层次，即个人、基层（班组或项目小组）、部门（职能和业务部门）和全体人员。如学徒培训、自学、岗位技能培训、劳动纪律与法规培训、安全生产与劳动卫生管理培训、文化基础知识培训、计算机技能培训、公共管理培训、任职资格培训等。

**5. 培训的规模**　培训的规模受很多因素影响，如人数、场所、培训的性质、工具以及费用等。如果培训只针对个人，则不需组成专门的教学班，只需提供培训设备、方法、程序、教材及其他教学条件和指导教师即可。如果接受培训的学员较多，且时间很长，就要考虑培训场所、食宿、师资、教材、方法和程序，并制定出必要的考勤制度、作息时间表和组建临时的学员社团及组织管理机构等。在一般情况下，技术要求较高的专业培训，其规模都不很大；请知名专家学者或公众人物演讲的讲座，可以扩大规模；采用讲授、讨论、个案研究、角色扮演的培训方式，则培训规模要控制在一定的范围之内。

**6. 培训的时间**　培训的时间安排受培训的范围、对象、内容、方式和费用，以及其他与培训有关的因素的影响。如专题报告一般安排半天到一天即可；较为复杂的培训内容，一般要集中培训，其时间需根据培训的内容具体划定。再如，以提高岗位技能为特点的继续教育一般安排在双休日或分阶段受训学习。

**7. 培训的地点**　一般都指学员接受培训的所在地区和培训场所。如针对个人的岗位技能培训，一般都安排在工作现场；其他类型的培训可以安排在工作现场，也可以安排在特定的地点，如培训中心、职业学校的实验室、微机房、教室等处。

**8. 培训的核心内容**

（1）**职业素养**　指职业内在的规范、要求以及提升，是在职业过程中表现出来的综合品质，包含职业道德、职业技能、职业行为、职业作风和职业意识规范；时间管理能力提升、有效沟通能力提升、团队协作能力提升；敬业精神、团队精神和创新精神；以及个人的价值观和公司的价值观能够衔接。职业素养培训是使员工从一般工作人员或刚出校门的学生完成角色转换，成为一名合格的健康管理人员的重要保障。培训形式可以采取理论与实践相结合的方式进行，特别是情景式教学法的运用和各种见习、实习等实践活动的开展将会有助于学员对理论知识的理解和运用。

（2）**职业认知**　就是对职业的认识、职员和团体的认识。健康管理作为一个新兴职业，为杜绝由于各种因素影响使员工对职业发展前景、现实意义和社会价值产生的职业认知偏差，必须通过开展职业发展定位、现状、前景，职业特征，执业制度等内容的培训，帮助员工全面、准确地认识健康管理在国家和行业发展中的角色和作用，从而帮助员工明确自己的职业发展定位和规划。

（3）**专业知识与技能**　就是从事健康管理应具备的专业知识与基本技能。专业知识内容涵盖健康管理概述、基础营养学、心理与健康、中医养生、运动与健康、环境与健康、健康营销与产业分析、职业生涯发展规划八大模块；基本技能包括特殊人群健康管理、常见慢性病健康管理、职业人群健康管理专业技能实战三大核心技能，以及健康教育与促进、健康信息采集、健康风险评估、健康行为干预四项基本技能。当然，不同的健康管理项目需要的专业知识和实操技能不尽相同，如慢性病管理项目侧重于高血压、糖尿病等常见慢性病预防与控制知识、技能，而传染病预防健康管理项目，则需要项目实施人员掌握必要的传染病知识，特别是防控传染病的政策与技能等。

（4）项目管理知识与技能　就是项目管理人员及团队必须具备的项目管理知识和相关技能。项目管理知识主要包括制订项目计划、控制项目成本、项目质量监控和管理知识。项目管理技能主要包括人际关系技能、情境领导技能、谈判与沟通的技能、客户关系与咨询技能、商业头脑和财务技能、解决问题和处理冲突的技能、创新技能。

（5）培训方式和方法　为了更好地达到培训的目的，完成培训规划预定的目标，实现员工培训规划各项目标，针对不同的项目培训的目的、目标、对象、内容和经费可以采取不同的培训方式进行，例如，高层培训、管理培训、员工文化素质培训、某些基本技能培训宜采用集中的培训方式；专业技能培训应采用边实践边学习的方式。不同的培训目标和培训内容应该采用不同的培训方法进行，一般来说，主要有以下方法可以选择：

①头脑风暴法：使学员在没有预先准备的情况下即刻回答问题，促使学员快速思考，积极应对，有助于集中学员的注意力，促使学员开动脑筋。

②角色扮演法：事先设计情景，请学员扮演其中的角色，在表演结束后引发讨论。该方法能充分调动学员的积极性，形式活泼生动，能给学员留下深刻印象，可用于增强学员的沟通技巧和决策技巧，也有助于转变学员的态度和观念。

③小组讨论法：组织学员分小组就特定的问题展开讨论，各抒己见，分享经验，其作用与角色扮演基本一致。

④案例分析法：将现实中的项目故事编写成典型案例，从案例中分析该项目科学、合理的部分，成功的经验，剖析不足与失败的教训，帮助学员增加决策能力，案例也可以成为学员在今后工作中的范例。

（6）培训的费用　也称培训成本，它是指在员工培训的过程中所发生的一切费用，包括培训之前的准备工作，培训的实施过程以及培训结束后的效果评估等各种与之相关的活动的各种费用的总和。培训成本由直接培训成本和间接培训成本两部分构成。直接培训成本是指在培训组织实施过程中培训者与受训者的一切费用总和。如培训教师的费用，学员往来的交通、食宿费用，教室设备的租借费用，教材印发购置的费用，以及培训实施过程中的其他各项花费等。间接培训成本是指在培训组织实施过程之外所支付的一切费用总和。如培训项目的设计费用，培训的管理费用，培训对象受训期间的工资福利，以及培训项目的评估费用等。培训规划应当按照直接和间接培训成本进行核算，以便上报、审批、纳入人力资源管理费用的总体计划，从资金上确保员工培训计划各项目标的实现。

（7）培训的教师　在人力资源开发的活动中，员工作为受训者是整个培训活动的中心，是培训部门提供服务的"客户"，而培训师是培训活动的主导者，他既是教学过程的组织者，又是专业知识和技能的传输者、教练者。在制订培训计划时，一定要根据培训的目的和要求，充分全面地考虑培训师的选拔和任用问题。

（8）计划的实施　为了保证培训计划的顺利实施，培训计划还应当提出具体的实施程序、步骤和组织措施。包括：选好培训班的负责人及管理人，做好相关部门的协调工作，让受训者明确培训目的、要求、内容和程序，确保培训的时间、参加培训人数以及资金投入，定期进行培训评估，改进培训工作，实施保证教学质量的措施等。

## 四、配置必要的健康管理设施设备

健康管理首先是对健康风险的管理。健康风险发现需要借助适宜的技术设备，才可能掌握被服务对象的身体状况，才谈得上下一步的健康干预措施，才有后续服务的机会。因此，在健康管理项目实施阶段，为了确保项目顺利实施，可根据不同项目的不同需要准备以下几类设施设备。

**1. 诊疗设备**　诊断床、听诊器、血压计、体温计、观片灯、体重身高计、出诊箱、治疗推车、供氧设备、电动吸引器、简易手术设备、可调式输液椅、手推式抢救车及抢救设备、脉枕、针灸器具、火罐等。

**2. 辅助检查设备**　心电图机、B超、显微镜、离心机、血球计数仪、尿常规分析仪、生化分析仪、血糖仪、电冰箱、恒温箱、药品柜、中药饮片调剂设备、高压蒸汽消毒器等必要的消毒灭菌设施以及人体成分分析仪、亚健康检测仪、健康风险评估系统等。

**3. 预防保健设备**　妇科检查床、妇科常规检查设备、身长（高）和体重测查设备、听（视）力测查工具、电冰箱、疫苗标牌、紫外线灯、冷藏包、运动治疗和功能测评类等基本康复训练和理疗设备。

**4. 健康管理及其他设备**　健康管理影像设备，计算机及打印设备，电话等通信设备，健康档案、医疗保险信息管理与费用结算有关设备等。设病床的，配备与之相应的病床单元设施。

## 五、建立科学完善的质量控制体系

质量控制的目的是确保项目符合质量标准，达到项目要求。在各个健康管理项目中，不同的健康管理活动有不同的质量要求和标准，即使是同样的活动，可能因为各种因素而有不同的要求和标准。因此，在做项目计划时，就需要明确各项干预活动的内容、进度等数量、质量指标，才便于进行质量监测和控制。

### （一）质量控制的方法

质量控制方法由美国贝尔电话研究所休哈特首次提出。1924年休哈特提出"控制和预防缺陷"的概念，1931年休哈特与道奇、罗米格、戴明等人提出"抽样检验"的概念，由此质量控制方法成为制造行业中为保证产品质量并使产品质量不断提高的一种质量管理方法。它通过研究、分析产品质量数据的分布，揭示质量差异的规律，找出影响质量差异的原因，采取技术组织措施，消除或控制产生次品或不合格品的因素，使产品在生产的全过程中每一个环节都能正常、理想地进行，最终使产品能够达到人们需要所具备的自然属性和特性，即产品的适用性、可靠性及经济性。针对制造行业而提出的质量控制法有3个特点：一是运用数量统计方法对产品生产的全过程进行统计；二是着重于对生产全过程的质量控制；三是广泛运用各种质量数据图。主要有3个方面的作用：一是可以使设计、制造和检验三个层面的人员在质量管理中得到协调和配合；二是可以使质量管理从单纯的事后检验发展成为对生产全过程中产品质量的控制；三是可以观察记录管理图上的数据，及时分析生产过程中的质量问题，以便迅速采取措施，消除造成质量问题的隐患，使生产处于稳定状态。

根据以上特点和作用，为使质量管理方法更好地应用于健康管理项目中的健康干预质量控制，结合健康管理的行业特点和具体实际，针对健康管理项目的质量控制可以采用以下方法进行。

**1. 记录与报告法**　运用数量统计方法实施记录可以反映健康管理干预实施过程、实施内容、实施方法、实施的现场情况，为项目负责人掌握实施的过程和控制实施质量以及最后的总结提供具体数据并按照规定及时报告相关情况，为领导小组和实施负责人定期或不定期地了解实施情况、监控实施质量提供参照依据。

**2. 现场考察和参与法**　为了监测实施过程和控制实施质量，领导小组和实施负责人可以对实施活动进行现场考察，或者亲自参与实施活动，在考察和参与中了解实施工作情况，发现问题、解决问题。通过考察和参与所掌握的第一手资料是指导实施工作的可靠依据。这一方法的有效性与实施负责人到实施现场参与实施活动的数量与质量紧密相连。

**3. 调查法**　通过调查目标人群干预过程中的真实感受和心理预期来获取资料，通过比较分析监测实施过程和控制实施质量也是一种常用的方法。

**4. 审计法**　审计主要用于财务方面的监测。审计的目的是监测经费的管理和使用情况，审计的结果可以用来指导经费的管理和分配，调整预算，保证经费的使用质量。也可以用来向资助人报告经费的使用情况，在经费不足时争取补充经费。

### （二）质量监测内容

健康管理项目质量监测通常包含内容监测、进度监测、目标人群监测和费用监测四个方面。

**1. 内容监测**　健康管理项目计划一经确定，相关内容也随即得到了认定，各项目执行机构和个人都应遵照执行。但在现实工作中，经常都会出现项目实施内容与实际情况不一致的状况，这就必须根据实际需要对项目内容或方法进行必要调整。因此，内容监测关注的是项目活动内容是否属于项目计划，有无额外添加或更改的内容，其理由是什么，改进措施是什么。

**2. 进度监测**　主要监测项目内容实施进度与项目计划的一致性，以确保健康管理项目能够按时、按质、按量有序推进，达到预期效果。同时，通过进度监测，还可以及时发现项目实施进度出现延误的原因，及时采取有效措施解决问题。

**3. 目标人群监测**　随时了解目标人群参与项目的情况、对项目的满意程度及建议，目标人群认知、行为的变化，这些可以帮助更好地对项目活动做出更加符合目标人群需要的调整，有益于项目成功和扩大影响。

**4. 费用监测**　项目经费是经过严格预算和审核的，因此，每一项工作或活动都有其特定的预算，只有每一项活动严格执行预算，才能确保整个项目的经费得到合理使用，既杜绝浪费，又能确保活动质量。

# 第二节　健康管理评价概述

关于评价（evaluation）的概念，涉及的学科及领域十分广泛，不同学者从不同角度和学科领域进行了相应的界定，虽然其表述方式和内容有一定的差异，但普遍都认为，所谓评价就是判断个体特性价值的过程，即对照一定的标准判断个性特征，这是通过测量或评估获得的。测量（measurement）是指根据一定的规则对事物进行量的测定。评估（assessment）相当于测量，除了可用于对事物进行量的测定外还可以用于评定事物非量化的价值。

## 一、健康管理评价的目的及意义

健康管理评价是指通过一定的测量标准或评估措施，判断健康管理价值的过程。其目的是确定健康管理项目的价值，为健康管理项目的进一步实施提供决策依据。

### （一）目的

1. 确定健康管理计划的先进性与合理性。

2. 确定计划的执行情况，包括干预活动的数量与质量，以确定干预活动是否适合目标人群，各项活动是否按计划进行以及资源利用情况。

3. 确定健康管理计划是否达到预期目标，其可持续性如何。

4. 项目的产出是否有混杂因素的影响，影响程度如何。

5. 向公众和投资者说明项目结果，扩大项目影响，改善公共关系，以取得目标人群、社区、投资者更广泛的支持与合作。

6. 总结健康管理项目的成功经验与不足之处，提出进一步的项目方向。

### （二）意义

1. 评价是健康管理计划取得成功的必要保障。在制订健康管理计划的过程中，需要评估目标人群的健康状况、健康管理需求及资源情况，以确定适宜的干预内容和方法；在计划执行阶段，及时评价项目执行情况可以保证计划执行的质量和进度。这些都是健康管理计划取得成功必不可少的。

2. 评价可以科学地说明健康管理计划的价值。健康管理旨在通过有针对性的干预措施改变人们的健康相关行为，进而改善人群健康状况。然而，在项目实施的过程中，除干预因素外，人群的健康相关行为乃至健康状况还可能受到多种因素的影响。只有通过评价，才能科学地说明健康管理项目对健康相关行为及健康状况的影响，明确项目的贡献与价值。

3. 评价是一种改善计划。计划是健康管理项目实施过程中的行动纲领，但通过评价可以及时修正完善计划，它是为决策者提供决策依据的管理工具，可以为决策者提供对项目进行科学管理的依据。为此，需要通过及时的评价来修正和完善计划，使之更适合目标人群的特点和需要。

4. 评价结果可以科学地向公众反映干预效果，以扩大项目影响，争取更广泛的支持。

5. 评价可以提高健康管理专业人员的理论与实践水平。通过评价，可以更好地将理论与实践结合起来，并能在实践中丰富和发展理论，完善健康管理项目。

## 二、健康管理评价的特性

健康管理评价不是一种主观随意性的认识活动，而是具有客观性的认识活动。一般来说，评价性的认识与知识性的认识一样，它们都是由人们指导实践改造客观世界的需要而产生的，都是为实践取得成功服务的。成功的实践既表明知识性的认识是正确的，同时也表明评价性的认识是正确的，表明评价正确地反映了客体对于主体的价值关系。需要指出的是，在现实生活中由于价值评价的主体是具体的，可以是个人、群体或特定范围内的人群，而这些不同的主体在需要或要求方面往往存在着差异或矛盾，这就决定了不同主体对同一个事物的价值评价也常常会产生差异甚至矛盾。对于任何价值评价的主体而言，其价值评价的结果只有与社会的要求或利益相一致，才是正确的价值评价。一般来说，健康管理评价具有以下几方面特性。

**1. 全程性** 评价是管理的重要组成部分，贯穿项目的始终。评价不仅仅关注项目的产出、成效，是否实现目标、达到预期效果，还关注项目计划的科学性、可行性和适宜性，以及项目实施的进度和质量，即在项目设计、实施和效果评价的全过程中都存在评价。

**2. 比较性** 评价的基本原理是比较。评价是一个不断进行比较的过程，包括人群的认知、技能、行为及健康现状与理想状态的比较，干预活动的实施情况与计划方案的比较，项目客观结果与预期目标的比较等。通过比较才能找出差异，进而分析原因、修正计划，完善执行，使项目取得更好效果。

**3. 标准性** 确定价值标准是评价的前提。在比较的过程中，必须确定评价的标准，即对进行评价的客观事物进行评价的参照标准。通常而言，用于比较的标准既可以是公认的所谓"金标准"，如血压正常值、BMI标准等，也可以是项目投资者或管理者确定的"标准"，还可以将项目活动计划或预期目标作为标准，用于与实际情况进行比较。

**4. 确定性** 测量是评价的重要手段，准确的信息是评价成功的保障，因此通过测量获得的数据或信息是确定的。所谓测量，就是按一定的规则确定目标人群相关指标的水平的过程，在健康管理中经常需要对健康相关行为现状、健康指标等进行测量。设计科学合理的测量方法、选择或开发适宜的测量工具、对于测量者进行培训、在测量过程中遵守规范的操作程序，是最终得到准确测量信息的保障。测量方法可分为定量测量和定性测量。其中，定量测量包括问卷调查、生理生化指标测量等，也可以收集已有的资料、数据，通过对二手资料的分析得到测量结果；定性测量，多用于对政策、环境、社会文化等影响健康、影响行为因素的测量，可采用小组讨论、个别访谈、观察等方法进行定性测量。

## 三、健康管理评价的种类

健康管理评价可以根据项目内容、指标和研究方法的不同分为三种基本类型：形成评价、过程评价和效果评价。

### （一）形成评价（formative evaluation）

这是相对于传统的总结评价（summative evaluation）而言的。所谓健康管理形成评价是指在健康管理项目运行过程中，为使干预活动效果更好而修正其本身轨道所进行的评价。其主要目的是为了明确干预活动运行中存在的问题和改进的方向，及时修改或调整活动计划，以期获得更加理想的干预效果。

健康管理形成评价不单纯从评价者的需要出发，而更注重从健康管理目标人群的需要出发，重视健康干预的过程，重视目标人群在干预活动中的体验；重视项目实施者与项目目标人群之间的相互作用，强调评价中多种因素的交互作用，重视两者之间交流。形成评价应遵循科学性原则、导向性原则、多元化原则、激励性原则、情感性原则和可行性原则。例如，只有对健康管理政策、环境、资源，对目标人群健康风险，对健康管理需求等进行评价，才能制订出更具有科学性、合理性、可操作性的健康管理项目计划，从而确保整个项目实施达到预期效果。此外，在计划实施开始前，聘请相关专家及人员对项目计划的科学性、可行性进行咨询性评估，指出优劣和改进措施，也属于形成评价范畴。一般来说，形成评价的方法有文献、档案、资料的回顾及专家咨询、专题小组讨论、目标人群调查、现场观察、试点研究等。在形成评价中，也可采用多种技术为相关问题提供答案，以进行相应的内容评估。

### （二）过程评价（process evaluation）

过程评价的"过程"是相对于"结果"而言的，起始于健康管理项目实施开始之时，贯穿项目实施全过程的评价。过程评价不是只关注过程而不关注结果的评价，更不是单纯地观察健康管理项目实施过程中目标人群获得服务的表现，而是关注健康管理项目干预过程中目标人群健康管理干预发展的过程性结果，及时地对健康管理项目干预质量水平做出判断，肯定成绩，找出问题。

从健康管理项目实施标准所依据的参照系来看，过程评价属于个体内差异评价，即把每个评价对象个体的过去与现在进行比较，或者把个体的有关侧面相互进行比较，从而得到评价结论的一种健康管理评价类型。过程评价的功能主要在于及时地反映健康管理项目实施中的情况，促使健康管理者对健康干预的过程进行积极的反思和总结，其目的是通过对项目进度、质量等监测与控制，确保项目目标成功实现。而不是最终给健康管理计划下一个某个等级结论，更不是要区分与比较不同人群之间的干预差异。过程评价一般可以通过对项目干预活动和项目组织实施过程中相关情况的检测来获得项目实施的相关资料，以及时、准确地对健康管理项目干预质量水平做出判断，肯定成绩，找出问题。

**1. 针对项目干预活动进行监测的主要内容**

（1）参与健康管理项目的目标人群个体情况。

（2）在项目中所运用的干预策略、活动方式和内容。

（3）活动计划的落实情况和调整情况。

（4）目标人群对干预活动的参与情况及满意度反应。

（5）了解目标人群反应的具体方法及其科学性。

（6）项目资源的消耗情况是否与预计相一致？不一致的原因是什么？

（7）针对以上各项存在问题的改进措施议案。

**2. 针对组织实施过程进行监测的主要内容**

（1）项目涉及的相关组织机构（科室）。

（2）各相关组织机构（科室）间的沟通协作情况。

（3）各相关组织机构（科室）参与项目的程度和作用发挥。

（4）信息反馈机制的建立与执行程度。

（5）项目执行档案、资料的完整性、准确性。

（6）针对以上各项存在问题的改进措施议案。

过程评价方法可以分为查阅档案资料、目标人群调查和现场观察三类。例如，项目活动进度、目标人群参与情况、费用使用情况可以通过查阅资料获得；目标人群参与情况、满意度等可以通过目标人群定性、定量调查获得；此外，干预活动执行情况、目标人群参与情况、满意度等还可以通过现场观察来了解。

### （三）效果评价（effectiveness evaluation）

详见本章第三节。

综上所述，评价贯穿于整个健康管理项目的始终，不管是形成评价、过程评价还是效果评价，其对健康管理项目的顺利运行和干预目标的实现都具有重要意义，是健康管理项目取得成功的必要保障。通过形成评价，可以确定适宜的干预内容和方法，确保健康管理项目计划的先进性与合理性；通过过程评价，可以保证计划实施的质量和进度；通过效果评价，能够科学地说明健康管理项目对健康行为、健康风险及健康状况的影响，确定健康管理计划是否达到预期目标，其可持续性如何，明确项目的贡献与价值。同时，通过三种评价方式的综合运用，还可以清楚辨析项目进程中是否存非条件因素及其对项目运行的影响程度；向公众和投资者说明项目结果，扩大项目影响，改善公共关系，以取得目标人群、社区、投资者更广泛的支持与合作；丰富健康管理人员的经验，总结健康管理项目的成功经验与不足，提高其健康管理理论与实践水平。

## 第三节　健康管理的效果评价

效果评价（effectiveness evaluation）是指健康管理项目实施后，通过有效的数据，对干预产生的成效进行判断，科学说明健康管理项目是否达到预期目标，其可持续性如何，明确项目的贡献与价值的一种评价类型。所谓效果则是衡量计划、项目、服务机构经过干预活动所达到的预定目标和指标的实现程度。如降低发病率、死亡率、患病率，提高期望寿命、生活质量等。

效果评价的目的在于对项目计划的价值做出科学的判断。如某个项目的目标是减少某种传染病的发病率，则评价应通过年发病率与项目初期年发病率的比较来衡量效果。效果评价的内容分为近期、中期和远期效果评价，其中，中期效果评价又称为效应评价（impact evaluation），远期效果评价又称为结局评价（outcome evaluation）。

## 一、健康管理效果评价内容与指标

健康管理的最终目的是改善人群健康状况、提高生活质量。其主要策略是通过提供健康管理，促使人们采纳预防保健行为以降低疾病发生风险，促使已经患病的人们遵从医嘱、规范用药、及时复诊，以控制疾病的发展和并发症的发生。但由于人们的健康状况是各种因素影响的结果，因此，健康管理的效果评价可以分为行为影响因素评价、行为生活方式评价、健康风险评价、健康状况评价、生活质量评价和社会经济评价。

### （一）行为影响因素评价

健康行为研究表明，人们的健康生活方式的形成和发展会受到个体因素和环境因素的双重影响。个体因素主要包括人们的卫生保健知识、健康价值观、对健康相关行为的态度，对疾病易感性和严重性的信念，采纳促进健康行为的动机、行为意向，以及实现健康生活方式必需的技能，这是个体、群体采纳健康生活方式的基础，决定人们是否了解健康行为、是否有意愿采纳健康行为、是否有能力采纳健康行为。环境因素指的是促进或阻碍人们的健康行为形成和保持的因素，如物质资源、运动条件、他人影响等，会影响人们的健康行为意愿是否能够转变为现实。对于个人而言，要实现健康生活方式，既要有个人的意愿、动机，也需要外在的支持。例如要采纳均衡营养、合理膳食，不仅需要人们了解营养知识，还需要人们具备搭配、烹饪食物的技术，而市场供应低钠盐以及丰富的食物品种，则可以促进人们健康饮食习惯的形成，同时，如果单位食堂、餐馆能够提供低油、低盐饮食，也是对人们健康饮食意愿的极大支持。另外，人们采纳合理膳食的行为是否会得到与其关系密切的人的支持也是重要影响因素，如果同伴、家人给予理解和支持，则有助于人们健康生活行为的形成和巩固。

**1. 从个体角度评价影响行为因素的常见指标**

（1）健康知识知晓率 $= \dfrac{知晓（正确回答）健康知识题目数}{健康知识题目总数} \times 100\%$

（2）健康行为技能水平：可以根据个体操作技能的表现进行评判。

（3）健康素养水平：健康素养指人们获取、理解、处理健康信息和服务，并利用这些信息和服务做出正确的判断和决定，促进自身健康的能力，包括与健康相关的阅读、计算、交流、获得信息、对获取的健康信息加以分析判断，以及将健康知识运用到日常事件和生活中的能力。在国外已经形成了较为稳定的健康素养测量工具，我国的测评工具正在研制开发过程中。运用专门的测量工具可以测量个体的健康素养水平。

**2. 从人群角度评价影响行为因素的常见指标**　包括卫生知识均分、卫生知识合格率、卫生知识知晓率（正确率）、信念持有率，以及环境、服务、条件、公众舆论等方面的改变（如安全饮用水普及率）等。

（1）卫生知识均分 $= \dfrac{受调查知识得分之和}{被调查者总和} \times 100\%$

（2）卫生知识合格率 $= \dfrac{卫生知识达到合格标准人数}{被调查者总人数} \times 100\%$

（3）卫生知识知晓率（正确率）$= \dfrac{知晓（正确回答）某卫生知识人数}{被调查者总人数} \times 100\%$

（4）信念持有率 $= \dfrac{持有某信念的人数}{被调查者总人数} \times 100\%$

（5）社区行动与影响：如社区参与程度、社区能力发展程度、社会规范和公众舆论。

（6）健康政策：政策条文、法律法规等的出台，财政资源配置等。

（7）环境条件：如卫生服务提供情况、卫生设施、自然环境条件等。政策、环境、服务、条件方面的改变，大多数难以用定量指标来反映，通常表现为定性指标，其中部分指标可以用定量指标，如安全饮用水普及率。

安全饮用水普及率 $= \dfrac{某地使用安全饮用水户数}{当地总户数} \times 100\%$

## （二）行为生活方式评价

行为生活方式是影响健康的重要因素之一，也是健康管理的重点干预内容，如增加运动、控制饮食、戒烟限酒，从而减少发生心脑血管疾病、糖尿病的风险。可见，改善人们的行为生活方式是健康管理的任务，因而也是健康管理效果评价的指标。在健康管理效果评价中进行行为生活方式评价的目的在于观察项目实施前后目标人群、个体的健康相关行为发生了什么样的改变，各种变化在人群中的分布如何，如烟草使用、食物选择、运动锻炼等。

由于个体行为改变是一个人自身的变化，无法用率、比例表示，通常对于个体某一特定行为生活方式进行评价，只用是否存在某行为表示，如是否吸烟、是否能达到每天6000步的身体活动等。此外，当测量一组行为时，可以采用的指标为健康生活方式总评分。

健康生活方式总评分是一种综合评估行为生活方式改变的指标。首先根据每一种健康生活方式对某健康问题的重要性而对行为生活方式赋权重，即该行为是某健康问题的重要因素，则权重较高，若不是重要因素，则权重可以低一些。赋权重的过程可以通过特尔斐法进行。然后对测量的每一个行为进行评分，并进行加和，最终得到行为生活方式总评分。其中，常用的群体行为指标包括某行为流行率、某行为改变率和健康生活方式合格率，具体公式如下：

1. $某行为流行率 = \dfrac{有特定行为人数}{被调查者总人数} \times 100\%$

2. $某行为改变率 = \dfrac{在一定时期内改变某特定行为人数}{观察期开始有该行为人数} \times 100\%$

3. 健康生活方式合格率：首先确定健康生活方式的合格水平，如健康生活方式总评分达到满分的60%为合格，当然也可以根据实际情况确定达到合格的标准，如达到满分的70%、75%、80%等，然后统计合格率。

$健康生活方式合格率 = \dfrac{达到健康生活方式合格水平人数}{测量总人数} \times 100\%$

### （三）健康风险评价

详见本教材第三章健康风险评估。

### （四）健康状况评价

健康状况的改善是健康管理的本质，但是对于不同的健康问题，通过健康管理能达到的健康目标并不一致。如在一所封闭式学校实施健康管理项目，通过改变饮食、运动等行为降低超重、肥胖的发生，可能在数月就可以观察到健康结局，可以观察到儿童超重、肥胖等健康问题的改善，但无法看到由于超重、肥胖减少导致的心脑血管病患病情况的变化。但是在中老年群体中开展健康管理项目，一方面可以看到超重、肥胖比例的变化，另一方面也能看到血压、血脂、血糖控制情况的变化，如果项目持续的时间足够长，还可以看到心脑血管病患病情况的变化。所以不同群体、个体的健康干预重点不同，针对的健康问题也有差异，评价指标也不尽相同。建议尽可能找到相对敏感的健康指标进行测量。

**1. 常见的反映个体健康状况的指标**

（1）体重、腰围、BMI（体质指数）。

（2）血压、血糖、血脂、血色素等。

（3）心电图、B超、X线片等。

**2. 常见的反映群体健康状况的指标**

（1）超重（肥胖）率 $= \dfrac{\text{测量人群中超重（肥胖）人数}}{\text{测量总人数}} \times 100\%$

（2）高血压患病率 $= \dfrac{\text{测量人群中患高血压人数}}{\text{测量总人数}} \times 100\%$

（3）贫血患病率 $= \dfrac{\text{测量人群中患贫血人数}}{\text{测量总人数}} \times 100\%$

（4）两周患病率 $= \dfrac{\text{测量人群中近两周患者数}}{\text{测量总人数}} \times 100\%$

（5）婴儿死亡率、5 岁以下儿童死亡率、孕产妇死亡率。

## （五）生活质量评价

尽管健康管理的目的是改善健康状况，但对于个人、家庭、企事业单位和社会而言，健康不是终极目标而是资源。健康是个人发展、实现自我价值的基础，是家庭幸福的保障，是企事业单位创造产值、服务社会的资源，是社会进步与发展的力量。因此，健康管理效果评价中还要对健康管理项目导致的社会、经济影响进行评价。

1. 目前大多数测量生活质量的工具，都是运用相关量表基于个体水平的测量，可以获得每一被测个体的生活质量现状。

（1）生活质量指数。

（2）美国社会健康协会指数。

（3）日常活动量表评分。

（4）生活满意度指数。

2. 群体生活质量指标大多由个体指标派生而来。

（1）生活质量平均指数：生活质量指数的算术平均数。

（2）日常活动评分均分。

（3）生活满意度平均指数。

（4）日常活动评分合格率：达到日常活动评分合格水平的比例。

## （六）社会经济评价

社会经济评价观察的是健康管理项目实施后对于目标个体、群体社会参与度、经济花费等方面的改变。

**1. 常见的个体评价指标**

（1）月（年）度病假天数。

（2）年住院日。

（3）年门诊花费。

（4）年住院花费。

**2. 常见的群体社会经济评价指标**

（1）月（年）度患病总人数、总天数。

（2）年住院总人数、总天数。

（3）年医疗保健支出、年健康保险支出。

## 二、健康管理效果评价方法

### （一）影响评价结果可靠性的因素

评价健康管理项目的效果，是希望能科学、准确地说明健康管理项目本身导致的目标个体、人群影响行为的因素、行为生活方式、健康状况、生活质量以及社会经济的改变，但是由于项目实施有一定的时间周期，在项目周期内可能存在混杂因素加剧或削弱上述变化，如突发公共卫生事件、重大自然灾害等大环境变化，国家、地方健康相关政策的变化等。另外，健康管理项目的目标人群、项目实施者的能力、表现也会在一定程度上左右项目的产出。只有真正认识这些混杂因素，才能采取适宜措施有效避免混杂因素对评价结果的干扰。常见的混杂因素包括以下几方面。

**1. 时间因素**　又称为历史因素，指在健康管理项目执行或评价期间发生的、重大的、可能对目标人群健康相关行为及其影响因素产生影响的因素，如与健康相关的公共政策的出台、重大生活条件的改变、自然灾害等。历史因素不属于干预活动，但却可以对目标人群的行为、健康状况等产生积极或消极影响，以致加强或减弱健康管理项目本身的效果。此外，随着社会的发展，经济、文化等因素的变化，人群的行为、健康状况也会发生相应的改变。因此，当健康管理项目周期长时，这些历史事件也会作为时间因素影响对项目真实效果的确认。

**2. 测试或观察因素**　指的是由于测试（或观察）不准确而出现的对效果的误判。测量与观察的真实性、准确性取决于测试（观察）者、测量工具、测量对象（目标人群）3 个方面。如测量者或评价者的言谈、态度、行为等使目标人群受到暗示，则目标人群可能按照测量者的希望进行表现，这时就无法得到目标人群的真实情况。此外，随着项目的进展，测量者及其他项目工作人员能越来越熟练地开展项目活动，运用测量工具和技术，从而出现测量偏倚，表现为即使是用同样的工具测量同样的内容，早期的测试结果不同于后期的测试结果。对于目标人群而言，当他们得知自己正在被研究或观察时可能表现出与平时不同的状况，也可能影响对项目效果的客观反映。

**3. 回归因素**　指由于偶然因素，个别被测试对象的某特征水平过高或过低，在以后又回复到实际水平的现象。回归因素的影响不像其他因素一样比较容易识别，可采用重复测量的方法来减少回归因素对项目效果的影响。

**4. 选择因素**　指的是在对目标人群进行测量的过程中，由于人为选择而不是通过随机方法，致使选择出来接受测量的样本不能很好地代表目标人群总体。或者设立的对照组的主要特征指标与干预组的特征不一致，而无法有效发挥对照组的作用。

**5. 失访** 指在健康管理项目实施或评价过程中，目标人群由于各种原因不能被干预或评价。当目标人群失访比例高（超过 10%）或是非随机失访，即只是其中有某种特征的人失访时，会影响评价结果。为此应努力减少失访，并对应答者和失访者的主要特征进行比较，以鉴别是否为非随机失访，从而估计失访是否会引起偏倚及偏倚程度。

为了科学地评价健康管理项目的效果，在健康管理项目计划制订阶段，就必须对如何进行效果评价进行规划，包括确定效果评价方案、确定评价指标、分析可能存在的混杂因素并制定消除或控制混杂因素的对策、测量中的伦理学考虑与做法等。

## （二）常见的健康干预效果评价方案

为了便于对各种方案的理解与记忆，常采用以下符号表示各方案中的因子。

R（random）：随机化，指采取随机抽样的方法确定干预组和／或对照组。

E（experiment）：指接受健康干预的人群，称为干预组或实验组。

C（control）：指在健康管理项目中不对其进行干预，用作参照的人群，称为对照组。

O（observation）：指观察、调查、测量等收集资料的过程。

X：代表健康管理项目的干预措施。

**1. 不设对照组的干预前后测试（before-after test）** 这是评价方案中较简单的一种，其基本思想是实施健康干预前，对目标个体、人群的有关指标（认知、技能、行为、健康状况、生活质量、社会经济等）进行测量，然后实施健康管理干预，之后再次对目标个体、人群的有关指标进行测量，比较项目实施前和实施后有关指标的情况，从而确定健康管理项目的效果，通常以 $EOXO$ 来表示。例如在大学生的健康管理项目中，可以在新学期开始的时候，对新生的吸烟行为、运动、膳食及其影响因素、体能等进行调查，然后开始为期一学年的健康管理综合干预，在干预周期结束时，再次对这些学生的吸烟行为、运动、膳食及其影响因素、体能等进行调查，然后比较干预前后新生吸烟率、吸烟量、戒烟率、烟草危害知识水平、运动频次、运动量、膳食状况、体能状况等指标，确定综合健康干预对新生健康相关行为及健康状况产生了何种影响，这种影响是否达到预期的目标。

该评价方案的优点在于方案设计与实际操作相对简单，能节省人力、物力资源，也是现实中健康管理项目最常用的效果评价方案。然而，由于项目实施后目标人群的表现可能除了受到干预的影响外，还同时受到时间因素、目标人群的成熟程度的影响，而不设对照组的自身前后测试无法控制这些因素的影响，影响了对效果的准确认定。因此，这一方案比较适用于周期比较短或资源有限的健康管理项目效果的评价。此外，当健康管理项目更加注重目标个体、群体健康相关行为与生活方式、健康状况、社会经济是否发生预期改变，而不是十分注重这种改变是否完全源于项目自身，则不设对照组的干预前后测试是评价的最佳方案。

**2. 非等同比较组设计（nonequivalent control group design）** 非等同比较组设计属

于类实验设计（quasi-experimental design），其设计思想是设立与接受干预的目标人群（干预组）相匹配的对照组，在健康干预实施前，对干预组和对照组人群的有关指标进行测量，然后仅对干预组（即目标人群）实施健康干预活动，对照组则不进行干预；干预周期结束后再次对干预组和对照组人群的相关指标进行测量，通过对干预组、对照组在项目实施前后变化的比较，评价健康管理项目的效应和结局。通常以 $_{COO}^{EOXO}$ 表示。

同样以大学生健康管理项目为例，非等同比较组设计的做法是在开展大学生综合健康干预前，为该大学选择一个各方面条件相当（如男女生比例基本一致、学生家庭经济状况相当、学校性质相同、学校所处社会环境相近等）的另一所高校作为对照学校，首先对两所大学的新生都进行吸烟行为、运动、膳食及其影响因素、体能等的调查，然后在实施健康管理项目的学校开始为期一学年的健康综合干预，而对照校不开展任何干预活动。在干预周期结束时，再次对两校新生的各个指标进行调查，然后比较干预前后两校新生吸烟率、吸烟量、戒烟率、烟草危害知识水平、运动频次、运动量、膳食状况、体能状况等指标。通过干预组和对照组的比较，可以从干预校学生有关指标的变化中，扣掉对照校学生有关指标变化的量，得到的结果就是消除了历史因素等混杂因素影响后学生的变化，即可以将这些变化认定为健康管理项目的结果，从而使健康管理项目效果评价结果更加科学和准确。

该评价方案的优势在于通过干预组与对照组的比较，可以有效地消除一些混杂因素，如时间因素、测量与观察因素、回归因素等对项目效果和结局的影响，从而更科学、准确地确定健康管理项目对人群卫生保健知识、行为、健康状况、生活质量、社会经济的作用。在非等同比较组设计中，对照组的选择会在很大程度上影响方案的精确性。选择各主要特征十分接近干预组的人群作为对照组，可以保证两组的可比性，也能有效避免选择因素对项目效果准确评估的影响。此外，要保持对照组与干预组的观察时间一致，即在对干预组进行基线观察及进行干预效果观察时，对照组也同时进行观察，并应用与观察干预组完全相同的方法与内容观察对照组。一般情况下，在健康管理研究中，为了科学地说明健康干预策略和活动的有效性，说明健康管理项目效果，建议采用非等同比较组的评价设计方案，在基层的日常工作中则可以采用前述不设对照组的前后测试方案。

**3. 实验研究** 本评价方案的特点是将研究对象随机分为干预组和对照组，充分地保证了干预组与对照组之间的齐同性，故可以有效控制选择偏倚，同时又克服了历史因素、测量与观察因素及回归因素的影响。实验研究用 $_{RCOO}^{REOXO}$ 来表示。

例如，在某社区开展的高血压患者健康管理项目中，可以将前来体检或就诊的高血压患者编号，从中筛选出没有严重并发症，愿意参加健康管理项目的患者。然后将全部患者随机分成两个组，随机确定其中的一组为干预组，另一组为对照组。对于干预组的患者，在常规的用药与行为指导外，增加富有特色的健康干预活动，而对照组患者仍维持常规的用药和行为指导。在干预周期结束后，分别对两组高血压患者进行有关知识、行为、血压水平、高血压并发症、医疗费用、生活质量等的测量，并比较干预组和对照组的变化，从而评价健康管理项目的效果。

　　在这个评价方案中，由于干预组和对照组是随机确定的，最大限度地保障了这两个组的可比性，与非等同比较组设计方案相比，避免了人为选择对照组造成的两个组不一致的情况。从理论上讲，实验研究设计是最为理想的评价方案，但在实际的健康管理项目中操作难度大，特别是在社区、学校、工作场所这类场所中，随机化不易实现，但仍有一些评价研究可以根据具体情况选择此方案。

　　此外，在组织实施健康管理效果评价中，还应该注重以下几点。

　　1. 调查对象对目标人群的代表性，应采取规范的抽样方法获得调查对象，避免和控制选择因素的影响。

　　2. 对参与调查、测量的工作人员进行技能培训，确保调查与测量的质量，这也是效果评价获得科学、有效结果的基础。

　　3. 在调查中遵守伦理原则，做到知情同意，保护目标人群隐私。此外，在选用有对照组的评价方案时，要考虑干预活动本身对目标人群是有益的，但在项目中可能仅仅惠及干预组而没有惠及对照组，可以通过在评价后再对对照组提供干预的方式，照顾到对照组的利益。

　　4. 在调查与测量实施中，考虑目标人群的生活节奏与习惯，提高应答率和参与率，控制和减少失访，提高项目效率。

# 第六章 健康相关心理与行为干预 ▷▷▷

## 第一节 心理与健康

### 一、心理健康

健康是人类生存和发展的基础，因此，古今中外，人们对健康都十分的重视。那究竟什么是健康呢？过去，人们对健康的理解是只要"身体没病就是健康"，但随着社会的发展和人类对自身认识的深化，人们对健康的认识也在不断丰富和完善，提出了健康的新概念。

#### （一）健康的新概念

1978年世界卫生组织将健康定义为：健康不仅指机体的强健和没有疾病，而且是一种生理上、心理上和社会方面的完满状态。1989年世界卫生组织更明确地把健康规定为：躯体健康，心理健康，社会适应良好。

世界卫生组织还提出了健康的十条标准：

第一，有充沛的精力，能从容不迫地担负日常工作和生活而不感到疲劳和紧张。

第二，态度积极，勇于承担责任，不论事情大小都不挑剔。

第三，精神饱满，情绪稳定，善于休息，睡眠良好。

第四，能适应外界环境的各种变化，应变能力强。

第五，自我控制能力强，善于排除干扰。

第六，体重得当，身体匀称，站立时头、肩、臂的位置协调。

第七，眼睛炯炯有神，善于观察，眼睑不发炎。

第八，牙齿清洁，无空洞，无痛感，无出血现象，牙齿和牙龈颜色正常。

第九，头发有光泽，无头屑。

第十，肌肉和皮肤富有弹性，走路轻松协调。

由以上WHO对健康的定义与标准中我们可以了解到，在现代社会，健康概念包含着生理健康、心理健康和社会适应三方面的内涵，健康不仅指生理健康，还包括心理健康和社会适应，三者的和谐统一共同构成了健康的基础。

那么，我们又应该如何来看待健康与疾病呢？在生物－心理－社会医学模式下，疾病与健康其实就是个体的生理、心理与环境相互作用过程中的平衡或失衡的状态，对于疾病和健康，生理、心理和社会具有同等重要的作用。可以说，心理健康是生理健康的基础，生理健康是心理健康的有力保障，社会适应良好与否又与心理和身体素质如何密切相关。

以前的健康主要指人生理的健康，因此，对生理的健康大家都比较熟悉和关注，而心理的健康该如何衡量呢？下面，我们就来了解心理健康的标准。

### （二）心理健康的标准

对于心理健康，学者们有着不同的观点，而且随着社会文化的不同和时代的变迁，心理健康的标准也在不断地发展和变化。目前，采用最为广泛的是美国心理学家马斯诺和米特而曼提出的10条经典心理健康标准。

1. 有充分的自我安全感。
2. 能充分了解自己，并能恰当估计自己的能力。
3. 生活理想切合实际。
4. 不脱离周围现实环境。
5. 能保持人格的完整与和谐。
6. 善于从经验中学习。
7. 能保持良好的人际关系。
8. 能适度地宣泄情绪和控制情绪。
9. 在符合团体要求的前提下，能有限度地发挥个性。
10. 在不违背社会规范的前提下，能适当地满足个人的基本需要。

我国著名心理学家林崇德教授认为："心理健康标准的核心是：凡对一切有益于心理健康的事件或活动做出积极反应的人，其心理便是健康的。"他认为心理健康主要有以下十条标准：①了解自我，对自己有充分的认识和了解，并能恰当地评价自己的能力。②信任自我，对自己有充分的信任感，能克服困难，面对挫折能坦然处之，并能正确地评价自己的失败。③悦纳自我，对自己的外形特征、人格、智力、能力等都能愉快地接纳认同。④控制自我，能适度地表达和控制自己的情绪和行为。⑤调节自我，对自己不切实际的行为目标、心理不平衡状态、与环境的不适应性，能做出及时的反馈、修正、选择、变革和调整。⑥完善自我，能不断地完善自己，保持人格的完整与和谐。⑦发展自我，具备从经验中学习的能力，充分发展自己的智力，能根据自身的特点，在集体允许的前提下，发展自己的人格。⑧调适自我，对环境有充分的安全感，能与环境保持良好的接触，理解他人，悦纳他人，能保持良好的人际关系。⑨设计自我，有自己的生活理想，理想与目标能切合实际。⑩满足自我，在社会规范的范围内，适度地满足个人的基本需求。

### （三）正确理解心理健康的标准

心理健康是指一种生活适应良好的状态，它包括两层含义：一是无心理疾病，这是心理健康的基本条件，心理疾病包括各种心理与行为异常的情形。二是具有一种积极发展的心理状态，即能够维持自己的心理健康，主动减少问题行为和解决心理困扰。

此外，还要认识到心理健康的标准是相对的，而不是绝对的；心理不健康与有不健康的心理和行为表现不能等同；心理健康与不健康不是泾渭分明的截然对立，而是一种连续或交叉的状态；心理健康状态并非固定不变，而是动态变化的过程；心理健康标准是一种理想的尺度，每个人都可以去努力，维护和改善自己的心理健康状态。

## 二、情绪与健康

情绪是人对客观事物的态度体验及相应的行为方式，如喜、怒、哀、乐、忧、愤、爱、憎等都是不同形式的情绪体验。情绪会影响人们对自我的认识和评价，还会影响人们的认知思维水平，阻碍正常的思考学习。那么，情绪对健康有影响吗？西医学和心理学的研究成果均表明，情绪对人的身心健康是有直接影响的，许多疾病都与人的不良情绪有关，日常生活中长期的紧张、焦虑、压抑、抑郁等消极情绪是导致一些疾病的主要原因。

### （一）情绪相关主要疾病

**1. 情绪与高血压、冠心病** 一些不良情绪如忧虑、恐惧、愤怒等情绪都可导致血压升高；而剧烈、长期的忧虑、紧张，会使中枢神经系统和内分泌功能紊乱，使血压进一步升高；更为严重的是，暴怒导致心跳加快，血压急剧上升，可能引起严重的后果。

**2. 情绪与消化系统疾病** 对人和动物的实验研究表明，当人抑郁或悲哀时，胃蠕动会减弱或消失，胃液分泌减少，吃进的食物不能被消化，引起消化不良；当人紧张、愤怒或焦虑时，胃蠕动加剧，胃液分泌增多，胃酸含量高，常导致胃溃疡。据美国医学院调查表明，在500多名胃病患者中，因情绪不良致病的达74%。

**3. 情绪与偏头痛** 经常忧虑、焦虑、烦恼等不愉快的情绪，会引起肌肉紧张，这种状态持续过久，会使肌肉血管内痉挛，尤其是颅内血管对情绪刺激有高度的敏感性，这些部位的血管收缩，就会引起偏头痛。

**4. 情绪与免疫系统** 西医学认为，良好的情绪可使机体生理功能处于最佳状态，使免疫系统发挥最大效应，抗拒疾病的袭击；反之，强烈而持续的情绪紧张、压抑，可导致机体的内分泌功能紊乱，免疫功能受到抑制，细胞免疫功能下降，从而损伤免疫系统抗感染的能力，增加机体感染疾病的机会。

**5. 情绪与癌症** 研究表明，不良情绪如焦虑、紧张和抑郁的长期过度刺激，可破坏免疫系统，使人体内原有潜伏的恶性细胞急剧增生，诱发癌症。近年来，国外有关癌症的回顾性调查证实了癌症与情绪的关系。1986年帕克尔在对397例乳腺癌患者进行调查后发现，亲人亡故引起的长期哀伤是发病前的主要情绪状态；贝利奥卡斯等对癌症患者的情绪状态进行研究后认为，重大生活事件造成的紧张压力，使个体产生绝望的情绪体验，是导致癌症的主要因素；汉格奈尔对2550名瑞典人进行为期10年的前瞻性调查发现，在此期间发生癌症的患者，情绪反应丧失稳定性，当抑郁时无法表达自己的情感，转而退缩和压抑。

另外，情绪与糖尿病、内分泌系统疾病、哮喘等也密切相关。

中医理论很早就总结出情绪对身心健康的影响，指出："怒则气上，喜则气缓，悲则气消，恐则气下，惊则气乱，劳则气耗，思则气结。"由此可见，情绪对健康的影响是很大的。

### （二）情绪调节

**1. 体察自己的情绪，学会正确归因**　遇到挫折和不愉快的事情时，情绪低沉是难免的，重要的是要能够及时意识到自己的不良情绪，并学会正确归因。许多人常常把挫折的原因归结于自身，甚至无限扩大化，认为自己就是笨，什么也做不好，任由自己长期处于自责、忧虑、恐惧、愤怒等情绪中。要改变认知，客观地分析原因，确实是自己的主观原因，要吸取教训，以后加以改正；如果是客观原因，也不要怨天尤人。

**2. 适当表达自己的情绪，以合适的方式纾解宣泄情绪**　低落消沉时，不要长期压抑自己的情绪，要采取一定的方式，把消极情绪表达和宣泄出来，情绪的宣泄是平衡身心的重要方法。宣泄的方式有很多种，比如参加体育运动和文艺活动；与亲朋好友谈话和讨论，调整和改变自己不合理的观念。需要注意的是，不管采取何种方式宣泄，都要以不损害自己、他人和社会利益为原则。

## 三、个性行为与健康

个性，是指一个人的思维、情绪和行为的特征模式，以及这些模式背后隐藏或外显的心理机制，它是个体适应环境时在能力、情绪、需要、动机、兴趣、态度、价值观、性格和体质等方面的整合，是个人身上存在的持久和稳定的特征，这种特征能在不同地点、情形及与他人的交往中表现出一致性。

关于个性与健康的相关研究，可以追溯到20世纪中期，已有专家发现，共患某种疾病的人，其性格有类似之处；之后西医学开始了个性行为与疾病之间关系的研究，形成了行为模式的理论。

所谓行为模式（behavioral model，behavioral pattern），是某种规则化的行为系列或可观察的规则行为，具有重复性的特征。即当一系列行为达到目标后并不立即消失，而在其他类似情境中重复出现，使人们感到它是固定的、有规则的、始终如一的。包括动机、态度和价值取向等心理因素。目前提出的行为模式有A型行为、B型行为、C型行为和D型行为等数种。

### （一）行为模式的分类

**1. A型行为模式**

A型行为模式，又称为A型行为或A型人格（type-A personality）、A型性格（type-A character），是一种与"B型行为模式"相对的行为类型。它是由两位美国临床医生弗里德曼（Friedman）和罗森曼（Rosenman）于1959年提出的，认为是与冠心病发病有关的"冠心病易患模式"，简称A型行为模式。

A 型性格的特征：有雄心壮志，喜欢竞争，出人头地；性情急躁，缺乏耐心，容易激动；有时间紧迫感，行动匆忙；对人有敌意。

弗里德曼和罗森曼等人经过长达 20 年的观察研究，发现 A 型性格的人患冠心病的概率是 B 型性格的 1.7 ～ 4.5 倍。后来，许多医学研究也表明，85% 的心血管疾病与 A 型性格有关。1977 年国际心肺血液病学会确认 A 型行为模式是引起冠心病的重要危险因素。

**2. B 型行为模式**

与 A 型行为模式相反，B 型行为模式（type-B behavior pattern）以性情温和，慢条斯理，不急不躁，容易满足，与世无争，有耐心，能容忍为特征。

具有这种性格的人，不易患病，即使患病，恢复也比较快。研究表明，长寿人群中，B 型行为模式者占绝大多数。

**3. C 型行为模式**

C 型行为模式也称肿瘤的性格模型。特征是压抑自己的情绪，过分忍让，回避矛盾；怒而不发，好生闷气。因此，也有人将 C 型行为（type-C personality）称为"癌症倾向人格"（cancer-prone personality）。Baltrusch 报道有 C 型行为的人，其癌症发生率比非 C 型行为者高 3 倍以上，他认为具有 C 型行为（性格）特征的人是易患癌症的一个危险因素；我国岳文浩（1992）发现胃癌组抑郁、焦虑、愤怒和压抑量表分均高于对照组，显示其有较高的 C 型行为倾向。

**4. D 型行为模式**

1998 年，比利时 Antwerp 大学心理学家德诺列（Johan Denollet）首先报道了 D 型人格（type-D personality）的特征，并发现具有 D 型人格的人易患心脏病和肿瘤。

D 型人格又称"忧伤人格"，特点是沉默寡言，待人冷淡；缺乏自信心，有不安全感；性格孤僻，爱独处，不合群；情感消极，苛求自己，忧伤，容易烦躁、紧张和担心。类似希波克拉底的抑郁质和艾森克的不稳定内向型，也带有较明显的强迫性色彩。

D 型性格的消极忧伤和孤独压抑，以及自我孤立所导致的缺乏社会支持等因素，是心血管疾病的重要心理危险因素。

综上所述，人的性格与健康有着密切的关系，它既可能是疾病发生的基础，也可以改变疾病的过程。因此，对于不良的个性特征，要加以重视，予以调整。

### （二）行为模式的调整

A 型性格者往往事业有成，如能注意调整身心，就能减少患病危险。A 型性格的人首先是调适期望，实事求是地估量自己，尊重别人，多听别人意见，并以之修正奋斗目标；其次，注意劳逸结合，避免疲劳过度；最后，善于与人处，少挑剔，戒急躁，多关心别人，建立良好人际关系。

B 型性格的人应多参加集体活动；多参加有竞技内容的活动，积极进取。

C 型性格的人首先应多交朋友，开阔心境，遇事及时向朋友倾吐，多参加集体文体活动等；其次，关心自己的同时更要学会关心别人，体会到自身价值，增强信心；最后，要学会认识自己的长处和短处，要克服回避矛盾和过分忍耐的缺点。

D 型性格的人要改变离群独处的习惯，多参加社会活动，多交朋友；培养兴趣爱好；学会向他人倾诉。家人的关爱有助于打开 D 型性格人的心扉，使他们能够将内心的恶劣情绪排解和释放出来。

## 四、心理压力与健康

### （一）压力的概念

压力（stress）也叫应激，这一概念是在 1936 年由加拿大著名的生理心理学家汉斯·薛利（Hans Selye）最早提出的。他认为压力是表现出某种特殊症状的一种状态，这种状态是由生理系统中因对刺激的反应所引发的非特定性变化所组成的。

压力可以说是现代社会人们最普遍的心理和情绪的体验之一。所谓人生不如意十之八九，谁的人生都不可能总是一帆风顺，坎坷挫折时有发生，面对种种不如意，人们常常会焦虑不安，内心体验到巨大的压力。压力存在于社会生活的各个方面，人人都经历过。例如第一次上台演讲、第一次求职面试、亲人患病或死亡、工作变动或失业。承受压力是生活中不可避免的，但是过度的压力总是与紧张、焦虑、挫折联系在一起，久而久之会破坏人的身心平衡，造成情绪困扰，损害身心健康。

### （二）压力产生的原因

心理压力产生的原因是复杂的。一般将具有威胁性或伤害性并因此带来压力感受的事件或环境称为压力源。生活中的压力源可能存在于人们自身，也可能存在于环境中，主要的压力源有以下几点。

**1. 躯体性压力源**　躯体性压力源是指通过对人的躯体直接发生刺激作用而造成身心紧张状态的刺激物，包括物理的、化学的、生物的刺激物。如过高或过低的温度、微生物、变质食物、酸碱刺激等，这一类刺激是引起生理压力和压力的生理反应的主要原因。

**2. 心理性压力源**　心理性压力源是指来自人们头脑中的紧张性信息。例如心理冲突与挫折、不切实际的期望、不祥的预感以及与工作责任有关的压力和紧张等。心理性压力源与其他类型压力源的显著不同之处在于它直接来自人们的头脑中，反映了心理方面的困难。生活中的压力事件随处可见，但为什么有的人镇定自若，而有的人却耿耿于怀，区别常常源于人们内心对压力的认知。如果过分夸大压力的威胁，就会制造一种自我验证式的预言：我会失败，我应付不了，结果由于紧张，果然出了差错，事后又会认为，我早知道我做不好。长此下去，就会越来越害怕压力，进而夸大所遇到的压力，变得退缩回避。

**3. 社会性压力源**　社会性压力源主要指个人生活上的变化带来的压力，如果这种变化要求人们做出调整和适应，而个人准备不足，就可能感到压力。社会性压力源除了个人生活中的变化，也包括社会生活中的重要事件，如经济形势的变化、下岗、失业等，都会给人带来压力。

**4.文化性压力源** 文化性压力源最常见的是文化性迁移，即从一种语言环境或文化背景进入到另一种语言环境或文化背景中，使人面临全新的生活环境、陌生的风俗习惯和不同的生活方式，从而产生压力。若不改变原有的习惯，适应新的变化，常常会出现不良的心理反应，甚至积郁成疾。例如出国留学，如果缺乏对环境改变所应有的心理准备，没有一定的外语水平，无法交流，难以沟通，在异文化背景下就难以适应，因而不得不中断学业或引发疾病的事例也是时有发生。

### （三）压力下的生理反应与心理反应

当人们面临压力时，会产生一系列生理上和心理上的反应。这些反应在一定程度上是机体主动适应环境变化的需要，它能唤起和发挥机体的潜能，增强抗病能力；但是如果反应过于强烈或持久，就可能导致生理、心理功能的紊乱。

**1.压力下的生理反应** 个体在压力状态下会出现一系列生理反应，主要表现在自主神经系统、内分泌系统和免疫系统等方面。例如，导致心率加快、血压增高、呼吸急促、激素分泌增加、消化道蠕动和分泌减少、出汗等。加拿大心理学家薛利在20世纪50年代以白鼠为研究对象从事多项压力的实验研究，指出压力状态下身体反应分成三个阶段：第一阶段是警觉反应，这一阶段，由于刺激的突然出现，而产生情绪的紧张和注意力提高，体温与血压下降、肾上腺分泌增加、进入应激状态。如果压力继续存在，身体就进入第二个阶段，即抗拒，企图对身体上任何受损的部分加以维护复原，因而产生大量调节身体的激素。第三阶段是衰竭阶段，压力存在太久，应付压力的精力耗尽，身体的功能突然缓慢下来，适应能力丧失。由此可知，适度压力下的生理反应可以调动机体的潜在能量，提高机体对外界刺激的感受和适应能力，从而使机体更有效地应付变化；但过度和过久的压力，则会使人适应能力下降，甚至导致生理、心理功能的紊乱。

**2.压力下的心理反应** 压力引起的心理反应有警觉、注意力集中、思维敏捷、精神振奋，这是适应的心理反应，有助于个体应对环境。例如，学生考试、运动员参赛，在适度的压力下竞争，反倒容易出成绩。但是，过度的压力会带来负面反应，出现消极的情绪，如忧虑、焦躁、愤怒、沮丧、悲观失望、抑郁等，会使人思维狭窄、自我评价降低、自信心减弱、注意力分散、记忆力下降，表现出消极被动。心理学研究还表明，过度的压力会影响智能，压力越大，认知效能越差。

由此可知，适度的压力会促进或增强正向的行为反应，如寻求他人支持，学习处理压力的技巧等；但如果压力过大或持续时间过久，则会引发不良的行为反应，甚至导致疾病。

### （四）压力的应对

在强大的心理压力影响下，我们会感到紧张不安，失去热情，容易疲劳，孤独抑郁；进而导致工作效率低下，人际关系不良；长期的精神紧张还会引发心脏病、胃肠疾病等多种疾患，因此，必须学会处理和应对压力。

所谓压力处理，是指当压力对我们可能造成伤害时，用一些方法与技巧去应对，以降低压力带来的消极影响。一般而言，应对压力的策略有两类：处理困扰与减轻不适感。处理困扰指直接改变压力来源；减轻不适感并不直接解决问题，而是调节自己，消解不良反应。无论是直接面对压力源还是调节自我，都有许多方法可以采用，但这些方法有的效果是暂时的，有的效果是长远的；有的方法有助于成长，也有的方法会导致不良影响。

**1. 不良的应对方法**

（1）依赖药物　服用镇静剂可以起到暂时减轻压力的作用，但不能解决产生压力的根源。长期服用容易形成对药物的依赖，甚至引发其他疾病。

（2）酗酒抽烟　酒精是神经系统刺激物，同时也是一种镇静剂。烟草是一种兴奋剂，也有一定镇静作用。抽烟、喝酒虽然能够暂时起到抑制中枢神经系统的功能，缓解紧张状态，但经常使用容易导致酒精中毒，香烟带来的副作用更是危害无穷。其他不良的应对方法还有沉溺于幻想、攻击自己或他人等。

**2. 正确的应对方法**　认识到压力的作用及其可能导致的后果，对可能出现的压力有心理准备，并主动学习处理压力的方法，就可以有效地控制压力。常用的方法有以下几种。

（1）了解自己的能力，制定切实可行的目标。

（2）培养业余兴趣爱好，提高应对压力的能力。

（3）加强体育锻炼，劳逸结合，生活有规律，睡眠充足。

（4）建立和扩展良好的社会支持系统，拥有朋友。

（5）积极面对人生，自信豁达，知足常乐，笑口常开。

（6）调整认知，改变不合理的观念。

毫无疑问，心理压力正在成为破坏我们身心健康的杀手。在生活中有压力是自然的、不可避免的，压力不只是刺激或反应，而是一个过程，在这个过程里，个人是能够通过认知、情绪及行为的控制和改变来应对的。面对同样的事件，每个人经历的压力程度却有所不同，关键就在于个人对事件的认知不同，应对方式不同。因此为了健康，我们必须学会有效地处理压力，以减轻过度的压力给我们身心所带来的伤害。

## 五、心身疾病

### （一）心身疾病的概念

心身疾病（psychosomatic diseases）也称心理生理疾病（psychopsysiological diseases），指心理、社会因素在疾病的发生、发展过程中起重要作用的躯体器质性疾病和躯体功能性障碍。

心身疾病的概念有狭义和广义之分。狭义的心身疾病指心理、社会因素在疾病的发生、发展过程中起重要作用的躯体器质性疾病；广义的心身疾病所指范围更广，指心理、社会因素在疾病的发生、发展过程中起重要作用的躯体器质性疾病和功能性障碍。

长期以来，在人们心目中，疾病分两大类，一类是躯体疾病，另一类是精神疾病，但是随着医学模式的转变，越来越多的研究证实，心理、社会因素在一些躯体疾病的发生、发展中起着重要作用。美国心身医学研究所在 1980 年将这类躯体疾病正式命名为心身疾病，从此，心身疾病成为与躯体疾病和精神疾病并列的第三类疾病。

### （二）心身疾病的范围

根据姚树桥、杨彦春主编的《医学心理学》的归纳，以下疾病都归属于心身疾病。

**1. 心血管系统** 冠状动脉粥样硬化性心脏病、阵发性心动过速、心律不齐、原发性高血压、偏头痛、原发性低血压、雷诺病等。

**2. 呼吸系统** 支气管哮喘、过度换气综合征、神经性咳嗽等。

**3. 消化系统** 胃及十二指肠溃疡、神经性厌食、神经性呕吐、溃疡性结肠炎、肠道易激综合征等。

**4. 皮肤系统** 神经性皮炎、瘙痒症、斑秃、银屑病、多汗症、慢性荨麻疹、湿疹等。

**5. 肌肉骨骼** 类风湿关节炎、腰背疼、肌肉疼痛、痉挛性斜颈、书写痉挛等。

**6. 内分泌系统** 甲状腺功能亢进、糖尿病、低血糖。

**7. 神经系统** 血管神经性头痛、肌紧张性头痛、睡眠障碍。

**8. 妇科** 痛经、月经紊乱、经前期紧张症、功能性子宫出血、性功能障碍、功能性不孕症等。

**9. 外科** 术后神经症、器官移植后综合征、整形术后综合征。

**10. 儿科** 遗尿症、夜惊、口吃等。

**11. 五官科** 眼睑痉挛、梅尼埃病、咽部异物感、特发性舌痛症、口腔溃疡、颞下颌关节紊乱综合征等。

### （三）心身疾病的特点

1. 以躯体症状为主，有明确的病理生理过程。
2. 某种个性特征是疾病发生的易患素质。
3. 疾病的发生和发展与心理社会应激和情绪反应有关。
4. 生物或躯体因素是某些心身疾病的发病基础，心理、社会因素往往起"扳机"作用。
5. 心身疾病通常发生在自主神经支配的系统或器官。
6. 心身综合治疗比单用生物学治疗效果好。

### （四）心身疾病的诊断与防治

按照生物－心理－社会的医学模式，许多疾病的发生和发展都受到心理、社会因素的影响，因此，在疾病的诊断和治疗中，要考虑到生理、心理和社会三方面的因素。

**1. 心身疾病的诊断原则**

（1）疾病的发生包括心理、社会因素，明确其与躯体症状的时间关系。

（2）躯体症状有明确的器质性病理改变，或存在已知的病理生理学变化。

（3）排除神经症性障碍或精神病。

**2. 心身疾病的诊断程序**　包括躯体诊断和心理诊断两方面，躯体诊断的方法和原则与诊断学相同；心理诊断的范围和程序包括以下几方面。

（1）病史采集　对怀疑患有心身疾病的患者，在问诊时，要特别注意询问个人工作和生活中发生的重要事件，尤其是负性生活事件；了解个体的心理发展状况及个性和行为特点；个人人际关系状况、认知模式及社会支持系统等资料，并分析这些心理、社会因素与疾病发生、发展的关系。

（2）体格检查　对怀疑患有心身疾病的患者，其体格检查与临床体检的方法是相同的，重要的是要注意观察体检时患者的态度及反应方式，如是否过于敏感多疑、不遵医嘱等，由此来判断患者的心理行为特点。

（3）心理行为检查　应结合所采集的患者的病史材料，采用心理测量、谈话以及心理生物学检查等方式，进一步了解患者的心理状况，并初步判断心理、社会因素在疾病发生、发展中的作用。

（4）综合分析　根据以上检查所收集的信息，结合心身疾病的诊断原则和特点，判断患者是否属于心身疾病，并分析哪些心理、社会因素影响疾病的发生和发展，其可能的发病机制是什么，为下一步的治疗提供依据。

**3. 心身疾病的治疗原则**

（1）心身同治原则　心身疾病是心理、社会因素和生物因素共同作用的结果，因此在明确诊断的基础上，应采取心身同治的原则。

（2）心理干预的目标

①消除引起心身疾病的心理、社会刺激因素：如因某一事件导致焦虑进而引起紧张性头痛发作的患者，就要通过认知疗法、心理支持等方法，改变对引起焦虑这一事件的认识，减轻焦虑反应；进而在药物的共同作用下，缓解疾病的发作。

②消除心身疾病的心理学病因：例如对冠心病患者，在其病情稳定后，指导其对A型行为和其他冠心病的危险因素进行行为矫正，帮助患者改变认知模式，减少心理刺激，从根本上消除心理学病因。

③消除心身疾病的生物学病因：主要是通过心理学的技术，改变患者的生物学过程，调整和平衡身体功能，提高身体素质，促进疾病康复。如对高血压患者，采用松弛训练或生物反馈疗法，改善循环系统功能，从而降低血压。

**4. 心身疾病的预防**　心身疾病是心理因素和生物因素共同作用的结果，因此，对心身疾病的预防，也应从心身两方面做起。尤其是心理、社会因素，大多是长时间对人的心理和身体造成影响，进而导致心身疾病。因此，对那些有明显心理素质弱点的人，更要尽早注意，健全人格，矫正行为。如有易怒、抑郁、多疑等倾向者，通过心理指导，健全其人格；对那些有吸烟、酗酒、缺乏运动、A型行为等明显不健康行为问题的人，用心理学技术予以指导矫正；对那些工作和生活中出现负性事件的人，及时进行帮助，减少或消除刺激；对出现情绪危机的人，及时进行心理疏导。

总之，心身疾病的预防是多层次、多方面的，需要大家的共同努力。

# 第二节　饮食与健康

## 一、营养学基本知识

营养是生命的物质基础，营养素组成成千上万种食物，不同的食物搭配组成风格迥异的饮食。营养学包括基础营养学、人体营养学、医学营养学、特殊营养学、临床营养学等，是研究营养素、食物、饮食与人体健康关系的科学，具有较强的科学性、社会性和实用性，对增强人的体质、预防疾病、保护和提高机体健康水平具有重要作用。

### （一）现代营养学简介

现代营养学起源于 18 世纪末期，整个 19 ～ 20 世纪，是发现和研究各种营养素的鼎盛时期，从起初的蛋白质、脂肪、糖类，到丰富的矿物质，尤其是多种维生素的逐一发现将现代营养学的基础逐渐完善起来。19 世纪 30 年代，基于现代流行病的研究发现了多种微量元素缺乏或过量与一些地区性疾病有密切的关系，使人们认识到微量元素在机体中同样扮演重要的角色。例如：1931 年发现人患斑釉牙与饮水中氟过量有关；1937 年发现仔猪营养性软骨障碍是因锰的缺乏所致，随后铜、锰、硒、锌等多种微量元素相继被确认为人体必需的微量元素。

近年来，在基础营养学领域，膳食纤维的生理作用和在一些疾病中的特殊应用逐渐被人们所重视。另外，对多不饱和脂肪酸的关注度持续升高，对单不饱和脂肪酸的研究也日益深入，其他诸如维生素 C、维生素 E、维生素 $B_{12}$ 以及微量元素硒、锌、铜等在健康人群和一些特殊疾病人群中的作用研究，也是当前营养研究的热点课题。

饮食、营养和一些重大的慢性病，如癌症、心脑血管病、糖尿病、高血压、高血脂等疾病的关系，是现代营养学研究的重要内容。越来越多的国内外研究表明，营养和饮食因素是这些疾病的重要病因和防治手段，比如说长期的高盐饮食可致高血压，而地中海饮食和 DASH 饮食则可明显的预防和控制血压；蔬菜和水果的摄入，对多种肿瘤具有预防作用，显著降低群体肿瘤的发病率；而作为万病之源的肥胖，也多是营养不平衡导致，这大大加重了我国的医疗负担。综上，世界卫生组织和我国卫生部门均强调疾病的三级预防策略，将改善饮食结构和增加体力活动作为策略基础贯穿始终，是多种慢性病防治的重要手段。

虽然营养与健康息息相关，但是大众的营养素质却远远不足，为了指导民众合理地选择食物，提高全民的营养素质，世界各国都制定了饮食指南，并随着营养学研究进展而不断地修改。我国在这一方面也紧随世界的脚步，针对我国居民营养状况和饮食结构存在的问题，中国营养学会于 2007 年发布了《中国居民膳食指南》，对各年龄段的居民摄取合理营养，避免由不合理的膳食带来疾病具有普遍的指导意义。现今营养工作小组仍在修订新版的膳食指南，以适应时代发展的需要。

### （二）营养的基本概念

营养是人体吸收、利用食物或营养素的过程。营养素（nutrients）是指食物中可给人体提供能量、构成机体和组织修复以及具有生理调节功能的化学成分。人体所必需的营养素有蛋白质、脂类、糖类、维生素、水和无机盐（矿物质）、膳食纤维（纤维素）7类，还包含许多非必需营养素，其可以在体内由其他食物成分转换生成，不一定需要由食物中直接获得。其中，蛋白质、脂肪和糖类摄入量较大，称为宏量营养素（macronutrients），又称常量营养素、产热营养素；维生素和矿物质需求量小，称为微量营养素（micronutrients）。人体需要经过消化和吸收食物才能获得各种营养素。消化是指食物在消化系统被分解为可被吸收的小分子物质的过程，吸收是指经过消化的食物通过消化系统的黏膜进入血液循环的过程。

营养性疾病是指机体因营养素过多、过少，或营养素不平衡导致的疾病，也包括那些以营养因素为主要病因、营养疗法为主要治疗手段的疾病。营养学疾病在一些经济不发达地区以营养不足为主，如缺铁性贫血、佝偻病、维生素缺乏病等，而在一些经济发达的地区以营养过剩为主，如肥胖、糖尿病、高脂血症、痛风、肿瘤等。我国目前的趋势是营养过剩疾病呈现升高趋势，但是营养不足在某些地区仍然高发。

### （三）能量和产热营养素

能量是生命的动力，国际通用单位是焦（J）、千焦（kJ），有些国家如美国、加拿大仍使用卡路里（calorie，cal）和千卡（kcal），其中1kcal=4.183J；1J=0.239cal。在我国营养学领域，以卡、千卡使用率较高。因各种营养素的消化、吸收和代谢均不相同，如蛋白质被分解为尿素、肌酐等含氮化合物，故在计算食物中营养素的产热量需综合考虑以上因素进行换算，最终结果为：1g糖类和蛋白质为4.0kcal，1g脂肪为9.0kcal，1g乙醇为7.0kcal，1g水溶性膳食纤维为2.0kcal。

成人能量消耗包括基础代谢、体力活动和食物热效应，特殊人群包括未成年人的生长发育需要、孕期和哺乳期的特殊需要、创伤患者的康复需要等。在个体差异的基础上，能量消耗的主要三块均可以进行测量或评估。基础代谢是维持生命的最低能量消耗，指人体在安静和恒温条件下（$18 \sim 25℃$），禁食12小时后，静卧、放松且清醒时的能量消耗。

目前，可利用代谢车进行人体基础代谢能量消耗（basic energy expenditure，BEE）的直接测定。在实际应用中，多使用一些能量计算公式进行预估，与标准法的基础代谢测定值相比，具有比较理想的一致性，其中，应用最多的是能量公式 Harris–Benedict 公式：

男性 BEE=66+13.7× 体重（kg）+5.0× 身高（cm）–6.8× 年龄（y）
女性 BEE=655+9.5× 体重（kg）+1.8× 身高（cm）–4.7× 年龄（y）

此外，一般人群体力活动所消耗的能量占人体总耗能的 15%～30%，活动量大者占比更高。食物热效应定义为因进食而导致的能量额外效应，在人体进食过程中，营养素的消化、吸收、代谢和转化需要消耗额外的能量，并同时致体温升高和能量散发。不同食物的热效应不同，脂肪的食物热效应为 4%～5%，糖类为 5%～6%，蛋白质为30%，混合性食物占比为 10%。

蛋白质（protein）是一切生命的物质基础，占人体成分的 16%～19%，人体的蛋白质处于动态平衡之中，人体每天更新占总量约 3% 的蛋白质，通过饮食供给以维持氮平衡。蛋白质由许多氨基酸（amino acid）以肽键连接，形成一定空间结构的大分子。人体的氨基酸有 20 种，其中有 9 种氨基酸（成人为 8 种）人体不能合成或合成速度不能满足机体需要，必须从食物中获得，称为必需氨基酸，包括赖氨酸、色氨酸、亮氨酸、异亮氨酸、蛋氨酸、苯丙氨酸、苏氨酸、缬氨酸和婴儿期的组氨酸。

脂类是一大类有机化合物，包括脂肪（三酰甘油）和类脂（磷脂、糖脂、固醇类、脂蛋白等）。食物中脂类 95% 是三酰甘油，剩下 5% 为其他脂类。人体的脂肪占正常体重者的 14%～19%，肥胖者的 30% 以上，重度肥胖者甚至高达 60%，这些脂肪 99%以上是三酰甘油。脂肪因所含脂肪酸的链长短、饱和度和空间结构不同表现出不同的特性和功能。按其链长短可分为长链脂肪酸（14 碳以上）、中链脂肪（6～12 碳）和短链脂肪酸（5 碳以下）。按饱和度可分为饱和脂肪酸、单不饱和脂肪酸和多不饱和脂肪酸。按空间结构可分为顺式脂肪酸和反式脂肪酸。人体不能自身合成必须通过食物供给的脂肪酸称为必需脂肪酸，包括 n-6 系列的亚油酸和 n-3 系列的 α- 亚麻酸两种。

糖类也称碳水化合物，是人体的主要供能物质，可分为：①单糖：不能水解，有葡萄糖、果糖、半乳糖、核糖等。②双糖：2 分子单糖缩合而成，有蔗糖、乳糖和麦芽糖等。③寡糖：3～10 个单糖构成，有棉子糖和水苏糖等。④多糖：10 个以上单糖组成的大分子，有糖原、淀粉和纤维等。

膳食纤维是植物中不能被人体消化吸收的成分，以葡萄糖 β- 键聚合而成，本质上可认为是一种多糖，由于近年来研究发现其对机体具有通便、降血脂、降血糖、改善肠道菌群和预防肿瘤等作用，也被专家定义为第七营养素，分为可溶性膳食纤维和不溶性膳食纤维。

## （四）矿物质

人体的组成除三大宏量营养素之外，还有许多含量较少的元素，人体除碳、氢、氧和氮以有机物形式存在外，其余统称为矿物质，其中含量大于万分之一者称为常量元素，包括钙、磷、钠、钾、氯、镁与硫七种；低于万分之一者称为微量元素，必需微量元素 16 种，包括铁、碘、锌、硒、铜、锰、钼、铬与钴等。矿物质在机体发挥着重要作用，如人体组织的重要成分，维持渗透压、酸碱平衡等，矿物质的缺乏和过量均有可能导致机体功能的破坏。

## （五）维生素

维生素是维持机体正常生理功能所必需的一类微量、低分子有机化合物，既不构成机体结构成分，也不提供能量，存在于天然食物中，且大多不能自身合成和储存，可分为脂溶性维生素（维生素 A、维生素 D、维生素 E、维生素 K）和水溶性维生素（B 族维生素和维生素 C）。

## （六）植物化学物

植物化学物（phytochemical）是指由植物代谢产生的多种低分子量的末端产物（次级植物代谢产物），并通过降解或合成产生不再对代谢过程起作用的化合物的总称。这些产物除个别是维生素的前体物质外均为非营养素成分，从广义上讲，植物化学物是生物进化过程中植物维持其与周围环境相互作用的生物活性分子。包括皂苷、多酚、植物雌激素等，其生理作用主要有抗癌、抗氧化、免疫调节、抗微生物、降胆固醇等，与保健品的开发息息相关。

## 二、中国居民膳食指南与膳食营养素参考摄入量

### （一）中国居民膳食指南

近年来，我国社会经济快速发展，民众的膳食结构明显改善，2002 年和 2012 年全国范围的营养与健康调查显示，居民的营养状况明显改善，儿童、青少年的身高、体重增加，营养不良性疾病的发病率明显下降，伴随脂肪和碳水化合物的过量摄入，肥胖和超重的比例升高，与之相关的慢性病患病率也逐渐升高。为了给居民提供基本、科学的健康膳食信息，倡导合理膳食和适度活动的健康生活方式，卫生部门委托中国营养学会，结合我国居民现实中的饮食特点，制订了第四版《中国居民膳食指南》，主要内容如下。

**1. 食物多样，谷类为主**　任何食物均有各自的营养特点和优劣势，单一的食物本身没有好坏之说，食物的搭配才存在合理与否的问题。平衡膳食模式能够最大程度上保障人体生长发育和生理活动的营养需要，降低包括心脑血管疾病和肿瘤在内的诸多疾病的发病风险，是健康的保障。食物多样才能满足人体各种营养需求而达到平衡膳食，每天的膳食应包括谷薯类、蔬菜水果类、畜禽鱼蛋奶类、大豆坚果和油脂类等食物，建议每天至少摄入 12 种以上食物，每周 25 种以上食物。

谷类食物是中国传统膳食的主体，是人体能量的主要来源，也是较经济方便的食物来源。谷类包括米、面、杂粮，主要提供碳水化合物、蛋白质、膳食纤维及 B 族维生素。人们应保持每天适量的谷类食物摄入，一般成年人每天摄入 250 ～ 400g 为宜。另外要注意粗细搭配，经常吃一些全谷物、杂豆类及薯类食物。稻米、小麦不要研磨得太精，以免所含维生素、矿物质和膳食纤维流失，常吃粗粮有利于控制肥胖和许多慢性病。

**2. 吃动平衡，健康体重** 饮食和运动是保持健康体重的两个关键因素，如果进食量过大而运动量不足，会造成超重或肥胖；相反若食量不足，则会引起消瘦，体重过高和过低均是不健康的标志，评价体重是否适宜可以应用体质指数（成人）或生长发育曲线（婴幼儿和青少年）。

由于生活方式的改变，人们的身体活动减少，目前我国大多数成年人体力活动不足或缺乏体育锻炼，应改变久坐少动的不良生活方式，养成天天运动的习惯，坚持每天多做一些消耗能量的活动。推荐每周不少于 5 天进行中等强度身体活动，累计 150 分钟以上；坚持每天的运动量达到步行 6000 步活动量以上的身体活动，肥胖人士建议达到10000 步活动量，并加强抗阻力运动锻炼肌肉，谨记运动需要长期持续才能发挥作用。

**3. 多吃蔬果、奶类、大豆** 蔬菜、水果、奶类和豆类是平衡膳食的重要部分，蔬菜、水果能量低，是维生素、矿物质、膳食纤维和植物化学物质的重要来源，奶类富含优质蛋白质、钙和 B 族维生素，大豆富含优质蛋白质、必需脂肪酸、维生素 E 和大豆异黄酮、植物固醇等植物化学物，这些对降低慢性病的发病风险具有重要意义。提倡餐餐有蔬菜，天天有水果，推荐每天吃蔬菜 300 ～ 500g，深色蔬菜应占一半，水果200 ～ 350g，不推荐果汁。建议每天平均饮奶 300mL，饮奶量多或有高血脂和超重肥胖倾向者应选择低脂、脱脂奶，奶酪的营养成分含量约是鲜奶的 8 倍，且不含乳糖，但需注意避免摄入过量，奶油不在推荐范围之内。建议每天摄入 25g 以上的大豆或相当量的豆制品。

豆浆与牛奶的营养价值各有侧重，两者蛋白质含量相当，但是豆浆更易于消化吸收，脂肪酸是植物性的，不含胆固醇，低能量密度，适合老年人和心血管病患者，但是钙等矿物质、维生素含量不足牛奶的一半。

**4. 适量吃鱼、禽、蛋和瘦肉** 鱼、禽、蛋和瘦肉均属于动物性食物，是优质蛋白质、脂类、脂溶性维生素、B 族维生素和矿物质的良好来源，也是平衡膳食的一部分，但需要警惕过量摄入的危害。鱼类和禽类脂肪含量一般较低，且鱼类含有较多的多不饱和脂肪酸，如 DHA 和 EPA；蛋类富含优质蛋白质，各种营养成分比较齐全，是很经济的优质蛋白质来源；优先选择瘦肉，少用烟熏和腌制等加工的肉类。推荐每周食用总量：水产品 280 ～ 525g，畜禽肉类 280 ～ 525g，蛋类 280 ～ 350g，合计每天鱼肉蛋总量 120 ～ 200g。

目前我国部分城市居民食用动物性食物较多，脂肪尤其是饱和脂肪酸和胆固醇摄入过多，会大大增加心血管疾病和肿瘤的发病风险。应适当多吃鱼、禽肉等"白肉"，减少猪、牛、羊肉摄入。仍然存在部分居民吃动物性食物的量还不够，应适当增加，此外素食者或者某些疾病患者，动物性食物占比会主动减低，需要在膳食补充剂或药物等方面予以补偿一些不足的营养素。

**5. 少油少盐，控糖限酒** 脂肪是人体能量的重要来源之一，并可提供必需脂肪酸，有利于脂溶性维生素的消化吸收，但是脂肪摄入过多是引起肥胖、高血脂、动脉粥样硬化等多种慢性疾病的危险因素之一。膳食盐的摄入量过高与高血压的患病率密切相关。食用油和盐摄入过多是我国城乡居民共同存在的营养问题。为此，建议我国居民应养成吃清淡少盐膳食的习惯，即膳食不要太油腻和太咸，不要摄食过多的动物性食物和油炸、烟熏、腌制食物。建议每日烹调油用量不超过 25g 或 30g，食盐不超过 6g。过多摄入糖类增加了超重和龋齿的发病风险，推荐每天不超过 50g，最好控制在 25g 以内。儿童、青少年、孕妇、乳母应禁酒，成人饮酒的酒精量男性应低于 25g，女性低于 15g。

**6.杜绝浪费，兴新食尚** 勤俭节约，珍惜食物，杜绝浪费。按需选购食物、按需备餐，分餐不浪费。预防食源性疾病，选择新鲜卫生的食物和适当的烹饪方式，保障饮食卫生。学会阅读食品标签，选择健康食品，注意过敏食物。

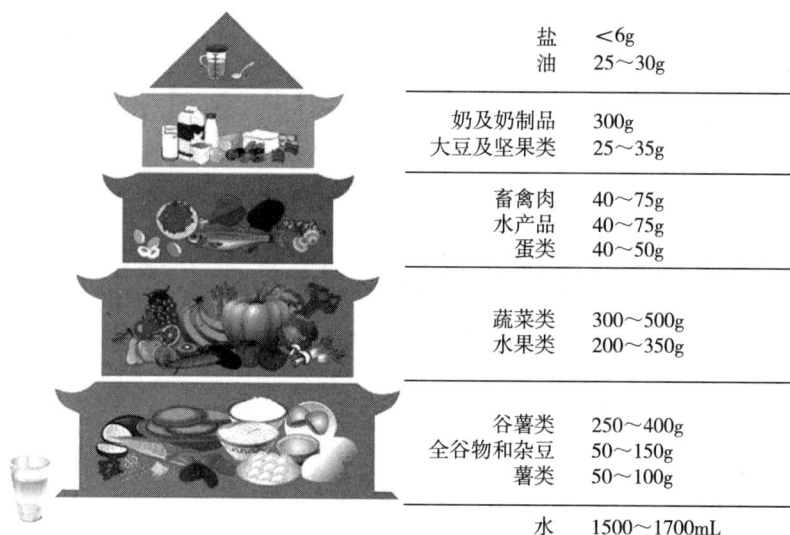

| | |
|---|---|
| 盐 | <6g |
| 油 | 25～30g |
| 奶及奶制品 | 300g |
| 大豆及坚果类 | 25～35g |
| 畜禽肉 | 40～75g |
| 水产品 | 40～75g |
| 蛋类 | 40～50g |
| 蔬菜类 | 300～500g |
| 水果类 | 200～350g |
| 谷薯类 | 250～400g |
| 全谷物和杂豆 | 50～150g |
| 薯类 | 50～100g |
| 水 | 1500～1700mL |

**图 6-1　中国居民平衡膳食宝塔**

## （二）中国居民膳食营养素参考摄入量

膳食营养素参考摄入量（dietary reference intakes，DRIs）是指为保证人体合理摄入营养素而设定的每日平均营养素摄入量的一组参考值，为全民食物和食品生产计划、加工、分配、食品的强化，以及人群的营养教育等提供依据，2013 版的《中国居民膳食营养素参考摄入量》由中国营养学会专家修订后颁布。早期主要有四个指标：平均需要量（EAR）、推荐摄入量（RNI）、适宜摄入量（AI）和可耐受最高摄入量（UL）。新版 DRIs 增加了与非传染性慢性病（non-communicable chronic disease，NCD）有关的三个指标：宏量营养素可接受范围（AMDR）、预防非传染性慢性病的建议摄入量（PI-NCD）和特定建议值（SPL）。

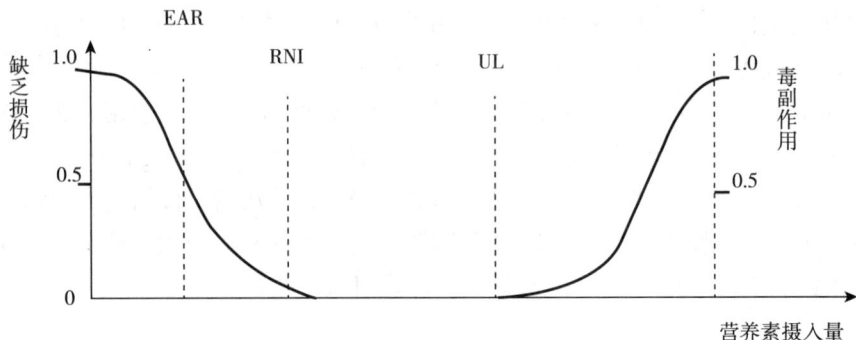

图 6-2 营养素安全摄入范围示意图

对于个体而言，某种营养素的需要量是机体为处于并维持其良好的健康状况，在一定时期必须平均每天吸收该营养素的最低量（也称生理需要量）。由于个体对某种营养素的需要量受到年龄、性别、生理特点、劳动状况等诸多因素的影响，即便是同一个体特征也会由于生理的差异而导致对食物和营养素的需要量存在显著的生物学差异，所以无法提出一个适用于人群中所有个体的营养素的需要量，一般来说，随着年龄的增加，营养素需要量有所下降，而在儿童、青少年时期，由于身体活动的增加和生长发育的需要，青春期的营养素需要量最高，为一生中的峰值。制定 DRIs 的目的正是为了对个体或人群在营养素参考摄入量方面有针对性的指导，如果个体摄入的营养素低于 RNI，则发生营养缺乏的可能性增加，如果高于 UL，则会发生营养素中毒的可能。由于近年来生活方式的改变和膳食结构的变化，很多证据表明一些营养素的摄入对慢性病的发生、发展和转归起着重要作用，因此，虽然营养素没有缺乏或过量的风险，但是也要进一步对某些营养素设置一些特定的推荐值或范围，以达到预防疾病的目的。下面对成人各营养素的 DRIs 进行简单介绍。

**1. DRIs——能量** 人体能量代谢的最佳状态是达到能量消耗和能量摄入的平衡，能量摄入不足，可致体力下降、体重减轻和营养不良等，能量摄入过多，会引起肥胖、高血压、糖尿病、心脏疾病和肿瘤的发病，这一趋势目前在实际范围内流行。能量需要量对于指导人们进行饮食管理、控制体重和防治疾病具有重要意义。中国营养学会修订了对不同年龄组人群的能量推荐值，并按低身体活动水平、中身体活动水平和重身体活动水平分 3 档推荐能量摄入量，在轻体力活动下，成年男性的推荐能量摄入量为 2250kcal，女性为 1800kcal。

**2. DRIs——蛋白质** 理论上，成人每天摄入不到 30g 蛋白质就可以达到零氮平衡，一些肾衰竭后期透析前的患者常常采用这种蛋白质摄入量。但是从安全性上评估，成人蛋白质摄入量达到 0.8g/kg 较为理想，即男性 60g，女性 50g，蛋白质占总能量的 10%～12%。此外，需要主要注意蛋白质来源的搭配问题，植物蛋白的利用率较低，肉、蛋、奶、豆等优质蛋白占比应达到一半。

当前，高蛋白质摄入饮食普遍且存在不少争议，目前缺乏足够的证据来制定蛋白质的 UL，但是一般建议不超过 RNI 的两倍为宜。蛋白质代餐减肥是国内外认可度比较高的减肥方法，以大豆蛋白为主的代餐饮食替代正餐，另外阿特金斯饮食即高值高蛋白饮食也常常用于减肥、某些肿瘤和顽固性癫痫，这些饮食的总蛋白摄入每日可达到甚至远远超过 2g/kg，这可能会增加尿蛋白的漏出、尿钙丢失、肾功能下降和胰岛素抵抗等，长期的高蛋白饮食有必要进行临床监测。

**3. DRIs——脂肪**　脂肪的参考摄入量通常使用脂肪供能占总能量比表示，成人和老年人均以供热比 20% ~ 30% 为宜，应以植物脂肪为主，由于不同的脂肪酸对健康和疾病的影响也大有不同，对饱和脂肪酸、单不饱和脂肪酸和多不饱和脂肪酸的摄入均有相应的建议，三者间理想的比例被认为是 1:1:1，其中饱和脂肪酸占供能比 10% 以下，或称占总脂肪的不足一半，而两种必需脂肪酸的摄入需分别大于总能量的 4.0%（亚油酸）和 0.6%（亚麻酸）。

我国新版指南建议限制反式脂肪酸低于 1% 供热比，即小于 2 ~ 3g/d，同时删除了胆固醇的摄入量建议，这是因为目前关于胆固醇是否存在危害性争议过大，有些研究显示高胆固醇摄入与心血管疾病的发病风险没有明显的相关性。但是高胆固醇饮食并没有有利健康的一面，高胆固醇血症者仍需限制胆固醇的摄入，限制程度目前没有定论。

**4. DRIs——糖类**　糖类摄入量应占总能量的 50% ~ 65%，精制糖应低于 10%，总质量应大于 120g/d，过低的糖摄入会造成代谢紊乱，脂肪占比过高可能导致酮体在体内的聚集。每天摄入的糖类应来自不同的食物，尤其是复合型食物，应当限制纯能量食物的摄入，如可乐等高糖饮料。

膳食纤维的适宜摄入量为 25 ~ 30g，或每 1000kcal 能量 11.5g，以利于胃肠道功能，预防慢性病和肿瘤，建议食物来源至少 1/3 谷物为全谷物类粗粮，蔬菜、水果摄入至少达到 500g/d 以上。可溶性和不可溶性膳食纤维的比例在我国并没有明确的建议，美国建议可溶性膳食纤维占比 25% ~ 30%。

酒精虽然是一种碳水化合物，但是不能替代碳水化合物，关于中国人的酒精摄入与供能、健康的研究较少，建议具有一般酒精代谢能力的人，每日摄入量的 UL 低于 30g。

**5. DRIs——矿物质**　中国营养学会制定了绝大多数矿物质的推荐摄入量或适宜摄入量。不同的矿物质消化吸收受很多因素的影响，在消化、吸收和利用过程也存在相互作用，矿物质与机体营养状况表现为一种平衡调节关系。比如钙会抑制铁、锌的吸收，钙、磷的比例适当有助于钙、磷的吸收。由于某些矿物质在体内的生理作用剂量和毒性剂量带距离较小，过量摄入可能有害健康，在摄入过程中需警惕摄入量不宜过大。根据矿物质的食物来源和人体的需求比较，我国人群中比较容易缺乏的矿物质是钙、铁、锌。

**6. DRIs——维生素**　维生素的日需求量较小，一般以 μg 或 mg 记，脂溶性维生素在食物中与脂类共存，肝脏类食物中非常丰富，摄入过少，缺乏症状可缓慢出现，代谢较慢、摄入过多可致中毒；水溶性维生素摄入不足，症状出现较快，通常无毒性，极其大量摄入也可出现毒性。由于食物中维生素含量差别很大，偏食者可能存在某些维生素的缺乏。虽然我国维生素的参考摄入量较为齐全，但是食物成分中维生素含量的数据库不全，为维生素的饮食防治增加了难度。

**7. 植物化学物** 我国首次对非营养成分的植物化学物提出了 UL 和 / 或 SPL，以指导食物成分的说明和膳食营养的评价。植物化学物一般不存在缺乏的风险，即低于此 SPL 值不会有明显的健康风险，但是摄入量达到 SPL 存在一定的健康收益，在我国，药食同源的食品、保健品以及某些药品的生理作用可能与此有关。比如建议围绝经期女性，大豆异黄酮 SPL 为 55mg/d，以降低乳腺癌的发病率。另一种植物化学物氨基葡萄糖主要存在于虾、蟹等壳中，但是吸收率较低，主要以膳食补充剂或药品补充，建议补充量为 1000mg/d。来源于番茄等的番茄红素，具有降低心血管病风险和预防前列腺癌、肺癌、胃肠道肿瘤等的作用，建议 SPL 暂定为 18mg/d，UL 为 70mg/d。除此之外，我国也制定了植物甾醇、叶黄素、花色苷等植物化学物的 SPL，还有大量的植物化学物尚在研究之中。

### 三、膳食平衡与膳食指导技巧

居民膳食结构是指膳食中各类食物的数量及其在膳食中所占的比重，膳食结构不是一成不变的，人们可以通过均衡调节各类食物所占的比重，充分利用食品中的各种营养，达到膳食平衡，促使其向更利于健康的方向发展。膳食平衡是指选择多种食物，经过适当搭配做出的膳食，这种膳食结构能满足人们对能量及各种营养素的需求，这些食物的营养素之间能相互配合，相互制约，最终达到目标——膳食中所含的营养素种类齐全、数量充足、比例适当，氨基酸平衡、热量营养素平衡、酸碱平衡以及各种营养素摄入量之间也要平衡，只有这样才利于营养素的吸收和利用。如维生素 C 能促进铁的吸收；脂肪能促进脂溶性维生素 A、维生素 D、维生素 E、维生素 K 的吸收；微量元素铜能促进铁在体内的运输和储存；碳水化合物和脂肪能保护蛋白质，减少其消耗；而磷酸、草酸和植酸能影响钙、铁吸收。所以只有吃膳食结构合理的混合膳食，才能满足人体对食物营养的摄取。

食物从大的分类上可分两类，一类是动物性食物，包括肉、鱼、禽、蛋、奶及其制品；另一类是植物性食物，包括谷类、薯类、蔬菜、水果、豆类及其制品、食糖类和菌藻类。基于营养素及其特点的差异，这两大种类食物可进一步细分为五类：动物性食物、鱼类、蛋类富含优质蛋白质和脂肪；蔬菜、水果含维生素、矿物质及微量元素；谷类、薯类和糖类含碳水化合物；豆类、奶类富含钙和优质蛋白质；食用油含脂肪。通过上述不同类别食物的搭配，可以达到平衡膳食的目标。

#### （一）膳食指导技巧——膳食宝塔的应用

我国居民膳食指南（2016）是以膳食宝塔的形式呈现的，将日常生活中的食物分为五类，宝塔建议的每人每日各类食物适宜摄入量范围适用于一般健康成人，应用时要根据个人年龄、性别、身高、体重、劳动强度、季节等情况适当调整，对每一类食物进行个体化的计算和建议，从而做到膳食平衡。

第一层是粮食类，是热量的主要来源。一般轻体力劳动者每天的摄入量以

250 ～ 400g 为宜，其余的热量由副食品供给，所以，粮食类食物占热能供给量为 60%，约占膳食总量的三分之一。

第二层是蔬菜、水果，这是人体维生素、无机盐和食物纤维的主要来源，但因蔬菜品种很多，营养成分也存在很大差异。如绿叶类蔬菜含大量的胡萝卜素、抗坏血酸以及钙、磷等无机盐；根茎类蔬菜有丰富的淀粉、蛋白质和胡萝卜素；鲜豆类蔬菜中的碳水化合物、铁及硫胺素是其他蔬菜所不能比的，所以每人每天应摄入 300 ～ 500g，共中绿叶菜应保持 1/2 以上。新鲜的水果是抗坏血酸的良好来源，可以提供大量的磷、铁等无机盐，故而每人每天应摄入 200 ～ 350g 鲜果。

第三层是富含动物蛋白质的食物，包括瘦肉、蛋、禽、鱼等，成人每天应摄入 70 ～ 100g。据研究，人体对动物蛋白的吸收率高于植物蛋白，较为理想的蛋白质摄入应是动物蛋白占 1/4，豆奶类蛋白占 1/4，其余 2/4 则由粮食供给。因此，营养专家建议，每人每天应摄入禽、畜肉类 40 ～ 75g，鱼虾类 40 ～ 75g，蛋类 40 ～ 50g。

第四层是豆、乳及其制品，因豆类富含蛋白质、不饱和脂肪酸和卵磷脂等，其蛋白质的氨基酸组成接近人体需要，奶则是蛋白质和钙的良好来源，所以每人每天应补充豆类 25 ～ 35g，液体奶 300mL。

第五层是油脂类，油脂类可供给热量，促进脂溶性维生素的吸收，供给不饱和脂肪酸。植物油所含的必需脂肪酸比动物油高，而动物油的饱和脂肪酸多，脂肪熔点也比较高，因此不易为人体消化吸收，故而应少吃动物脂肪，多吃植物油。建议油脂的摄入比例为饱和脂肪酸与多不饱和脂肪酸及单不饱和脂肪酸各占 1/3，烹调油摄入 25 ～ 30g。

以上五类食物均衡搭配，长期缺乏任何一种都会影响身体健康，为保持均衡膳食，人们每天的膳食不宜吃得太精，更不应在节日时暴饮暴食，真正做到粗细搭配、有荤有素，健康就会更有保障。

### （二）膳食指导技巧——食品交换份的应用

食品交换份法是将食物按照来源、性质分成几类，同类食物在一定重量内所含的蛋白质、脂肪、糖类及能量相近，从而将食物分成七大类：谷薯类、蔬菜类、水果类、大豆类、肉鱼蛋类、乳类和油脂类。在我国，规定 90kcal 的热量为一个单位，在同类食物间可彼此交换。此法虽然不是十分精确，但简便易行，可以快速、简单地安排饮食，配合治疗。

表 6-1 食品交换份一览表

| 类别 | 1份重量（g） | 食物举例 |
|---|---|---|
| 谷薯类 | 25 | 大米、籼米、小米、玉米面、通心粉、荞麦面、干粉条、各种挂面、龙须面、藕粉、苏打饼干 |
| | 35 | 馒头、烧饼、烙饼、咸面包、窝窝头 |
| | 125 | 山药、土豆、藕、芋头 |
| | 200 | 鲜玉米 |
| | 300 | 凉粉 |
| 蔬菜类 | 70 | 鲜豌豆、毛豆 |
| | 150 | 山药、荸荠、藕、凉薯、胡萝卜 |
| | 250 | 扁豆、豇豆、蒜苗、洋葱 |
| | 350 | 南瓜、马兰头、油菜、萝卜、豆苗、丝瓜、花菜 |
| | 400 | 辣椒（青、尖）、柿子椒、白萝卜、茭白、冬笋 |
| | 500 | 白菜、青菜、鸡毛菜、菠菜、韭菜、莴笋、黄瓜、苦瓜、茄子、番茄、绿豆芽、鲜蘑菇、菜瓜、西葫芦、冬瓜、竹笋、芹菜、海带 |
| 水果类 | 150 | 柿子、鲜荔枝、香蕉 |
| | 200 | 橙子、橘子、苹果、梨、猕猴桃、菠萝、李子、桃、樱桃、葡萄、杏、柚子 |
| | 300 | 草莓、阳桃 |
| | 500 | 西瓜 |
| 大豆类 | 20 | 腐竹 |
| | 25 | 大豆粉、大豆、绿豆、赤豆、芸豆、干豌豆 |
| | 50 | 豆腐丝、豆腐干 |
| | 100 | 北豆腐 |
| | 150 | 南豆腐 |
| | 400 | 豆浆（黄豆25g加水磨浆） |
| 肉鱼蛋类 | 15 | 鸡蛋粉 |
| | 20 | 熟火腿、香肠 |
| | 25 | 猪肥肉 |
| | 35 | 熟叉烧肉（无糖）、午餐肉、熟酱牛肉、熟酱鸭 |
| | 50 | 猪瘦肉、牛肉、羊肉、鸭肉、鹅肉 |
| | 60 | 鸡蛋、鸭蛋、松花蛋（均为1个、带壳）、鹌鹑蛋（6个带壳） |
| | 80 | 带鱼、草鱼、鲳鱼、甲鱼、比目鱼、大黄鱼、鳝鱼、黑鲢鱼、鲫鱼、对虾、青虾、鲜贝 |
| | 100 | 兔肉、蟹肉、水发鱿鱼 |
| | 150 | 鸡蛋清 |
| | 350 | 水发海参 |
| 油脂类 | 10 | 花生油、麻油、玉米油、菜籽油、豆油、猪油、牛油、羊油、黄油 |
| | 15 | 花生仁（约20粒）、杏仁、芝麻酱、松子、核桃仁 |
| | 30 | 葵花子、南瓜子 |

续表

| 类别 | 1 份重量（g） | 食物举例 |
|------|-------------|---------|
| 乳类 | 20 | 全脂奶粉 |
| | 25 | 脱脂奶粉、乳酪 |
| | 130 | 酸牛奶（无糖） |
| | 160 | 牛奶、羊奶 |

使用食品交换份法的步骤如下：

计算出每人每日所需总热量，然后按每 90kcal 为 1 单位，将总热量折算成所需单位数，如 1200kcal 折算成 15 单位，1400kcal 折算成 18 单位等。

按食品交换表将患者所需"单位"折算为食品及各种营养素。谷类每 1 交换单位相当于大米或面粉 25g，瘦肉类 1 单位相当于 25 ～ 50g 瘦肉。依次进行各类食品的分配和计算很方便，而且有利于同类食品的交换选用。

结合食物的血糖生成指数和血糖负荷，此法最早应用于糖尿病的营养治疗领域，对控制饮食非常方便，通过在糖尿病食品交换份上进行适当的变换和改善，现已逐步在肥胖、痛风、慢性肾脏病等疾病的饮食指导中得到了进一步的应用。

### 四、食品安全常识

食品安全指食品无毒、无害，符合应当有的营养要求，对人体健康不造成任何急性、亚急性或者慢性危害。根据世界卫生组织的定义，食品安全是"食物中有毒、有害物质对人体健康影响的公共卫生问题"。食品安全也是专门探讨在食品加工、存储、销售等过程中确保食品卫生及食用安全，降低疾病隐患，防范食源性疾病的一个跨学科领域。QS 是食品"质量安全"的英文缩写，是食品质量安全市场准入标志，是质量标志，食品外包装上印有 QS 标志表明符合质量安全基本要求。

#### （一）预防食源性疾病的十项建议

1.不买不食腐败变质、污秽不洁及其他含有害物质的食品。

2.不食用来历不明的食品；不购买无厂名、厂址和保质期等标识不全的食品。

3.不光顾无证无照的流动摊档和卫生条件不佳的饮食店；不随意购买、食用街头小摊贩出售的劣质食品、饮料。这些劣质食品、饮料往往卫生质量不合格，食用会危害健康。

4.不食用在室温条件下放置超过 2 小时的熟食和剩余食品。

5.不随便吃野菜、野果。野菜、野果的种类很多，其中有的含有对人体有害的毒素，缺乏经验的人很难辨别清楚，只有不随便吃野菜、野果，才能避免中毒，确保安全。

6.生吃瓜果要洗净。瓜果蔬菜在生长过程中不仅会沾染病菌、病毒、寄生虫卵，还有残留的农药、杀虫剂等，如果不清洗干净，不仅可能染上疾病，还可能造成农药中毒。

7.不饮用不洁净的水或者未煮沸的自来水；水是否干净，仅凭肉眼很难分清，清澈透明的水也可能含有病菌、病毒，喝开水较安全。

8.直接食用的瓜果应用洁净的水彻底清洗并尽可能去皮；不吃腐烂变质的食物，食物腐烂变质，就会味道变酸、变苦，散发出异味，这是因为细菌大量繁殖引起的，吃了这些食物会造成食物中毒。

9.进食前或便后应将双手洗净；养成吃东西以前洗手的习惯。人的双手每天干这干那，接触各种各样的东西，会沾染病菌、病毒和寄生虫卵。吃东西以前认真用肥皂洗净双手，才能减少"病从口入"的可能。

10.在进食的过程中如发现感官性状异常，应立即停止进食。

### （二）读懂食品标签

食品标签是指预包装食品容器上的文字、图形、符号以及一切说明物。预包装食品是指预先包装于容器中，以备交付给消费者的食品。食品标签的必要内容有食品名称、配料表、固形物含量、指南、等级、产品标准号等，推荐内容有热量和营养素、批号和食用方法等。

在选购食品时，首先需要关注的就是生产日期和保质期，并不一定是生产日期越近越好，只要在保质期内就行。买食品不要囤在家里，如果买太多，很可能放在角落里根本想不起来，再长的保质期也没用。其次应该查看标签上有没有写保存条件，如果有特殊要求，比如冷藏，就需要按照它的要求存放，否则可能会提前变质。

配料表显示的是食品的生成原料和一些食品添加剂，如防腐剂、着色剂、甜味剂等。其实获得许可的食品添加剂的安全性很高，可以放心食用。配料表的作用是满足知情权，某些特殊疾病的患者需要关注，如苯丙酮尿症患者需要避免含阿斯巴甜这一甜味剂的食品，过敏体质的患者需要针对过敏原进行食品的筛选。最主要的是食品的营养素比例表，或者称为营养标签。

当然也有特殊情况，当食品包装面积很小的时候，可能只标示产品名称、净含量、生产者（或经销商）的名称和地址。食醋、食盐、固态食糖、味精、酒精度大于10%的酒类等个别品种可以不标保质期。

### （三）关注营养标签

食品营养标签是食品标签的重要内容，它显示了食品的营养特性和相关营养学信息，是消费者了解食品营养组分和特征的主要途径。一般来说，食品营养标签包括营养成分（营养信息）、营养声称和营养成分功能声称三大部分。营养成分包括但不限于能量、蛋白质、脂肪（饱和脂肪酸、不饱和脂肪酸）、碳水化合物、钠等营养成分的含量及其占日摄入量的百分比。营养声称包括：①营养素含量声称：指能量或者某营养素含量"高""富含""低""无"等的声称。②含量比较声称：指能量或者某营养素与基准食物或者参考数值相比"减少"或"增多"的声称。营养成分功能声称是指某营养成可以维持人体正常生长、发育和正常生理功能等作用的声称。

通过营养标签，可以快速获得单位质量食品所包含的营养素摄入量，为合理营养和平衡膳食提供了便利。

## 五、保健食品、功能食品知识和应用

### （一）保健食品

随着我国经济水平的提高和食品工业的发展，广大消费者的自我保健意识在不断增强，人们对食品的要求从吃饱、吃好到希望所摄取的食品对自身健康有促进作用，为适应这一变化，我国在 20 世纪 80 年代后期产生了保健食品。与此同时，亚健康，肥胖和糖尿病等慢性病，肿瘤等疾病的发生率越来越高，人们的保健意识随之提高，越来越多的人期望通过食用保健食品来改善健康状况。

国际上对保健食品并无统一的定义，纵观世界各国的情况，大致有以下几种称谓：在美国，保健类的相关产品被称作膳食补充剂（dietary supplement）；在澳大利亚，保健类的相关产品被称为补充医药产品（complementary medicines）；在欧共体与日本，称为特殊营养食品（complementary medicines）、功能食品（functional food）；在德国将这类食品称为改善食品（reform food）；我国称为保健食品（health-care food）。保健食品是指声称具有特定保健功能或者以补充维生素、矿物质为目的的食品，即适宜于特定人群食用，具有调节机体功能，不以治疗疾病为目的，并且对人体不产生任何急性、亚急性或者慢性危害的食品，正规外包装盒上标出天蓝色形如"蓝帽子"的保健食品专用标志，下方标注批准文号。与之对应的一般食品定义为：可供人类食用或饮用的物质，包括加工食品、半成品和未加工食品，不包括烟草或只作药品用的物质。保健食品有特定食用范围（特定人群），含一定量功效成分（生理活性物质），能调节人体机能，具有特定保健功能；而一般食品无特定适用人群，且不强调特定功能。

国家对保健食品的功能规定有 27 种，包括：①增强免疫力功能；②辅助降血脂功能；③辅助降血糖功能；④抗氧化功能；⑤辅助改善记忆功能；⑥缓解视疲劳功能；⑦促进排铅功能；⑧清咽功能；⑨辅助降血压功能；⑩改善睡眠功能；⑪促进泌乳功能；⑫缓解体力疲劳功能；⑬提高缺氧耐受力功能；⑭对辐射危害有辅助保护功能；⑮减肥功能；⑯改善生长发育功能；⑰增加骨密度功能；⑱改善营养性贫血功能；⑲对化学肝损伤有辅助保护功能；⑳祛痤疮功能；㉑祛黄褐斑功能；㉒改善皮肤水分功能；㉓改善皮肤油分功能；㉔调节肠道菌群功能；㉕促进消化功能；㉖通便功能；㉗对胃黏膜损伤有辅助保护功能。同时，在保健食品包装标签上不能含有或暗示具有治疗作用。凡是超过上述 27 种保健功能范围的宣传都是违法的。

### （二）功能食品

功能食品（functional food）是具有特定营养保健功能的食品，即适宜于特定人群食用，具有调节机体功能，不以治疗为目的的食品。功能性食品有时候也可称为保健食品，它是一种泛指，目前没有法律法规的确切定义和管理，更多用于学术与科研上，在我国目前存在一定的争议，大都参考国外的概念和分类。它的范围较保健食品更为广泛，包括：增强人体体质（增强免疫能力、激活淋巴系统等）的食品；防止疾病（高血压、糖尿病、冠心病、便秘和肿瘤等）的食品；恢复健康（控制胆固醇、防止血小板凝集、调节造血功能等）的食品；调节身体节律（神经中枢、神经末梢、摄取与吸收功能等）的食品和延缓衰老的食品。

功能食品可根据消费对象分类：①日常功能性食品，它是根据各种不同的健康消费群（如婴儿、学生和老年人等）的生理特点和营养要求而设计的，旨在促进生长发育、维持活力和精力，强调其成分能够充分显示身体防御功能和调节生理规律的工业化食品。②特种功能性食品，它着眼于某些特殊消费群的身体状况，强调食品在预防疾病和促进健康方面的调节功能，如减肥功能性食品、提高免疫调节的功能性食品和美容功能性食品等。

功能食品也可根据科技含量分类：①第一代产品（强化食品），它是根据各类人群的营养需要，有针对性地将营养素添加到食品中去。如各类强化食品及滋补食品，包括高钙奶、益智奶、鳖精、蜂产品、乌骨鸡、螺旋藻等。②第二代产品（初级产品），要求经过人体及动物实验，证实该产品具有某种生理功能。如三株口服液、脑黄金、太太口服液、恒宁固之宝等。③第三代产品（高级产品），不仅需要经过人体及动物实验证明该产品具有某种生理功能，而且需要查清具有该项功能的功效成分，以及该成分的结构、含量、作用机理、在食品中的配伍性和稳定性。如防感宝贝、鱼油、多糖、大豆异黄酮、辅酶Q10、纳豆、金御稳糖等。

### （三）选择保健食品时的注意事项

首先，保健食品有特定的适用人群，那么，什么样的人需要服用保健食品呢？①亚健康人群：介于健康与疾病之间的中间状态（亚健康状态）。②健康的特定人群：如儿童、孕妇、哺乳妇女、重体力劳动者等；在某些方面有特殊生理需求或物质需求的健康人群。③对某些患者的辅助医疗作用：如糖尿病的低糖食品等。④预防保健作用：保健食品不是特异性免疫制剂，但可提供一些保健功能，辅助预防某些疾病，比如膳食纤维调节肠道菌群功能。

其次，要正确认识保健食品。保健食品的定义在保健食品管理办法中已明确规定，把保健食品当作加药食品或食品与药品的中间产物是很不妥当的。而事实上在我国已批准的保健食品中，除加入药食两用品以外，有相当比例是加药食品，且90%以上的保健食品以药品中的胶囊、胶丸、片剂、口服液作为剂型，一些在短时间内不能通过药品审批的产品往往通过保健食品途径申请。胶囊、片剂等都是药品剂型，而不是传统的食品形式，也不具有食品的法定属性，缺少食品属性的保健食品的弊端是显而易见的，绝大多数不能作为普通食品食用，难以大众化，容易造成价格提高，客观上普通消费者无力消费。

最后，保健食品通过某些营养素、活性成分和功能因子等的作用对机体的健康有利，但不作为治疗疾病的手段。产品标明的保健功能应与食品药品监督管理部门批准确认的功能相一致；不得描述、介绍或暗示产品的"治疗"疾病作用。日常生活中的保健食品往往有夸大宣传甚至治疗疾病的作用，这是不科学和不合法的，民众应理性看待保健食品。

我国保健食品市场不规范，存在许多问题，主要有以下几个方面：一是保健食品法律法规不健全，严重影响对保健食品的监管。目前，《食品安全法》已经颁布实施，但仅明确了食品药品监督管理部门对保健食品实施严格监管，并未对保健食品生产、经营的监管做出明确规定，《保健食品监督管理条例》仍未出台，打击违法生产销售保健食品行为缺乏法律依据，严重影响了对保健食品的监管工作。二是非法添加化学药物问题严重。三是个别企业违规生产，委托加工漏洞多，存在安全隐患。四是保健食品虚假宣传问题严重。五是保健食品产业多、小、散、乱问题突出。六是非法经营的保健食品问题严重。七是品种清理规范不及时，导致市场上保健食品的名称、功能和批准文号标示杂乱，造成保健食品市场良莠不齐，给监管部门带来很多困扰。

保健食品产业是一个综合性产业，需要各部门密切配合，从学科发展来说，保健学科又是一门综合性学科，需要多学科携手合作。

# 第三节　身体活动与健康

## 一、身体活动概述

随着经济发展和科技进步，人们职业性、交通性及日常生活体力活动逐渐减少，而闲暇时参加体育锻炼的频率也非常低，身体活动总量大大减少，人类社会也从体力时代迈入脑力时代，2002年中国居民营养与健康状况调查显示我国居民的身体活动，以职业性为主，占身体活动总量的56.0%，但是绝大多数行业都不再以重体力活动为主，而是以低、中体力活动为主。在2012年中国居民营养与慢性病健康调查中，显示肥胖和慢性病的发病率显著上升，饮食和生活方式的改变是重要病因，其中调查显示成人经常锻炼率仅为18.7%，中青年人参与锻炼的比例低于老年人。身体活动不足与静态活动较多已经成为全球问题，是21世纪最重要的公共健康问题之一。研究表明，闲暇时无体力活动与冠心病、高血压、心力衰竭、2型糖尿病、骨关节疾病、癌症等慢性疾病的发生风险及死亡率增加有关，缺乏身体活动被WHO认为是造成人类死亡的第四位危险因素。

近年来，各个国家卫生部门和专家组织开始提倡新的健康理念，为了提高全民身体活动水平进行了大量的尝试，倡导人们更加注重生活质量，认知到运动是提高大众健康水平，延缓衰老，防治心血管疾病、神经退行性疾病、糖尿病、肥胖等不可缺少的重要手段。相反，静式生活方式（sedentary lifestyle）被证明与多种慢性疾病的发生密切相关，He等对123万中国人进行长达9年的纵向研究，结果表明中国人有6.8%的死亡与体力活动不足有关。为此各国都为促进身体活动，降低群体和个人慢性病的发生和进展，制定了一系列的指南和标准，用于指导公众通过身体活动促进健康，例如美国 2008 年颁布的《美国体力活动指南（2008）》，日本 2006 年颁布的《运动指南（2006）》，我国也在 2012 年颁布了《中国成人身体活动指南（试行）》，除此之外，在一些临床诊疗指南中，已纳入身体活动指导作为治疗糖尿病、代谢综合征、肥胖、肿瘤、骨关节疾病等的重要手段。

身体活动（physical activity，PA）指由于骨骼肌收缩产生的机体能量消耗增加的活动，贯穿整个生命过程。进行身体活动时，人体的反应包括心跳、呼吸加快、循环血量增加、代谢和产热加速等，这些反应是身体活动产生健康效益的生理基础。身体活动对健康的影响取决于它的方式、强度、时间、频度和重量。现有的证据显示：①平常缺乏身体活动的人，如果能够经常（如每周 3 次以上）参加中等强度的身体活动，其健康状况和生活质量都可以得到改善。②强度较小的身体活动也有促进健康的作用，但产生的效益相对有限。③适度增加身体活动量（时间、频度、强度）可以获得更大的健康效益。④不同的身体活动形式、时间、强度、频度和总量促进健康的作用不同。

## （一）身体活动的分类

身体活动可以有多种分类方法。从医学和促进健康的角度，通常按日常活动和能量代谢分类。

**1. 按日常活动分类**　分为职业性身体活动、交通往来身体活动、家务性身体活动、运动锻炼身体活动。人的职业活动、交通往来和家务劳动中的身体活动，与个人的生活状态密切相关，有效地增加了活动总量。但是随着经济的发展和技术的进步，使得生活更为简单，现代化的产品替代和节省了人们的活动量。运动锻炼身体活动是指上述三类活动之外有计划、有目的地进行的身体活动，由于其他活动来源的持续减少且难以逆转，运动健身显得弥足珍贵，应该得到大力倡导和鼓励。

**2. 按能量代谢分类**　人体通过营养物质的摄入和能量消耗来维持能量代谢的平衡。能量消耗途径主要包括基础代谢、身体活动和食物热效应三个方面，其中身体活动是能量代谢途径中可变性最大的部分，可以分为有氧代谢运动和无氧代谢运动。

有氧运动是指躯干、四肢等大肌肉群参与为主的、有节律、时间较长、能够维持在一个稳定状态的身体活动（如长跑、步行、骑车、游泳等）。这类活动形式需要氧气参与能量供应，以有氧代谢为主要供能途径，也叫耐力运动。它有助于增进心肺功能、降低血压和血糖、增加胰岛素的敏感性、改善血脂和内分泌系统的调节功能，能提高骨密度、减少体内脂肪蓄积、控制不健康的体重增加。如以每小时 4km 的中等速度步行、每小时 12km 的速度骑自行车等均属于有氧运动。

无氧运动是指肌肉在"缺氧"的状态下高速剧烈的运动。无氧运动大部分是负荷强度高、瞬间性强的运动，所以很难持续长时间，而且疲劳消除的时间也慢。由于速度过快及爆发力过猛，人体内的糖分来不及经过氧气分解，而不得不依靠"无氧供能"。这种运动会在体内产生过多的乳酸，导致肌肉疲劳不能持久，运动后感到肌肉酸痛，呼吸急促。其实是酵解时产生大量丙酮酸、乳酸等中间代谢产物，不能通过呼吸排除。这些酸性产物堆积在细胞和血液中，就成了"疲劳毒素"，会让人感到疲乏无力、肌肉酸痛，还会出现呼吸、心跳加快和心律失常，严重时会出现酸中毒和增加肝肾负担。

**3. 按生理功能和运动方式分类** 分为关节柔韧性活动、抗阻力活动（progressive resistance exercise，PRE）、身体平衡和协调性练习。关节柔韧性活动指通过躯干或四肢的伸展、屈曲和旋转，锻炼关节的柔韧性和灵活性，能量消耗较小。抗阻力活动是一种肌肉对抗阻力的重复运动，主要目的是训练人体的肌肉和力量，传统的抗阻力训练有俯卧撑、深蹲起、哑铃、杠铃等项目，过程中依赖于无氧代谢功能。身体平衡和协调性练习是指改善人体平衡和协调性的组合活动，包括体操、太极拳、舞蹈等。

### （二）身体活动强度

身体活动强度（intensity）指单位时间内身体活动的能耗水平或对人体生理刺激的程度，分为绝对强度（物理强度）和相对强度（生理强度）。

绝对强度是指一种身体活动的绝对物理负荷量，而不考虑个人的生理承受能力，例如有氧运动时，每千克体重每分钟耗氧量。代谢当量（metabolism equivalent，MET，梅脱）指相对于安静休息时身体活动的能量代谢水平，1 梅脱相当于每分钟每千克体重消耗 3.5mL 的氧，或每千克体重每小时消耗 1.05kcal（44kJ）能量的活动强度，即 1MET=1.05kcal/（kg·h）。代谢当量是当前国际上反映活动强度的常用单位，一般以大于等于 6 梅脱为高强度；3 ～ 5.9 梅脱为中等强度；1.1 ～ 2.9 梅脱为低强度。

相对强度属于生理的范畴，更多考虑了个体生理条件对某种身体活动的反应和耐受力，包括心率、耗氧量、自觉疲劳程度（也称自我感知运动强度，ratings of perceived exertion，RPE）。当人体剧烈运动时，人体消耗的氧量和心率可达极限水平，此时的耗氧量称为最大耗氧量，相应的心率即为最大心率。最大心率 =220- 年龄。一般认为当心率达到最大心率的 60% ～ 75% 时，身体活动水平达到了中等强度。自觉疲劳程度是以受试者自我感觉来评价运动负荷的心理学指标，可通过 0 ～ 10 级 RPE 量表评估，由低到高分别为休息状态至非常疲惫，中等强度表现为自觉舒适，微微出汗，不易疲劳。

综上所述，代谢当量、最大耗氧量和最大心率百分比均可用来评价身体活动的强度，实际中可根据具体情况选择，而自我感知运动强度更侧重于考虑个体的差异性，可供人们把握活动强度时参考。

国内外的研究、政策和指南建议均将中等强度作为有益健康的身体活动水平，强调中等强度身体活动有利于提高公众的依从性和宣传政策的推广性，提高社会总体的活动水平；但对于有条件的个体，高强度的体育锻炼仍是非常推荐的；高强度的身体活动，会显著提高心血管事件和外伤事件的发生，因此身体活动因考虑个体差异，利用相对强度（心率和 RPE）评价身体活动强度，循序渐进，持续运动。

### （三）身体活动时间

身体活动时间是指进行一次活动所持续的时间，常以分钟表示。身体活动时间的累积是指为达到某种身体活动目标时间，将一定时间内每一次特定的身体活动时间进行合计，例如每周慢跑 150 分钟。

基于健康目标的不同，身体活动与健康的剂量效应关系和强调的活动时间、强度也不同。30 分钟中等强度活动对健康的作用（如心血管病、糖尿病等）得到了大量的研究结果支持，而且延长活动时间可以获得更大的健康效益。

### （四）身体活动频度

身体活动频度是指一段时间内进行身体活动的次数，通常以周为单位。身体活动的健康效应有赖于活动的持续性，经常参加中等活动强度身体活动的群体具有更低的慢性病发病率，因此建议成年人每天均需要中等强度的有氧活动，而强度大的跑步、篮球、游泳等，频度则建议每周 3 次。身体活动频度可结合锻炼的累积时间，不要求每次活动的时间完全一致。

### （五）体适能

体适能（physical fitness）与传统的"体质""身体素质"的概念类似，是指人体所具备的有充沛的精力从事日常工作（学习）而不感疲劳，同时有余力享受休闲活动和适应突发事件的能力，是健康相关（health-related）、技能相关（skill-related）和代谢相关（metabolic-related）的多方面参数的综合。体适能的提高有赖于运动锻炼，如敏捷训练、力量训练、爆发训练、强化身体体能。

加强身体活动及体适能水平对机体健康有益，而且体适能强调了运动的目的在于身心健康，而不是为运动而运动，或为完成任务而运动。

## 二、身体活动总量与健康

2007 年由卫生部（现国家卫生健康委员会）和国家疾控中心倡导全民健康生活方式行动，首先提出"每日 1 万步，吃动两平衡，健康一辈子"的健康理念，以期望通过改善居民的饮食和运动，提高全民健康水准。该理念指出中国人活动总量追求每日 10000 步的目标。当然每个人都应根据自己的情况确定一个运动总量的目标，使身体达到一种健康的平衡状态。由于个人健康、体质、能力和其他条件的不同，日常活动少或体质差的人可以从 6000 步的目标开始，而普通人则推荐维持在 6000 步以上的水平。少于每天10000 步的运动也有保护健康的作用；而大于每天 10000 步的运动量，在适度的前提下，可获得更多的健康促进效益。因此，选择个人运动量的原则是动则有益，多动更好。这里的运动包括日常生活中所有的身体活动量：①日常生活和工作中的活动，如拖地板、搬东西。②步行或骑自行车出行往来，包括上下楼梯。③体育锻炼，如跑步、游泳。

健康效应依赖于身体活动总量（运动强度、持续时间和运动频率的综合），即两者间存在量效关系（dose—response relationship）。身体活动总量是个体活动强度、频度、每次活动持续时间以及该活动计划历时长度的综合度量，上述变量的乘积即为身体活动总量，由于关节柔韧性练习的强度低，无法记入身体活动总量。身体活动总量是决定健康效益的关键，概括总结为三方面：中小运动量即可使运动不足者的某些健康指标明显改善；运动量与肥胖控制、某些疾病死亡率和发病率存在线性关系；运动量达到一定水平时才使某些健康指标的改善获得效果，而运动不足或过多均对健康产生不利影响。故体力活动时应同时注意运动量、健康效应与运动损害的平衡点。

基于健康促进和减少慢性病发生的目的，美国、加拿大、欧洲国家、日本、中国等均长期关注体力活动与健康。在测试体力活动、评价体适能和制定合理、科学的健康指南等方面做了前瞻性的研究。一致推荐的体力活动建议为：每天进行 30 分钟、每周 ≥ 5 次的中等强度体力活动，是维持健康的最低体力活动量。

## （一）有体力活动比没有强

最缺乏活动的人群一般来说具有最高的健康风险。虽然能够减少健康风险所需要的最少运动量究竟是多少仍然不太清楚，但越来越多的证据显示每周参加不足 1 小时的中等强度的体力活动也可以减少全死因风险和冠心病的发生率，较少的活动量和活动强度所带来的健康收益少于较多的活动量和活动强度。

## （二）更多的体力活动将带来更多的健康收益

强有力的证据显示每周参加中等强度到大强度活动达到 150 分钟以上的人群将获得更多的健康收益，这些收益包括：预防慢性疾病发生，改善疾病的生物学标志，保持健康的体重等。然而，有一些研究显示在预防慢性疾病和减少全死因方面，呈现曲线相关，这意味着随着体力活动量的增加，健康收益的绝对增加呈现越来越少的趋势。10 分钟以上的中等强度有氧活动和中等负荷的肌肉力量训练应作为身体活动总量的主要内容。根据目前的科学证据，对有益健康的身体活动总量，强调身体活动强度应达到中等及以上，频度应达到每周 3 ～ 5 天。

## （三）大强度体力活动带来的健康收益

强有力的证据显示相比中等强度的活动，活动强度的增加将带来更多的健康收益，这些收益主要是在体适能方面。然而，需要注意的是在观察性研究和实验性研究中，活动强度的增加通常伴随活动量的增加，很难区分到底是强度起作用还是活动量起作用。

## （四）过量运动的不利影响

与运动相关的不良事件比如肌肉骨骼损伤是很常见的，但通常低、中等强度运动发生的损伤都是很轻微的。总体来说，规律的体力活动带来的健康收益远远超过其带来的风险。多数研究表明体力活动带来的肌肉骨骼损伤或者猝死的风险只有在高强度活动时才需要进行评估，例如跑步、竞技运动、军事训练等。受伤风险在对抗性、接触性运动中发生率较高，而在非接触性、非力量对抗性运动中发生率较低，步行、园艺、舞蹈、游泳和高尔夫运动受伤率最低。在适应了一定运动量后再增加运动量时，肌肉骨骼受伤的可能性相比突然增加运动量小。对于突发性心脏意外，运动强度可能比运动频率、运动时间更重要。

日常生活中的身体活动,包括家务劳动,降低疾病风险的有力证据还不多,但增加这些活动可以增加能量消耗,不仅有助于体重的控制,对老年人而言,适当的活动对改善健康和生活质量也有作用。

### 三、有益健康的身体活动推荐量

#### (一)推荐量

合理选择有益健康的身体活动量(包括活动的形式、强度、时间、频度和总量),应遵循以下四项基本原则。

**1.动则有益** 对于平常缺乏身体活动的人,只要改变静态生活方式、增加身体活动水平,便可使身心健康状况和生活质量得到改善。

**2.贵在坚持** 机体的各种功能用进废退,只有经常锻炼,才能获得持久的健康效益。

**3.多动更好** 低强度、短时间的身体活动对促进健康的作用相对有限,逐渐增加身体活动的时间、频度、强度和总量,可以获得更大的健康效益。

**4.适度量力** 多动更好应以个人体质为度,且要量力而行。体适能差的人应从小强度开始锻炼,逐步增量;体适能好的人则可以进行活动量较大的体育运动。

以一周为时间周期,合理安排有氧运动、体育文娱活动、肌肉关节功能活动和日常生活工作中的身体活动内容,成人身体活动推荐建议如下。

(1)每日进行6～10千步当量身体活动

人体各种身体活动的能量消耗量可以用千步当量数值来统一度量,即以千步当量作为尺子,如以4km中速步行10分钟的活动量为1个千步当量,其活动量等于洗盘子或熨衣服15分钟或慢跑3分钟。千步当量相同,其活动量即相同。

表 6-2　完成相当于 1 千步当量的中等强度活动所需时间

| 活动项目 | | 强度 4 梅脱 | 千步当量 时间(分钟) | 强度分类 |
|---|---|---|---|---|
| 步行 | 4km/h,水平硬表面;下楼;下山 | 3.0 | 10 | 中 |
| | 4.8km/h,水平硬表面 | 3.3 | 9 | 中 |
| | 5.6km/h,水平硬表面;中慢速上楼 | 4.0 | 8 | 中 |
| | 6.4km/h,水平硬表面;0.5～7kg 负重上楼 | 5.0 | 6 | 中 |
| | 5.6km/h 上山;7.5～11kg 负重上楼 | 6.0 | 5 | 高 |
| 自行车 | ＜12km/h | 3.0 | 10 | 中 |
| | 12～16km/h | 4.0 | 8 | 中 |
| | 16～19km/h | 6.0 | 5 | 高 |

续表

| 活动项目 | | 强度 4<br>梅脱 | 千步当量<br>时间（分钟） | 强度分类 |
|---|---|---|---|---|
| 家居 | 整理床铺；搬桌椅 | 3.0 | 10 | 中 |
| | 清扫地毯 | 3.3 | 9 | 中 |
| | 拖地板；吸尘 | 3.5 | 8 | 中 |
| | 和孩子游戏；中度用力（走/跑） | 4.0 | 7 | 中 |
| 文娱活动 | 舞厅跳舞（如华尔兹、狐步、慢速舞蹈）、排球练习 | 3.0 | 10 | 中 |
| | 早操、工间操、家庭锻炼，轻或中等强度 | 3.5 | 9 | 中 |
| | 乒乓球练习、踩水（中等用力）、太极拳 | 4.0 | 8 | 中 |
| | 跳绳、羽毛球练习、高尔夫球、小步慢跑、舞厅快舞 | 4.5 | 7 | 中 |
| | 网球练习 | 5.0 | 6 | 中 |
| | 一般健身房练习、集体舞（骑兵舞、邀请舞）、起蹲 | 5.5 | 5 | 中 |
| | 起跑结合（慢跑成分少于10分钟）、篮球练习 | 6.0 | 5 | 高 |
| | 慢跑、足球练习、轮滑旱冰 | 7.0 | 4 | 高 |
| | 跑（8km/h）、跳绳（慢）、游泳、滑冰 | 8.0 | 4 | 高 |
| | 跑（9.6km/h）、跳绳（中速） | 10.0 | 3 | 高 |

健康成人的每日身体活动量应达到 6～10 个千步当量，至少包括 4～6 个千步当量中等强度有氧运动。千步当量可以用于度量能量消耗，各种身体活动的能量消耗都可以用千步当量数结合体重和活动时间来计算。1 个千步当量身体活动约消耗能量 22 千焦/千克体重（0.525 千卡/千克体重）。

（2）经常进行中等强度的有氧运动

有氧运动是促进心血管和代谢系统健康不可或缺的运动形式，但要求活动强度至少达到中等，才能获得健康效益。人们日常活动的强度大多较低。中等强度活动对心肺和血管增加适度的负荷，可起到锻炼和改善其功能的作用。

按照物理强度计算，推荐身体活动量达到每周 8～10 代谢当量小时（梅脱·小时），8 梅脱·小时相当于以每小时 6～7km 速度慢跑 75 分钟，10 梅脱·小时相当于以每小时 5～6km 速度快走 150 分钟。

若用千步当量（以每小时步行 4km 的速度步行 10 分钟）作为参照单位，则 8～10 梅脱·小时相当于 24～30 个千步当量。

中等强度的有氧运动，以相对强度度量为主，体适能高者可以选择较高的运动强度和活动总量，以获得更好的健康效益；频度以每天进行为佳，间断不应超过 2 天，每周达到 5～7 天；建议每次活动时间达到 10 分钟以上，总时间可以累积。

表 6-3　不同活动完成 8 梅脱·小时（24 个千步当量）所需时间

| 活动项目 | | 强度 4 梅脱 | 完成 24 个千步当量时间（分钟） | 活动能量消耗（kcal/10min） |
|---|---|---|---|---|
| 步行 | 4.8km/h，水平硬表面 | 3.3 | 218 | 24.2 |
| | 5.6km/h，水平硬表面；中慢速上楼 | 4.0 | 180 | 31.5 |
| | 6.4km/h，水平硬表面；0.5～7kg 负重上楼 | 5.0 | 144 | 42.0 |
| | 5.6km/h 上山；7.5～11kg 负重上楼 | 6.0 | 120 | 52.5 |
| 骑车 | 12～16km/h | 4.0 | 180 | 31.5 |
| | 16～19km/h | 6.0 | 120 | 52.5 |
| 文娱活动 | 早操、工间操 | 3.5 | 206 | 26.3 |
| | 乒乓球练习、踩水（中等用力）、太极拳 | 4.0 | 180 | 31.5 |
| | 羽毛球练习、高尔夫球 | 4.5 | 160 | 36.8 |
| | 网球练习 | 5.0 | 144 | 42 |
| | 一般健身房练习、集体舞（骑兵舞、邀请舞） | 5.5 | 131 | 47.3 |
| | 起跑结合（慢跑成分少于 10 分钟）、篮球练习 | 6.0 | 120 | 52.5 |
| | 慢跑、足球练习、轮滑旱冰 | 7.0 | 103 | 63 |
| | 跑（8km/h）、跳绳（慢）、游泳、滑冰 | 8.0 | 90 | 73.5 |
| | 跑（9.6km/h）、跳绳（中速） | 10.0 | 72 | 94.5 |

（3）日常生活"少静多动"

日常活动是一个人身体活动总量和能量消耗的重要组成部分。日常居家、交通出行和工作中，有意安排尽量多的步行、上下楼和其他消耗体力的活动，培养和保持少静多动的生活习惯，有助于保持健康体重。短时间的步行、骑车和上下楼梯等达到中等强度的活动也有锻炼心血管功能的作用。

日常家居、工作和出行有关的各种活动可以根据能量消耗折算成千步当量（表6-2），这些活动的千步当量数可以累加计算总的活动量。

（4）积极参加体育和娱乐活动

身体活动不仅是重复的体力活动，还包括各种比赛、舞蹈、秧歌和广播操等，更易于推广和执行。比如广播体操在学校的执行，也鼓励广大企事业单位在每天上午 10 点和下午 3 点倡导广播体操。长期坚持参加广播体操，通过身体协调性、关节柔韧性练习和一定的肌肉负荷，可以明显提高机体的体适能。

个人参加体育文娱活动需要机构组织、俱乐部和单位的支持，既可在参与和学习中逐渐培养个人兴趣爱好，又起到了锻炼身体的作用，应该得到相应的政策支持。

（5）维持和提高肌肉关节功能

随着年龄的增加和身体活动的减少，肌肉和关节功能会明显降低，存在典型的"用进废退"，身体活动的重要内容之一就是保障肌肉和关节的功能，主要包括两类，一是特定的基础锻炼，以抗阻力活动、关节柔韧性练习为主；二是结合日常生活所设计的功能性练习，如上下台阶、蹲起、转体、抬拾重物等。

抗阻力活动多是对抗阻力的重复运动，多以重复 8 ～ 20 次为适宜水准，根据个人体适能的差异来调整。抗阻力活动多含无氧运动，容易疲劳和中断，强调劳逸结合，频度以每周 3 次为宜，隔日进行。

### （二）特殊人群的运动建议

我国运动指南对成年人和老年人的体力活动建议进行了详细的说明，对于儿童、青少年、孕期、残障人士以及一些疾病群体的体力活动指导没有进行统一的指导说明，除糖尿病、骨质疏松等疾病（参考《中国糖尿病运动治疗指南》）外，其余体力活动相关的国内基础研究较少，主要依赖国外的研究建议、疾病防治指南（如《美国肿瘤学会营养与运动预防癌症指南》）和《2008 美国体力活动指南》提出的相关建议，在身体活动的健康目标，活动形式、时间、强度、频度、总量和安全性上有不同的侧重，在此不再展开叙述。

### 四、身体活动干预

科学研究证明，有益健康的身体活动必须适度。适度的含义包括个体身体活动的形式、时间、强度、频度、总量及注意事项等具体计划和实施。世界卫生组织（WHO）于 1969 年起开始采用运动处方这一名词，并在国际上得到认可。运动处方是根据病程、严重程度、并发症等，综合考虑年龄、家庭状况、运动习惯、文化背景等多种因素，用处方的形式制订的贯穿治疗全程的系统化、个体化运动方案。运动处方像药物处方一样，是医师根据个人的健康和身体功能状况，运动项目的特点进行研究，开出适合个人的运动项目、运动强度、运动时间和频率的带诊断性的处方。运动处方应考虑运动的安全性、运动后的效果，身体功能的维持和提高，应有相应的实施程序和注意事项。运动锻炼有助于促进健康、预防疾病，但安排不当也有发生意外伤害的风险。因此要权衡利弊，采取措施保证最大利益的实现，也就是实施适合自己的活动计划。在实施过程中，要加强管理和及时采取措施控制风险。

### （一）运动干预的适用群体

身体活动干预有相应的适应证和禁忌证，在对不同的患者进行干预前，均需评估病情和身体状况。适用群体：绝大多数的非重症患者、慢性病患者以及健康、亚健康状态的人，重点在于选择合适强度的运动，伴有明显禁忌证者应警惕，比如糖尿病患者的运动干预是必要且有益的，但是血糖控制极差出现酮症，或者消瘦且常发低血糖者，运动干预就需要停止了。患有下列病症者应避免身体活动：急性感染、酮症酸中毒、肝肾功能衰竭、严重视网膜病变、重度心脑血管疾病等；运动时伴有胸痛、气闷、气喘等现象亦不宜运动。

运动治疗实施前，在专业队伍指导下进行个体化运动评估、系统的身体检查，包括：医学评估（含病史、体格检查及治疗手段）、运动基础状况评估、日常运动状态评估、运动可行性评估、并发症的有无。了解和评估个体的心肺功能、有氧运动能力和体适能：最大耗氧量、最大心率和最大代谢当量，可依赖运动平板实验（Bruce 方案或 Naughton 方案）测定，最大心率可用 220- 年龄来推算。符合运动干预的患者，需先评估当前状态的个人身体活动能力和运动基础，以便进行个体化的指导。智能手机、手环等设备的出现可以方便地记录每天的活动步数，基于每天平均的步数可以对身体活动水平进行判断。

静态：每天步行少于 5000 步。

低：每天步行 5000 ～ 7500 步。

中（较活跃）：每天步行 7500 ～ 10000 步。

较高（活跃）：每天步行 10000 ～ 12500 步。

高（高度活跃）：每天步行＞ 12500 步。

做好评估是运动干预顺利实施的基础。

在运动处方的实施过程中，每一次训练课都应包括三个部分，即准备活动部分、基本部分（按运动处方具体实施）和整理活动部分。按处方训练一段时期（数周或数月）后，重复接受身体检查，以评定运动效果，遵循由少至多、由轻至重、由简至繁、周期性、适度恢复等原则，适当调整以制订下一阶段的运动处方。

## （二）运动干预的制订和实施

**1. 运动锻炼期的目的**　一般是根据锻炼所要达到的要求进行设计。锻炼的目的一般为：①保持现有的体能状况。②增强现有的体能状况。③增强肌肉的肌力和改善关节活动度。④增加热能的消耗，促进脾胃消化功能或达到减肥减重的目的。⑤调节心理紧张度，平衡心理。⑥调节身体的激素分泌情况和增强免疫功能。⑦治疗和康复各种慢性疾病。

**2. 运动项目**　最好的运动方式是个体喜欢并能坚持下去的，制定活动的目标在于量化后的活动总量达到目标。①按年龄性别分：中年人的运动处方，老年人的运动处方，儿童少年的运动处方，妇女的运动处方。②按疾病类型分：心血管疾病的运动处方，肺部疾患的运动处方，肥胖和代谢性疾病的运动处方，糖尿病的运动处方，骨质疏松的运动处方，肩周炎颈椎病的运动处方，骨关节炎的运动处方，电脑综合征防治的运动处方，癌症患者康复的运动处方等。

一般可根据病情和目的需要选择有氧健身运动、伸展牵拉运动和抗阻力量练习中的一种为主，辅以其他形式的锻炼。有氧运动主要是针对心肺功能及其他内脏器官疾患者，保持和提高这些器官的功能贮备和改善全身的代谢状况。以伸展牵拉运动为主的处方主要是针对骨伤后和神经肌肉障碍为主的患者，其目的是改善关节和肌肉运动范围。力量练习则是以增强骨骼肌的力量和耐力为目的，主要针对损伤后长期卧床肌萎缩、肌无力或损伤后需要恢复特殊的工种和工作能力，如驾驶员车祸伤后，需要恢复上肢掌握方向盘操纵杆的肌力，或下肢蹬踩离合器、制动器的能力等。采取哪一种形式的运动最为合适，这取决于运动锻炼者的健康状况、锻炼目的、环境条件、个人爱好等。

低强度身体活动可以将步行作为首选，是较安全的运动方式，步行的正确姿势：保持抬头、挺胸、收腹，以免因驼背导致背部肌肉疲劳。

中等强度身体活动水平的运动是应用较为广泛的：慢跑、做有氧操、打乒乓球或羽毛球等。

高强度身体活动水平和体能较好者：游泳、打网球。

**3. 运动强度** 运动强度的安排是体现运动处方科学性、针对性和安全性的重要部分，其是指用于运动时消耗的能量和功率大小，目前一般用耗氧量的绝对值（$VO_2$）或相对值（$\%VO_{2max}$）来表示，西方国家有的用梅脱数（METS）表示。由于耗氧量、最大吸氧量需要专门的仪器设备来测定评估，在我国的基层单位难以实施。一般情况下心率与 $VO_2$ 呈线性相关，而心率通过脉搏又容易测得，故可选择心率作为运动强度的指标。另外还有 Karvoner 法，即心率贮备法，具体是采用靶心率（THR），而靶心率 = [（最大心率 - 休息心率）× 运动强度] + 休息心率。

确保锻炼安全有效，运动强度必须控制在已确定的有效范围之内，> 80% 最大摄氧量（$VO_{2max}$）的运动存在一定危险性；< 50%$VO_{2max}$ 的运动对老年人和心脏病患者适宜。中等身体活动适宜的评价标准：运动时心跳和呼吸加快，但呼吸不急促；能持续运动 30 分钟，微微出汗，感觉疲劳但仍能坚持运动；第二日起床后无疲劳感。个人体质不同，所能承受的运动负荷也不同，根据自己的感觉判断运动强度更方便实用。中等强度活动的自我感觉有：心跳和呼吸加快，用力但不吃力，可以随着呼吸的节奏连续说话，但不能放声歌唱，如尽力快走时的感觉。实践中，常用自我感知运动强度量表评价主观运动强度。

运动强度原则上要达到或超过患者习惯运动的强度，否则难以增强和维持体能、关节运动幅度和肌力。加拿大运动医师建议一般人的运动强度在 60% ~ 70% $VO_{2max}$。并要制定运动强度的上限和下限，比如 60% ~ 80% $VO_{2max}$，其下限是 60% $VO_{2max}$，上限是 80% $VO_{2max}$。下限是激发运动者增加体能功能贮备的最低运动强度，上限是保证患者安全的限度。

**4. 运动频率** 即每周应达到靶心率锻炼的次数。文献提示每周 2 天的康复锻炼可以保持机体的现有功能贮备，而每周 3 天、4 天的锻炼，才能提高机体的功能贮备，对以健身为目的的锻炼程序，最好的安排是中等强度的运动，每次持续 20 ~ 30 分钟，每周 3 ~ 4 次为宜。不同疾病的运动频率要求也不同，糖尿病患者建议 3 ~ 7 次 / 周。如果每次的运动量较大，可间隔一两天，如果每次运动量较小且身体允许，则坚持 1 次 / 天最为理想。

**5. 运动持续时间** 低强度、长时间的运动可以收到与高强度、短时间运动同样的效果。运动强度较大时，持续时间应相应缩短，适于年龄小、病情轻、体力好的患者；强度较小时，持续时间则适当延长，适于年老者和肥胖患者。每次锻炼心脏功能应达靶心率，并持续 15 ~ 20 分钟，才会对心肺功能乃至关节肌肉产生良好的影响，保持和改善人体功能的贮备量。所以每次锻炼应以能持续 20 ~ 30 分钟来设定强度。

**6. 运动反应评估和调整身体活动计划**　患者开始运动时应按照目前身体水平，循序渐进，逐渐增加运动强度和运动量，运动处方应该是动态的，随时可调整，第一张运动处方适用 1～2 周就应该开始调整，2～3 个月后可以相对固定。

综上所述，在制订个人运动计划时，应包括以下几方面内容：客观了解个人和环境信息，科学制定阶段性运动目标，合理选择搭配运动的形式，适度可行的运动强度、时间，循序渐进的运动计划进度，合理预防运动意外和伤害。

运动锻炼的风险与效益并存。确定个体活动量应权衡利弊，要采取措施取得最大利益。这些措施包括制订合理的身体活动计划、活动过程中采取安全措施、定期进行健康评估等。

目前，在我国能开出和执行严格正规的运动处方的医疗单位尚不普及，而更多的医师是以建议或委托的形式向患者或其家属提出建议和委托事项、注意事项，一般都以口嘱的形式进行，无严格的执行程序和要求，然而受患者及其家属的自觉性、认识程度，以及环境、条件等的影响，运动干预的实施和效果受到很大限制。

# 第四节　睡眠与健康

## 一、睡眠概述

### （一）睡眠相关概念

**1. 睡眠的定义**　睡眠是高等脊椎动物周期性出现的一种自发的和可逆的静息状态，表现为机体对外界刺激的反应性降低和意识的暂时中断，是动物生理活动的必要过程。我们经常觉得睡着的人是静止的、被动的，实际不然，如果在一个人睡眠时给他做脑电图，我们会发现，人在睡眠时脑细胞发放的电脉冲并不比觉醒时减弱，这证明大脑并未休息。

**2. 正常睡眠的特点**　感觉与反射的兴奋阈增高；意识不清晰，对外界事物不能认识。

**3. 睡眠周期**　整个睡眠过程的 7～8 小时中，包含 4～5 次反复的周期，每一个周期包含非快速动眼期（non-rapid-eye-movement，NREM）及快速动眼期（rapid-eye-movement，REM）。

人类的睡眠周期为 90 分钟，正常睡眠中有 4～5 个 90 分钟，90 分钟又可分为 5 个阶段。

（1）非快速动眼期　又称平稳的睡眠状态。分为浅睡期（NREM Ⅰ）、深睡期（NREM Ⅱ）、熟睡期（NREM Ⅲ）、沉睡期（NREM Ⅳ）。

（2）快速动眼期　又称变动的睡眠状态。正常人每晚平均 7～8 小时睡眠中有 4～5 个睡眠周期，越接近睡眠末段，REM 所占的时间比例越长，NREM 相对缩短。

### （二）影响睡眠的因素

**1. 性别**　部分育龄妇女的睡眠受月经周期影响。怀孕妇女在孕期前 3 个月可能受黄体激素分泌增加影响而使沉睡期缩短；更年期妇女若在夜间出现潮热或盗汗症状会使睡眠受干扰。

**2. 年龄**　随着年龄的增长，睡眠型态与特征会随之变短。0 到 5 岁，每天睡 12 小时以上；5 岁以上到 12 岁每天睡 10 ～ 11 小时；12 岁以上到 18 岁每天睡 9 小时左右；成年人每天睡 7 ～ 8 小时。

**3. 生理时钟**　因旅行时差、外在环境而改变，例如轮班、搭乘飞机旅游的时差问题或住院。

**4. 睡眠习惯**　不同的社会族群有其不同的生活作息文化，例如我国人有午后小睡的习惯；个人睡眠习惯，例如喝牛奶、抱枕头等。

**5. 生活型态**　生活过于平淡、缺乏挑战性、少运动、睡前从事剧烈运动等。

**6. 化学物质**　酒精会干扰 REM 睡眠，初期可促进睡眠，后半夜则出现抑制睡眠。咖啡因饮料会刺激中枢神经而干扰睡眠。烟草中的尼古丁虽有提神作用，但睡前使用则有碍入眠。

**7. 内在心理因素**　与心理、社会有关，例如家庭和学校的压力、突然改变的生活步调及不适应的生活事件等。焦虑与忧虑亦会干扰睡眠，焦虑会增加肾上腺素在血中的浓度而刺激交感神经，进而造成 NREM 第四阶段睡眠缩短而呈现清醒状态。

**8. 物理因素**　噪声、过冷或过热、光线太亮及睡眠环境改变。

**9. 生理状况**　各种不同的身体疾患，只要出现疼痛及任何不适皆能影响睡眠。如关节炎、外伤、术后疼痛、心绞痛。

**10. 疲倦**　若处于中度疲倦可获得安稳睡眠，若过度疲倦则第一阶段的 REM 睡眠缩短。

**11. 疾病**　高热、炎症反应、疼痛等。

**12. 饮食**　如牛奶、奶酪、牛肉等。

**13. 其他精神疾病**　焦虑、神经官能症、精神分裂、忧郁等症状。

### （三）良好睡眠的标准

1. 入睡快，10 ～ 15 分钟即可入睡。

2. 睡眠深不易惊醒，醒后 5 分钟又能入睡。

3. 睡眠时无噩梦、惊梦等现象，猛醒后很快忘记梦境。

4. 起床后精神好，无疲劳感。

5. 白天头脑清醒，工作效率高，不困倦。

## 二、睡眠质量与健康

### （一）睡眠对健康的促进作用

**1. 消除疲劳，恢复体力**　睡眠是消除身体疲劳的主要方式。在睡眠期间胃肠道及其他有关脏器合成并制造人体的能量物质，以供活动时用。另外，由于体温、心率、血压下降，呼吸及部分内分泌活动减少，使基础代谢率降低，从而使体力得以恢复。

**2. 保护大脑，恢复精力**　睡眠不足者，表现为烦躁、激动或精神萎靡，注意力涣散，记忆力减退等；长期缺少睡眠则会导致幻觉。而睡眠充足者，精力充沛，思维敏捷，办事效率高。这是由于大脑在睡眠状态下耗氧量大大减少，有利于脑细胞能量贮存。因此，睡眠有利于保护大脑，提高脑力。

**3. 增强免疫力，康复机体**　人体在正常情况下，能对侵入的各种抗原物质产生抗体，并通过免疫反应将其清除，保护人体健康。睡眠能增强机体产生抗体的能力，从而增强机体的抵抗力；同时，睡眠还可以使各组织器官自我康复加快。西医学中常把睡眠作为一种治疗手段，用来帮助患者渡过最痛苦的时期，以利于疾病的康复。

**4. 促进生长发育**　睡眠与儿童生长发育密切相关，婴幼儿在出生后相当长的时间内，大脑继续发育，这个过程离不开睡眠；且儿童的生长在睡眠状态下速度增快，因为睡眠期血浆生长激素可以连续数小时维持在较高水平。所以应保证儿童充足的睡眠，以保证其生长发育。

**5. 延缓衰老，促进长寿**　近年来，许多调查研究资料均表明，健康长寿的老年人均有一个良好而正常的睡眠。人的生命好似一个燃烧的火焰，而有规律燃烧则生命持久；若忽高忽低燃烧则时间缩短，使人早夭。睡眠恰似火焰燃烧最小的程度，因此能延缓衰老，保证生命的长久。

**6. 保护人的心理健康**　睡眠对于保护人的心理健康与维护人的正常心理活动是很重要的。因为短时间的睡眠不佳，就会出现注意力涣散，而长时间者则可造成不合理的思考等异常情况。

**7. 有利于皮肤美容**　在睡眠过程中皮肤毛细血管循环增多，其分泌和清除过程加强，加快了皮肤的再生，所以睡眠有益于皮肤美容。

### （二）睡眠不足的危害

**1. 影响大脑的创造性思维**　科研人员研究认为，人的大脑要思维清晰、反应灵敏，必须要有充足的睡眠，如果长期睡眠不足，大脑得不到充分的休息，就会影响大脑的创造性思维和处理事物的能力。

**2. 影响青少年的生长发育**　青少年的生长发育除了遗传、营养、锻炼等因素外，还与生长激素的分泌有一定关系。生长激素是下丘脑分泌的一种激素，它能促进骨骼、肌肉、脏器的发育。由于生长激素的分泌与睡眠密切相关，即在人熟睡后有一个大的分泌高峰，随后又有几个小的分泌高峰，而在非睡眠状态，生长激素分泌减少，所以青少年要发育好、长得高，睡眠必须充足，不发生紊乱，一个人每晚的睡眠时间应保持在 7 小时以上。一般来讲，睡眠充足的人，不容易产生饥饿感。

**3. 影响皮肤的健康** 人的皮肤之所以柔润而有光泽，是依靠皮下组织的毛细血管来提供充足的营养。睡眠不足会引起皮肤毛细血管瘀滞，循环受阻，使得皮肤的细胞得不到充足的营养，因而影响皮肤的新陈代谢，加速皮肤的老化，使皮肤颜色显得晦暗而苍白。尤其是眼圈发黑，且易生皱纹。

**4. 导致疾病发生** 经常睡眠不足，会使人心情忧虑焦急，免疫力降低，由此会导致种种疾病发生，如神经衰弱、感冒、胃肠疾病等。睡眠不足还会引起血中胆固醇含量增高，使得发生心脏病的概率增加；人体的细胞分裂多在睡眠中进行，睡眠不足或睡眠紊乱，会影响细胞的正常分裂，由此有可能产生细胞的突变而导致癌症的发生。

## 三、睡眠障碍及干预

### （一）睡眠障碍

**1. 睡眠障碍的定义** 由于生物、心理、药物、精神活性物质、躯体疾病、神经系统疾病、精神疾病等因素所导致的睡眠发动与维持、睡眠时间的绝对值增加、睡眠与觉醒节律障碍以及睡眠某些特殊阶段异常情况的总称。

**2. 睡眠障碍的分类**

（1）睡眠的发动与维持困难——失眠。

（2）白天过度睡眠——嗜睡。

（3）睡眠－觉醒周期紊乱——睡眠－觉醒节律障碍。

（4）睡眠中的异常活动和行为——睡行症、夜惊、梦魇。

**3. 不利睡眠的食物**

（1）咖啡因 神经兴奋剂可促进脑部活动，使头脑清醒；活跃交感神经系统，使人情绪激昂，警觉性提高；减少褪黑素的分泌。含咖啡因食物：咖啡、可乐、茶叶、巧克力、可可等。解决方法如下：①改喝速溶咖啡/茶包，咖啡因含量降低一半。②改喝无咖啡因的咖啡，或与一般咖啡以 1∶1 比例混合。③缩短煮咖啡的时间，勿过度浸泡茶叶，以减少咖啡因的释出。④睡前 6 小时，避免喝咖啡/茶。

（2）刺激性食物 包含辛辣、油炸、盐分高的食物。此类食物会使情绪紧绷、血压上升而干扰睡眠。因此，睡前不宜吃泡面、罐头食品、咸酥鸡、腌制品。

（3）丰盛、油腻的晚餐 高脂、高蛋白的食物会加重肠胃负担，无法一夜好眠。正确的方式是把丰盛的一餐安排在早餐或午餐，晚餐则吃得清淡一些，这样既不影响睡眠，也可免去发胖的麻烦。

（4）酒精 喝酒可帮助睡眠吗？酒精确实使人产生睡意，却让睡眠一直停留在浅睡阶段，无法进入熟睡期，甚至让人半夜醒来数次，纵然睡眠时间不短，但隔天醒来依然疲累，昏沉沉的。此外，酒精与安眠药并用，可能会增加睡眠时呼吸中止的危险，也要避免。

### （二）睡眠障碍的干预措施

#### 1. 在营养方面促进睡眠

（1）褪黑素与睡眠　N- 乙酰基转移酶可决定褪黑素分泌的多寡。黑暗时，N- 乙酰基转移酶分泌会增加，因此，夜间褪黑素分泌量比白天多 5 ～ 10 倍。35 岁以后，体内自身分泌的褪黑素明显下降，平均每 10 年降低 10% ～ 15%，导致睡眠紊乱以及一系列功能失调，而褪黑素水平降低、睡眠减少是人类脑衰老的重要标志之一。褪黑素的分泌受到光照的制约。当强光照射时，褪黑素分泌减少；在暗光下褪黑素分泌增加。而人体内褪黑素多时会心情压抑，反之，人体内的褪黑素少时则"人逢喜事精神爽"。

（2）色氨酸与睡眠　色氨酸联合 N- 乙酰基转移酶促进褪黑素的分泌。很多食物中都含有丰富的色氨酸，如牛奶、酸奶、小米、全麦饼、核桃、葵花子、香蕉、无花果、大枣、龙眼、葡萄柚、苹果梨等。晚餐时多吃这些食物，效果很好。

（3）铁元素与睡眠　铁元素能促进维生素 C 吸收，促进血红蛋白形成，确保氧气运输，保证大脑睡眠和清醒时有足够氧供给。富含铁元素的食物：动物肝脏、动物全血、畜禽肉类、鱼类等。

（4）镁元素与睡眠　镁元素有助钙的吸收，有助肾上腺缓解身体的紧张，并使全身肌肉放松。富含镁元素的食物：绿色叶状蔬菜、莴苣、甜菜、南瓜、甘薯、坚果、奶酪、香蕉、杏、桃、谷类食品、金枪鱼、海鲜、鱼子酱等。

（5）钙元素与睡眠　钙元素有助调节镁的平衡、心率和血压。同时，钙元素在神经传递中发挥重要作用，包括传递情绪、放松感觉。富含钙元素的食物：虾皮、豆制品、鸡蛋、绿叶蔬菜、甜菜、南瓜、水田芥、蚕豆、李子、苹果、桃、荞麦、大麦、葵花子、坚果、火鸡、金枪鱼、贝类、小鱼等。

（6）铜元素与睡眠　铜元素与铁有助红细胞的合成，从而帮助输送氧气给大脑，保证大脑睡眠和清醒时有足够氧供给。同时，还有调节血糖与血压的作用。富含铜元素的食物：牡蛎、蟹、鱼、小扁豆、燕麦、香蕉、干菜豆、深绿色蔬菜等。

（7）铬元素与睡眠　铬元素可调节血糖平衡，从而避免低血糖引起的干扰正常睡眠模式，导致易醒或睡眠中断。富含铬元素的食物：鱼、鸡、牛肉、谷物、水果等。

（8）必需脂肪酸与睡眠　必需脂肪酸负责细胞间神经传递，从而调节睡眠和清醒时神经传导素的平衡。富含必需脂肪酸的食物：① ω-3 脂肪酸：鱼、海鲜、松仁、芝麻、葵花子、南瓜子等。② ω-6 脂肪酸：松仁、芝麻、葵花子、南瓜子等。

（9）维生素 C 与睡眠　维生素 C 参与色氨酸转化为 5- 羟色胺，从而发挥调节睡眠、保护心脏的作用。富含维生素 C 的食物：新鲜蔬菜与水果。蔬菜中，辣椒、苦瓜、豆角、菠菜、土豆、韭菜等含量丰富；水果中，酸枣、鲜枣、草莓、柑橘、柠檬等含量最多；在动物的内脏中也含有少量的维生素 C。

（10）B 族维生素与睡眠　B 族维生素参与细胞整个功能过程，其中维生素 $B_3$ 维持血糖平衡，可避免失眠或睡眠中断；维生素 $B_5$ 与肾上腺一起缓解身体长时间所遭受的压力，短期内有助补充睡眠不足；维生素 $B_6$ 有提高情绪和放松能力的功能，参与色氨酸转化，提高睡眠质量，缓解月经前期综合征。富含 B 族维生素的食物：糙米、粗粮、杂豆类、黄绿色蔬菜、瘦肉等。

**2. 帮助睡眠的若干食物**

（1）牛奶 牛奶中富含色氨酸，可促进大脑神经细胞分泌出使人昏睡的神经递质——5-羟色胺；对于因体虚而导致神经衰弱的人，牛奶的安眠作用更为明显。

（2）红枣 枣中含有丰富的蛋白质、维生素、钙、磷、铁等营养成分，有补脾安神功效。失眠患者可用红枣 30～60g，加白糖少许煎汤，每晚睡前服之。

（3）龙眼 龙眼又称桂圆，有很高的营养价值。研究发现，桂圆肉对脑细胞有一定的营养作用，能起到镇静、安神、养血、抗衰老等功效。龙眼肉 15g 加糯米 100g 煮一碗龙眼肉粥于晨起或睡前空腹食用，既能安神又能补脾。

（4）全麦面包 全麦面包中有丰富的 B 族维生素、维生素 E、粗纤维以及锌、钾等矿物质，有助于补充 B 族维生素，可帮助维持血糖平衡，可避免失眠或睡眠中断，短期内有助补充睡眠不足，有提高情绪和放松能力的功能，参与色氨酸转化，提高睡眠质量，并缓解月经前期综合征相关的睡眠障碍。

（5）香蕉 香蕉被称作包着果皮的"安眠药"，富含镁及维生素 $B_6$，有助于平稳血清素和褪黑素，从而有助于睡眠质量提高。

（6）杏仁 杏仁中含色氨酸以及肌肉松弛剂镁元素，色氨酸联合 N-乙酰基转移酶促进褪黑素的分泌，镁元素有助钙的吸收，有助肾上腺缓解身体的紧张，并使全身肌肉放松，达到平衡睡眠的作用。

（7）醋 紧张性疲劳可喝醋。无氧呼吸产生大量的乳酸，形成蓄积后大脑神经受刺激产生紧张性疲劳，导致睡眠障碍。醋酸可有效抑制乳酸产生，加速乳酸氧化，减少体内蓄积，消除或减轻紧张性疲劳感，从而使人轻松入眠。

（8）小米 在所有谷物中，小米含色氨酸最为丰富。小米含有大量淀粉，吃后容易让人产生温饱感，可以促进胰岛素的分泌，提高进入脑内的色氨酸数量，从而有促进睡眠的作用。

（9）核桃 临床证明核桃可以改善睡眠质量，含有褪黑素，可治疗神经衰弱、失眠、健忘、多梦等。可配以黑芝麻，捣成糊状，睡前服用 15g。

（10）葵花子 葵花子含多种氨基酸和维生素，可调节新陈代谢，改善脑细胞抑制功能，起到镇静安神的作用。

（11）苹果 苹果含有果糖、苹果酸以及浓郁的芳香味，可诱发机体产生一系列反应，生成血清素，从而有助于人进入梦乡。

（12）蜂蜜 蜂蜜可使血糖升高，刺激胰岛素分泌，胰岛素促使色胺酸进入大脑，让人更快产生睡意。蜂蜜具有补中益气、安五脏、和百药、解百毒之功效，对失眠患者疗效显著。每晚睡前取蜂蜜 50g，用温开水冲 1 杯饮用。

**3. 音乐与睡眠** 音乐疗法通过听觉及震动能直接作用于大脑边缘系统、网状结构、下丘脑和大脑皮层，提高神经体液的兴奋性，促进人体分泌有利于健康的生化物质；通过对情绪的调节产生对心理的影响，从而改善睡眠的紊乱状态，缓解抑郁和焦虑情绪，以解除头痛、胸闷、心悸等症状，有利于促进健康的睡眠。摇滚乐、爵士乐对人体神经系统有不利影响；古典乐和管弦乐对人体神经系统有利。音乐疗法促进睡眠，一般选择睡前 2～3 小时进行，每次 30～60 分钟，不宜过长，音量不要过大，以舒适为度，应掌握在 70 分贝以下。

**4. 促进睡眠十法**

（1）合理摄取营养。

（2）科学的运动方法。

（3）保持睡前轻松。

（4）睡前两小时勿进食。

（5）睡前热水泡脚。

（6）睡房温度宜凉。

（7）适当午睡。

（8）和谐性爱。

（9）晚餐喝碗小米粥。

（10）简单有效的睡眠仪式。

# 第五节  吸烟、饮酒与健康

## 一、成瘾性行为的概念、形成过程与影响因素

### （一）成瘾性行为的概念

**1. 广义的成瘾行为**  广义的成瘾行为（addictive behaviors）是一种额外的超乎寻常的嗜好和习惯性，这种嗜好和习惯性是通过刺激中枢神经而造成兴奋或愉快感而形成的。所谓成瘾（addiction）是指个体不可自制地反复渴求从事某种活动或滥用某种药物，虽然这样做会给自己或已经给自己带来各种不良后果，但仍然无法控制。一些嗜好对人体无害，甚至有益，如有人酷爱读书，在烦躁、头痛难耐的时候，一读书也就不痛了。然而某些有害嗜好，如吸毒、吸烟、酗酒、赌博、网瘾及纵火癖等却会导致严重的心理卫生问题和危害社会，属于病态的成瘾。

**2. 医学上的成瘾行为**  医学上的成瘾行为现在正逐渐被依赖（dependence）所取代，是指不是由于医疗需要而个体出现强烈的、连续的或周期性的、求得使用某种"有害物质"的行为。"有害物质"包括烟、酒等社会认可的物质，也包括海洛因、可卡因等非法物质和某些医疗药物，如吗啡、巴比妥类等。由于它们作用于中枢神经系统，影响精神活动，又称精神活性物质（psychoactive drugs）。

**3. 成瘾性行为的表现**

（1）耐受性大。

（2）有戒断症状。

（3）用量失去控制，长期使用。

（4）反复试图戒除，一般都失败。

（5）大量时间都用在寻求"致瘾源"上。

（6）不顾严重后果坚持使用。

**4. 成瘾性行为的特征**

（1）进入体内的"致瘾源"（人工合成的或天然的）已成为成瘾者生命活动中的必需部分，由此产生强烈的心理、生理、社会性依赖。

①生理性依赖：已参与到体内的循环、呼吸、代谢、内分泌等生理活动过程中。

②成瘾后的心理性依赖：成为完成智力、思维、想象等心理过程不可缺少的关键因素。

③社会性依赖：进入某种社会环境或某种状态，就出现该行为。

（2）一旦停止"致瘾源"的应用，将立即引起戒断症状，如空虚、无聊、无助、不安、嗜睡、流涎、绝望、寻死觅活等，是一种生理和心理的综合改变。不同的致瘾源在成瘾后，会有各自特异的戒断表现，但共同的是：一旦恢复成瘾行为，戒断症状将完全消失，同时产生超欣快感。为此，成瘾者会不择手段去获得"致瘾源"，有一种不可抗拒的力量强制地驱使人们连续使用该物质，而且有逐渐加大剂量的趋势，对个人和社会都产生危害效果。

## （二）成瘾性行为的形成过程

**1. 诱导阶段**　人与"致瘾源"偶尔接触，尝试到欣快感，这些欣快感对易成瘾者有很大的吸引力，但这一阶段终止后，没有明显的戒断症状出现。

**2. 形成阶段**　初期形成阶段的成瘾者常有羞愧、畏惧感和自责心理，在此时期及时进行健康教育，抓住时机及时加以矫治，能取得较好效果。

**3. 巩固阶段**　成瘾行为已经巩固，并成为生命活动的一部分。成瘾者此阶段对各种促使其戒断的措施有强烈心理抵抗。瘾的发作可使他们不吃、不喝、不睡，甚至明知后果严重。

**4. 衰竭阶段**　成瘾性行为使躯体和心理受到严重损害，社会功能也发生不同程度的缺失。如已酗酒成瘾者出现酒精性肝硬化症状；吸毒者身体衰竭，可引起死亡。

## （三）成瘾性行为的影响因素

**1. 人格特征**　易成瘾者一般有以下人格特征：从众心强，意志薄弱，面对诱惑时缺乏抵抗力。争强好胜，易在别人激将下尝试应用"致瘾源"。这种性格的人是成瘾行为的高危人群，也是健康教育的重点对象。

**2. 社会因素**　不良社会环境、生活紧张刺激、影视与媒体的宣传、社会交往的一种形式之一、同伴的影响、家庭成员之间的影响——吸烟和酗酒都有"家庭集聚现象"。

## 二、吸烟与酗酒对健康的危害

### （一）吸烟对健康的危害

烟草流行是这个世界迄今所面临的最大公共卫生威胁之一，每年使近 600 万人失去生命，其中有 500 多万人缘于直接使用烟草，有 60 多万人属于接触二手烟雾的非吸烟者。大约每六秒钟就有一人因烟草死亡，这占到了成人死亡的十分之一。多达半数的目前使用者最终将死于某种与烟草相关的疾病。

在世界上逾 10 亿吸烟者中，几乎有 80% 生活在烟草相关疾病和死亡负担最沉重的低收入和中等收入国家。烟草使用者过早死亡会使其家庭丧失收入来源，抬高医疗保健费用并阻碍经济发展。在一些国家，贫困家庭的儿童经常被雇佣从事烟草种植，为家庭赚取收入。这些儿童特别容易罹患烟草萎黄病，即处理湿烟叶时因皮肤吸收尼古丁所导致的疾病。

20 世纪中烟草导致了 1 亿人死亡，若不加以控制，烟草相关死亡将会增加，到 2030 年每年死亡人数将超过 800 万。

我国是全球最大的烟草生产和消费国，63% 的成年男性和 4% 的女性吸烟，平均年龄 19.7 岁，总数超 3.5 亿人，平均每年要消耗 1.6 万亿支香烟。我国每天有 2000 人因吸烟而死亡，如果目前的状况持续下去，到 2050 年每天将有 8000 人死于吸烟，每年将达 300 万。

**1. 吸烟相关的主要健康问题**

（1）吸烟减少寿命　提到吸烟的危害，我们不得不谈的就是寿命，根据有些调查显示，平均每吸一支烟会缩短 11 分钟的寿命，当然这个数字不一定准确，但是有一点可以肯定的是，不吸烟者比吸烟者要长寿。

（2）吸烟影响睡眠质量　根据德国科学家的一项最新调查表明，吸烟的人睡眠时间比不吸烟的人要少，并且睡眠质量也较差，其中尼古丁是影响睡眠的罪魁祸首。睡眠质量差不仅会让人在清醒后精神状态差，一些研究还显示，如果习惯性睡眠质量差，还会产生肥胖、糖尿病、心脏病等健康问题。

（3）吸烟影响生育功能　据研究调查表明，长期吸烟者的精子受精能力较不吸烟者下降了 75%。罪魁祸首仍然是香烟中的尼古丁，因为精子可以识别尼古丁，并对它产生反应。长期吸烟使人精子中尼古丁受体超载，从而使受精能力下降。

（4）吸烟增加流产危险　孕妇吸烟不仅危害自己的健康，同时还可能对肚子里胎儿造成伤害，香烟中所含的烟碱和尼古丁会造成全身血管病变，子宫血管因此受累。吸烟使怀孕早期容易发生流产，到中期易发生妊娠高血压综合征。

（5）吸烟导致肺部疾病　吸烟是慢性支气管炎、肺气肿和慢性气道阻塞的主要诱因之一。吸烟可引起中央性及外周性气道、肺泡及毛细血管结构及功能发生改变，同时对肺的免疫系统产生影响，从而导致肺部疾病的产生。

（6）吸烟诱发心血管疾病　吸烟不仅会诱发肺部疾病，同时也会诱发心血管疾病。

据研究表明吸烟者的冠心病、高血压、脑血管病及周围血管病的发病率明显高于不吸烟者，吸烟促发心血管疾病的发病机理则主要是吸烟使血管内皮功能紊乱、血栓生成增加、炎症反应加强及氧化修饰。

（7）吸烟导致骨质疏松　吸烟能够导致骨质疏松，其原理是烟草中的尼古丁可影响钙的吸收，烟碱抑制成骨细胞、刺激破骨细胞的活性等，其他暂且不说，单单是钙摄入不足就会让一部分骨钙释放入血以维持正常的血钙水平，如此就会使骨密度降低，引发骨质疏松。

（8）吸烟致癌　吸烟致癌已经是一件公认的事实，吸烟不但是肺癌的重要致病因素之一（吸烟者患肺癌的危险性是不吸烟者的13倍），同时，吸烟与唇癌、舌癌、口腔癌、食道癌、胃癌、结肠癌、胰腺癌、肾癌和子宫颈癌等的发生都有一定关系。研究表明，烟雾中的致癌物质还能通过胎盘影响胎儿，致使其子代的癌症发病率显著增高。

（9）其他　有充分的证据显示，吸烟与阿尔茨海默病、红斑狼疮、婴儿猝死综合征、婴儿哭闹、阳痿、失明、类风湿关节炎、打鼾、胃食管反流等有关。

**2. 二手烟的危害**

二手烟是烟草燃烧过程中散发到环境中的烟草烟雾，包括吸烟者吐出的烟雾和烟草燃烧过程中散发到空气中的烟雾。二手烟在成分上与吸烟者吸入的主流烟雾没有差别。数十年来，上万个科学研究证明二手烟暴露对人群健康危害严重，能导致癌症、心血管疾病和呼吸系统疾病等。

目前二手烟雾已被美国环保署和国际癌症研究中心确定为人类A类致癌物质，美国国立职业安全和卫生研究院已做出结论：二手烟雾是职业致癌物。世界卫生组织《烟草控制框架公约》第8条实施准则指出：二手烟暴露没有安全水平。国外的大量研究也表明，只有完全无烟环境才能真正有效地保护不吸烟者的健康。

（1）对成年人健康的影响　二手烟草烟雾同主流烟雾一样，被非吸烟者吸入后，其中的化学物质会迅速到达肺部，经血液输送至身体的每一个器官，引起肺癌、慢性阻塞性肺病、心脑血管病等严重疾病。

①冠心病：根据在不同的地理和种族人群中的调查，有证据表明二手烟可导致致命性及非致命性心脏疾病。暴露于二手烟烟雾数分钟，可对血脂、凝血系统（血小板）和动脉管壁功能造成急性不良影响，引发急性心血管事件，其中很多影响程度并不亚于主动吸烟者。多家国际权威机构对此已形成一致结论，认为二手烟暴露可引起心脏疾病，使心脏疾病造成的死亡风险提高25%～30%。近期研究证据提示，这种影响比上述结论还要高出2倍。

②肺癌：全球已有数十项研究证实二手烟暴露与肺癌有关，研究发现，嫁给吸烟丈夫的不吸烟女性存在较高的肺癌风险。世界各地众多科研机构都得出了相应的结论，认为家庭和工作场所的二手烟可导致非吸烟者罹患肺癌的风险增加20%～30%。

③乳腺癌：美国加州环保署2005年报告指出，绝经前的女性暴露于二手烟烟雾会增加罹患乳腺癌的风险，估计二手烟暴露可解释该组女性乳腺癌风险增加的近70%。

④呼吸道症状与疾病：研究数据显示，二手烟暴露对慢性呼吸道疾病症状的发生及

肺功能的下降有重要作用。此外，二手烟还可诱发或加剧成年人哮喘。

（2）对儿童健康的影响

①呼吸道疾病与症状：父亲或母亲吸烟均可导致儿童下呼吸道疾病发病风险增加，比如支气管炎和肺炎，尤其易发生在出生后第一年。大量调查结果显示，吸烟者子女出现咳嗽、咳痰和喘息等常见呼吸道症状的频率更高。在双亲都吸烟的家庭，子女出现上述问题的危险提高。

②哮喘：二手烟暴露可导致已患有哮喘的儿童病情加重，使未患哮喘的儿童出现哮喘（成年人亦是如此）。家庭中二手烟暴露，可使哮喘儿童的急诊次数和用药增加。

③肺部生长发育：1986年美国卫生总监的结论认为，二手烟可降低儿童肺功能发育速度，此后，不断有新的证据支持这一结论。无论是孕期母亲吸烟还是出生后的二手烟暴露都可造成这一影响。

④中耳疾病（中耳炎）：二手烟暴露可引起儿童中耳炎。这一常见儿童耳部疾病每年导致大量儿童就医，如果处理不当可造成听力损伤。

（3）对胎儿和新生儿的影响　不吸烟女性在孕期遭受二手烟暴露，可导致婴儿低出生体重和早产。此外，二手烟暴露还可引起婴儿猝死综合征。其他与二手烟暴露有关的围生期健康影响，还包括宫内发育迟缓和自然流产（流产）。

## （二）酗酒对健康的危害

全世界每年因有害使用酒精导致330万人死亡，占所有死亡数的5.9%。有害使用酒精是导致200多种疾病和损伤病症的一个因素。总体而言，用残疾调整生命年来衡量，由酒精导致的全球疾病和损伤负担比例为5.1%。酒精消费在生命相对较早的时期就会导致死亡和残疾。在20～39岁这一年龄组，所有死亡者中约有25%因酒精造成。

有害使用酒精与一系列精神和行为障碍、其他非传染性疾病以及损伤之间存有因果关系。最近在有害饮酒和结核病等传染病发病率及艾滋病病毒/艾滋病病程之间确立了因果关系。除健康后果外，有害使用酒精给个人和整个社会带来大量社会和经济损失。

**1. 酗酒的定义**　美国国家酗酒和药物依赖委员会（The National council on Alcoholism and Drug Dependence）与美国药物成瘾协会（American Society of addiction）联合起草了酗酒的新定义：酗酒是一种原发的慢性疾病，遗传、心理、环境因素影响其发展和表现。酗酒常呈进展性和致命性，其特点是对饮酒不能自控；思想关注于酒，饮酒不顾后果；思维障碍，最显著的是否认，每一症状可以是持续性或周期性。首先该定义建立在疾病的概念上，也就是说，该病是由潜在的躯体病理改变引起的可观察到的症状。这种病理改变是潜在的，症状是可以观察到的。

**2. 酗酒对健康的主要危害**

（1）酒精中毒　据测定，饮下白酒约5分钟后，酒精就会进入血液，随血液在全身流动，人的组织器官和各个系统都要受到酒精的毒害。短时间大量饮酒，可导致酒精中毒，中毒后首先影响大脑皮质，使神经有一个短暂的兴奋期，胡言乱语；继之大脑皮质处于麻醉状态，言行失常，昏昏沉沉不省人事。若进一步发展，生命中枢麻痹，则心跳呼吸停止以致死亡。长期酗酒，会导致酒精中毒性精神病。

（2）引起人体营养素缺乏及消化吸收障碍　①蛋白质、脂肪、糖的缺乏。其主要原因是由于长期饮酒的人有一半以上进食不足。酒能使胃蠕动能力降低，造成继发性恶心，使嗜酒者丧失食欲，减少进食量。②蛋白质的消化率下降。有关专家在通过对胃的活组织检查发现，约有 1/4 的长期嗜酒者患萎缩性胃炎，其胃酸及胃蛋白酶也都低于正常人。③多种维生素的缺乏。饮酒最容易造成的是叶酸缺乏，其次为维生素 $B_1$、烟酸及维生素 $B_6$ 的缺乏。这是由于小肠对维生素 $B_{11}$、维生素 $B_{12}$ 及叶酸等吸收率降低的缘故。临床表现主要有神经疾病、舌炎、贫血和细胞减少等。④钙、镁、锌等元素缺乏。由于酒精影响小肠的结构和对消化腺体的损害，常可出现脂肪痢，从排便中同时损失多种无机盐，也可使无机盐从肾的排泄增多。另外，嗜酒者从饮食中获得的无机盐的量减少，可使血液中锌、铜、镁等的水平下降。

（3）损害肝脏　酒精的解毒主要是在肝脏内进行，90% ～ 95% 的酒精都要通过肝脏代谢。因此，饮酒对肝脏的损害特别大。酒精能损伤肝细胞，引起肝病变。连续过量饮酒者易患脂肪肝、酒精性肝炎，进而可发展为酒精性肝硬化，最后可导致肝癌。狂饮暴饮（一次饮酒量过多）不仅会引起急性酒精性肝炎，还可能诱发急性坏死型胰腺炎，严重者危及生命。

（4）损害消化系统　酒精能刺激食道和胃黏膜，引起消化道黏膜充血、水肿，导致食道炎、胃炎、胃及十二指肠溃疡等。过量饮酒是导致某些消化系统癌症的因素之一。

（5）导致高血压、高脂血症和冠状动脉硬化　酒精可使血液中的胆固醇和甘油三酯升高，从而发生高脂血症或导致冠状动脉硬化。血液中的脂质沉积在血管壁上，使血管腔变小引起高血压，血压升高有诱发中风的危险。长期过量饮酒可使心肌发生脂肪变性，减小心脏的弹性收缩力，影响心脏的正常功能。

（6）胎儿酒精综合征　胎儿酒精综合征（fetal alcohol syndrome，FAS）是女性在妊娠期间酗酒对胎儿所造成的永久出生缺陷，程度会受母亲喝酒的分量、频率及时间影响。酒精会进入胎盘，阻碍胎儿的成长，造成独特的脸部小斑，破坏神经元及脑部结构，并引起体质、心智或行为等问题。

## 三、吸烟行为的预防、矫治与健康促进

### （一）预防

**1. 正确引导教育**

（1）要正确解释"大人能吸烟，为什么未成年人不能吸烟"的疑问。

（2）要详细科学地向学生说明吸烟的危害。教师要明确告诫学生，国家法规明确规定未成年人吸烟是违法行为，吸烟是越轨的第一步，发展下去不但有损身心健康，而且可能是犯罪的入口处。

（3）可以组织多种形式的有针对意义的"禁烟"活动：让学生自制禁烟宣传画，自编自演有关"禁烟"的文艺节目，搜集吸烟有害的文字、图片、音频、视频等资料，直

观展示，深入宣传。通过活动，让中学生提高对吸烟危害的认识。

（4）针对学生的现实情况，通过主题班会、主题板报评比、主题演讲等形式对学生进行教育，培养他们正确的人生观、价值观、审美观，使之懂得什么是真正的美、如何与同学相处、怎样面对困难与挫折等。

（5）教师在学校中发现学生吸烟，处理时绝不能简单粗暴，要查清学生吸烟的原因和经过，了解烟的来源、吸烟的场合和该生的思想、学习等情况。对偶尔吸烟者，重在教育引导，注意日常观察，采取具体措施促使他们不再继续抽烟。对吸烟情况比较严重或有吸烟习惯的中学生，应特别重视，需采取专门的治疗措施进行矫正。

**2. 营造良好的环境氛围**

（1）重视社会氛围　要真正认真落实对中学生的禁烟教育，必须按《中华人民共和国烟草专卖法》《中华人民共和国未成年人保护法》的规定，采取建立无烟区、提高烟税、严禁对未成年人销售香烟等措施，预防和制止中学生吸烟。

（2）重视家庭环境　中学生家长中吸烟现象很普遍，是典型的"榜样"。家长吸烟不但危害自己，而且使孩子容易沾上吸烟行为。家长要做到不吸烟或不在子女面前吸烟，家中来往客人少吸烟或不吸烟。家长绝不能姑息孩子的吸烟行为，应与学校保持经常联系，对子女采取切实有效的教育办法。

（3）重视学校环境　学生在校时间相对较长，教师的行为直接影响学生的身心发展。应此，建立"无烟学校"，教师减少吸烟，做到不在有学生的场合吸烟的行为是非常必要。同时，以中学生为重点目标人群，通过大型图片展、主题征文活动、培训创建"无烟校园"的专业指导人员等方式帮助中学生远离烟草。还可将"吸烟和被动吸烟有害健康"等内容纳入学校校本课程，编写相关教材，将控烟纳入工作计划，制定控烟规章制度。

（4）远离消极影响源　教师和家长要教育学生不与吸烟的同学或同伴接触，使其不再有复发吸烟行为的机会。

**3. 采用适当有效的戒烟方法**　对烟瘾较重的学生，教师和家长指导学生采取适当的戒烟方法。采取一定的措施，让中学生从喜欢吸烟转变为讨厌吸烟，直至戒烟成功。

## （二）矫治

戒烟应该当机立断，一下子停止吸烟，切断香烟对身体的损害。实际情况表明，吸烟者一般都能在治疗过程中有效地戒烟。问题在于控制吸烟的复发，能在较长时间内不吸不反复，甚至一次戒掉，这才是成功的戒烟。为了促使吸烟者成功地戒烟，我们采取下列心理治疗方法。

**1. 厌恶疗法**　采取一定的措施，让吸烟者从喜欢吸烟转变为讨厌吸烟，一旦形成讨厌吸烟的倾向，就不会去抽烟了。可以放映吸烟死于肺癌的电影，或开展其他现身说法的教育。如带他们去看因烟头而导致的特大火灾现场，让他们看后确实感到害怕、感到吸烟的危害性，从而厌恶吸烟。

**2. 价值观念改变**　许多人吸烟是为了自我显示，表示自己具有真正男子汉的成熟形象，很有风度。因此，采取改变与吸烟有关的价值观念，使吸烟者感到吸烟有损于积极向上的形象，吸烟只有让他人产生恶感，显示出的是不良品行的倾向，这样，他们就会在新的价值观念的支配下，有效地做到不再吸烟。

**3. 切断消极影响源**　一部分吸烟者是在朋友或同伴的吸烟行为的影响下，开始吸烟和逐步学会吸烟的。实际上，朋友或同伴的吸烟行为成了一种强化吸烟的因素。现在采取割断消极影响源的措施，在一定时期内不让他们与吸烟的朋友或同伴接触，实质上是让他们不再有复发吸烟行为的机会。经过一段时间的巩固以后，他们已有一定的分辨力和抵制力，不易再受别人吸烟行为的影响。

**4. 增强压力法**　周围的人要支持吸烟者的戒烟行为，家人、同事以及好朋友要经常支持抽烟者向不抽烟转化，对他们要表示信任、期望成功。这种压力是吸烟者戒烟过程中的一种无形的推动力量和监督力量，有利于防止吸烟的复发。

## （三）健康促进

每个人都应有权呼吸到无烟雾的空气。无烟法律保护不吸烟者的健康，很受欢迎，既不损害企业又能鼓励吸烟者戒烟。但只有不足 11% 的人受到国家全面无烟法律的保护。受到保护而免遭二手烟雾危害的人数由 2008 年的 3.54 亿增加到 2010 年的 7.39 亿，增加了一倍以上。

**1. 烟草使用者需要戒烟帮助**　研究表明，很少有人了解烟草使用的具体健康风险。例如，2009 年在我国进行的一项调查揭示，吸烟者中只有 38% 知道吸烟会导致冠心病，只有 27% 知道会导致中风。在了解烟草危害的吸烟者中，多数都希望戒烟。咨询和药物治疗可使试图戒烟者的成功机会增加不止一倍。只有 19 个国家（占世界人口的14%）具备支持戒烟的国家综合卫生保健服务。28% 的低收入国家和 7% 的中等收入国家并未提供任何戒烟帮助。

**2. 图片警示很有效**　有力的反烟草广告以及包装上的图形警示，特别是含有图片的警示，可以减少开始吸烟的儿童人数并增加戒烟人数。图示警语可以规劝吸烟者在家里少吸烟并且避免在靠近儿童的地方吸烟，从而保护非吸烟者的健康。巴西、加拿大、新加坡和泰国在采取图像警示后进行了研究，结果一致表明图像警示大大提高了人们对烟草使用危害的认识。大众媒体宣传运动可对人们保护非吸烟者带来影响，并可劝阻年轻人使用烟草，从而降低烟草消费。仅有占世界人口 15% 的 19 个国家达到了图形警语最佳做法的要求。这包括以当地语言标示警语，并且要平均占到卷烟正面和反面包装的至少一半。没有任何低收入国家达到了这一最佳做法要求的程度。占世界人口 42% 的 42个国家规定使用图形警语。23 个国家在过去两年中至少开展了一项强有力的反烟大众媒体宣传运动，有逾 19 亿人在这些国家生活，占到世界人口的 28%。

**3. 禁止广告可减少消费**　禁止烟草广告、促销和赞助可减少烟草消费。全面禁止一切烟草广告、促销和赞助可使烟草消费平均减少约 7%，有些国家的消费会出现高达16% 的下降。只有 19 个国家（占世界人口的 6%）在全国广泛禁止烟草广告、促销和赞助。约 38% 的国家有限禁止或并不禁止烟草广告、促销和赞助。

**4. 征税阻止使用烟草**　烟草税是减少烟草使用最有效的途径之一，特别是对青少年和穷人而言。将烟草税增加 10% 可使高收入国家烟草消费降低约 4%，使低收入和中等收入国家降低约 8%。只有 27 个国家（占世界人口不足 8%）征收的烟草税率超过零售价格的 75%。已有数据表明，烟草税收入平均比用于烟草控制活动的经费高 154 倍。

**5. 世界卫生组织的反应**　世界卫生组织致力于与全球烟草流行做斗争。《世界卫生组织烟草控制框架公约》于 2005 年 2 月生效。自那时以来，该公约已成为联合国历史上获得最广泛接受的条约之一，已有 176 个缔约方，覆盖了世界人口的 88%。《世界卫生组织烟草控制框架公约》是世界卫生组织最重要的控烟工具之一，也是促进公众健康的一个里程碑。该条约以证据为基础，重申了人人享有最高健康标准的权利，为国际卫生合作提供了法律依据并为遵守条约制定了高标准。

2008 年，世界卫生组织采用了具有成本效益的实际方法，逐步加大了对《世界卫生组织烟草控制框架公约》各项条款的具体实施。这就是在 MPOWER 中阐明的用以减少烟草使用的"最佳干预措施"和"良好干预措施"。每项 MPOWER 措施都与《世界卫生组织烟草控制框架公约》的至少一个条款相对应。

MPOWER 的六项措施是：①监测烟草使用与预防政策；②保护人们免受吸烟危害；③提供戒烟帮助；④警示烟草危害；⑤禁止烟草广告、促销和赞助；⑥提高烟税。

## 四、控酒与健康促进

### （一）如何控制适量饮酒

**1. 药物**　目前无有效解酒药。

（1）纳洛酮、纳曲酮　通过抑制脑啡肽受体，阻断脑啡肽对大脑的抑制作用，促使患者清醒。对酒精中毒患者的精神抑制阶段（共济失调期、昏迷期）有效。

（2）神经肽 Y 受体阻滞剂　神经肽 Y（NPY）是一种很强的食欲刺激剂，对酒精中毒有促进作用；NPY 受体基因的某种变异可能让人更容易酗酒。神经肽 Y 受体阻滞剂能阻断大脑 NPY 受体，可让喜欢喝酒者很长时间内不饮酒。对治疗嗜酒者有效，或用于戒酒。

（3）抗癫痫药托吡酯　大脑内的多巴胺引起了饮酒的快感。托吡酯通过消除饮酒时过多的多巴胺来起作用。

（4）Acamprosate　欧洲有，美国无；用于戒酒。

（5）双硫仑　商品名戒酒硫。双硫仑作用表现为恶心、呕吐、头痛、面红、低血压、呼吸困难，服用后再喝酒时让人们感觉难受。

（6）Campral（坎普劳）　FDA 最近批准的新药，用于治疗已经停止饮酒后寻求继续戒酒的酒精依赖者。

**2. 心理疗法同样可以用来戒除酒瘾**

（1）认识疗法结合厌恶疗法：先在思想深处认识到过量饮酒的危害，并在纸上一一列出，最好再用漫画的形式直观生动地表现出来。比如第一张画一个男人在喝酒，一只手摸着隆起的腹部，旁边写着过量饮酒，肝要硬化；第二张画一位男子手握酒瓶，与妻子对骂，小孩坐在地上号啕大哭，旁边注明丈夫酗酒，家庭不和；第三张可画上一个男人醉酒后躺在地上，旁人投来嘲笑和轻蔑的目光，写明酒鬼无人敬。当饮酒成瘾者饮酒意念十分强烈时，就把这些画取出来看看，逐渐建立起对酒的厌恶情绪。

（2）系统脱敏法结合奖励强化法：它不要求当事人一下子就改掉不良习惯，而是每天逐渐地减少饮酒量。因此它的痛苦性低、成功率高。戒酒者在这一过程中，若完成了当天应减少的"指标"，自己或亲人应给予一些小奖励，以巩固和强化所取得的成果。为避免心理上若有所失的难熬感觉，戒酒者应积极从事其他一些有兴趣的事情，用新的满足感的获得来抵消旧的满足感的失去。

（3）群体心理疗法是指充分发挥群体对个人的心理功能来治疗心理疾病的技术和措施。例如嗜酒者匿名协会。

（4）药物的作用是一时的，要真正的戒酒很难的，所以，只有主观的心理上改正了，才可以戒酒成功。

**3. 适量饮酒的标准** 世界卫生组织国际协作研究指出，正常情况下，男性每日摄入的纯酒精量应不超过20g，我国现行的安全饮用标准是日酒精摄入量不超过15g，女性摄入量应该更少一些，因此日常饮酒量可按公式"饮酒量 × 酒精浓度 ×0.8= 酒精摄入量"进行计算。

白酒的度数最高，一般可分为低度、中度和高度酒，米酒也是白酒的一种。低度酒不能超过2两，中度酒不能超过1两，而烈性高度酒最好不要超过25mL，一旦超过这个饮用量，就会对胃、肝脏等器官造成影响，加大其负担。

在所有酒中，葡萄酒的度数相对较低。低度葡萄酒应控制在5两以内，高度的则不要超过3两，否则会伤害肝脏。现在市面上常见的原麦汁为11°的啤酒，其酒精含量为3.7°，因此啤酒的一天饮用量不要超过两听（相当于玻璃瓶的一瓶）。

## （二）健康促进

1.减轻有害使用酒精造成的负担，可以有效减少酒精造成的健康、安全和社会经济问题，为此需要针对酒精消费水平、模式和背景以及较广泛的健康问题的社会决定因素采取行动。

国家负有制定、实施、监测和评价减少有害使用酒精公共政策的主要责任。现已积累了可供决策者参考的关于一些战略的效力及成本效益的大量科学知识，这些战略包括以下几点。

（1）监管酒精饮料的销售（特别是向年轻人销售）。

（2）监管和限制酒精的可得性。

（3）制定适当的酒后驾驶政策。

（4）通过征税和价格机制减少酒精需求。

（5）提高对政策的认识和支持力度。

（6）向酒精使用疾患的患者提供容易获得和负担得起的治疗。

（7）针对危险和有害使用酒精广泛实施筛查规划和简短干预措施。

2.世界卫生组织的应对：世界卫生组织的目标是，减轻有害使用酒精造成的卫生负担，挽救生命，预防伤害和疾病，从而增进个人、社区以及整个社会的福利。

世界卫生组织重视就有害使用酒精问题制定、测试和评估具有成本效益的干预措施，并编制、汇集和传播关于酒精使用和依赖以及相关的健康和社会后果的科学信息。世界卫生大会于2010年通过了一项决议，批准了减少有害使用酒精全球战略。该决议敦促各国加强本国为应对有害使用酒精造成的公共卫生问题而采取的应对措施。

减少有害使用酒精全球战略表明，世界卫生组织各会员国共同承诺采取持续行动，以减少有害使用酒精造成的全球疾病负担。该项战略列出了以证据为基础的政策和干预措施，如果采用、实施和执行这些政策和措施，就可以维护健康和挽救生命。它还确定了关于制定和执行政策的一整套指导原则，确定了全球重点行动领域，提出了国家行动领域，并授予世界卫生组织加强各级行动的重大任务。

可用于国家行动的政策方案和干预措施分别归入10个相辅相成的建议目标领域。这10个领域是：①领导、认识与承诺；②卫生机构的应对行动；③社区行动；④酒后驾驶的政策和对策；⑤酒精供应；⑥酒精饮料的推销；⑦价格政策；⑧减少饮酒和醉酒的负面后果；⑨减少非法酒精和非正规生产的酒精的公共卫生影响；⑩监督和监测。

世界卫生组织建立了酒精与健康全球信息系统（GISAH），以便积极提供关于酒精消费水平和模式、酒精造成的健康和社会后果以及各级对策的信息。为成功实施此项战略，需要各国采取协调一致的行动，实行全球有效管理，并需要各利益攸关方适当参与。开展有效合作可以减少酒精对健康和社会造成的不利后果。

# 第七章 中医体质辨识与健康管理 ▷▷▷▷

中医体质学认为，体质现象作为人类生命活动的一种重要表现形式，与健康和疾病密切相关。体质决定了我们的健康，决定了我们对某些疾病的易感性，也决定了患病之后的反应形式以及治疗效果和预后转归。为此，应用中医体质分类理论，根据不同体质类型的反应状态和特点，辨识体质类型，采取分类管理的方法，"因人制宜"制定防治原则，选择相应的预防、治疗、养生方法进行体质调护，对实现个性化的、有针对性的健康管理具有重要意义，也可为建立具有中医特色的健康管理模式提供新的方法学指导。

## 第一节 概述

### 一、中医体质的概念和特点

#### （一）中医体质的概念

体质，有身体素质、形体质量、个体特质等多种含义。体，指身体、形体、个体；质，指素质、质量、性质。在中医体质学中，体质的概念是指人体生命过程中，在先天禀赋和后天获得的基础上所形成的形态结构、生理功能和心理状态方面综合的、相对稳定的固有特质。也就是说是人群及人群中的个体，禀受于先天，受后天影响，在其生长发育和衰老过程中所形成的与自然、社会环境相适应的相对稳定的人体个性特征，它通过人体生理、病理的差异现象表现出来，在生理上表现为结构、功能、代谢以及对外界刺激反应等方面的个体差异性，在病理上表现为对某些病因和疾病的易感性，以及疾病传变转归中的某种倾向性。

#### （二）中医体质的特点

体质是个体身心特性的概括，是个体在遗传的基础上，在内外环境的影响下形成的个性特征，这些特征伴随着生命的全过程。先天禀赋决定着个体体质的特异性和相对稳定性，而后天的各种环境因素、营养因素、精神因素又使机体体质具有动态可变性。改变后天的种种因素，可以在某种程度上改善体质，因此体质具有可调性。在相同或类似时空条件下，人群的遗传背景和后天生存环境也是大致相同的，这就使群类的体质具有趋同性。在先后天的共同作用下，使体质具有以下特点。

**1. 体质的遗传性**　每一个体体质的特点，都是以遗传因素为基础，在后天生长条件的影响下，经过自然、社会、饮食等诸多因素的影响和变迁，逐渐发展起来的。由遗传背景所决定的体质差异是维持个体体质特征相对稳定的重要条件。

**2. 体质的稳定性**　一般情况下，个体体质一旦形成，在一定时间内不易发生太大的改变，所以体质具有一定的稳定性。体质的稳定性由先天的遗传因素形成，年龄、性别等因素也可使体质表现出一定的稳定性。然而，由于环境、精神、营养、锻炼、疾病等后天因素均参与并影响体质的形成和发展，从而使得体质的稳定性具有相对性。

**3. 体质的可变性**　先天禀赋决定着个体体质的相对稳定性和个体体质的特异性，后天各种环境因素、营养状况、饮食习惯、精神因素、年龄变化、疾病损伤、针药治疗等，又使体质具有可变性。体质的可变性有两个基本规律，一是机体随着年龄的变化，体质发展过程表现为若干阶段，每一年龄阶段都呈现出特有的体质特点，这种变化是随着年龄增长而呈现的由盛渐衰的纵向转变，反映了体质自身形成、定型、发展和变化的规律。二是由外来因素不断运动变化地干扰所造成的各种转变。外界因素的变化，通过不同途径作用于人体，导致体质状态发生改变。两种转变规律往往同时存在，互相影响。

**4. 体质的多样性**　体质的形成与先后天多种因素相关。遗传因素的多样性和环境因素的复杂性，使个体体质存在必然的差异，世界上不会有完全相同的两个人；而即使是同一个体，在不同的生命阶段其体质特点也是逐渐变化着的，所以体质具有明显的个体差异性，呈现出多样性特征。中医学的因人制宜、辨体论治强调的正是这种特异性。因此，无论是比较不同的生命个体，还是考察同一个体的不同生命阶段，都能充分体现出体质的多样性特点。

**5. 体质的趋同性**　在个体体质的形成过程中，遗传因素使个体体质具有差异，而环境因素、饮食结构、年龄因素、疾病因素和社会文化习惯等均可对体质产生明显的影响。处于同一历史背景、同一地方区域、同一年龄结构或饮食起居条件比较相同的人群，由于其遗传背景和外界条件的类同性，往往使特定人群的体质呈现类似的特征，这就是群类趋同性。而在相同的时空背景下，体质的趋同性会导致某一人群对某些病邪的易感性及其所产生的病理过程的倾向性。因此，人类的体质、发病所具有的共性，也使群体预防和群体治疗成为可能。

**6. 体质的可调性**　体质既是相对稳定的，又是动态可变的，这就为调整偏颇体质、防病治病成为可能。在生理情况下，针对各种体质及早采取相应措施，纠正或改善某些体质的偏颇，以减少体质对疾病的易感性，可以预防疾病或延缓发病。在病理情况下，可针对各种不同的体质类型，将辨证论治与辨体论治相结合，以人为本，充分发挥个体诊疗的优势，提高疗效。

## 二、中医体质辨识与分类

中医体质辨识即以人的体质为认知对象，从体质状态及不同体质分类的特性，把握其健康与疾病的整体要素与个体差异，制定防治原则，选择相应的治疗、预防、养生方法，从而进行"因人制宜"的干预措施。中医体质辨识已纳入《国家基本公共卫生服务规范（2009 年版）》，进入国家公共卫生体系。

体质辨识以中医体质分类为基础。中医体质分类是根据人群中的个体各自不同的形态结构、生理功能、心理状态等方面的特征，按照一定的标准，采用一定的方法，通过整理、分析、归纳，分成若干类型。王琦以人体生命活动的物质基础——阴阳、气血津液的盛衰虚实变化为主，以临床应用为目的进行分类，将中医体质分为平和质（A 型）、气虚质（B 型）、阳虚质（C 型）、阴虚质（D 型）、痰湿质（E 型）、湿热质（F 型）、血瘀质（G 型）、气郁质（H 型）、特禀质（I 型）9 种基本类型，平和质之外的 8 种体质类型均为偏颇体质。王琦的 9 分法通过了教育部和"973"课题专家论证，并被中医学者广泛引用，故本章基于王琦的 9 分法进行体质辨识。

### 三、中医体质辨识在健康管理中的作用

从健康到亚健康再到疾病，体质因素的影响不可忽视。各种偏颇体质是健康状态的重要影响因素，也是疾病发生、发展与转归的内在因素。通过中医体质辨识，可以更加全面地了解其健康状况，获得预测个体未来发病风险的资料；通过体质调护，调整偏颇体质，可以改善个体的健康状况，实现健康管理的目标。

#### （一）中医体质辨识是体质健康管理的核心环节

随着医学模式和健康观念的转变，当今医学已从疾病医学转向健康医学，人类健康的研究已成为世界各国人口与健康领域的前沿课题。健康管理的主要内容是通过全面收集个体或群体的健康信息，科学评估个体或群体的健康状况，并且找出影响其健康的危险因素，然后针对这些危险因素，提出相应的健康管理方案，促使人们建立新的行为和生活方式，从而达到促进个体或群体健康水平提高的目的。

中医体质健康管理的基本步骤包括收集体质健康信息、辨识体质类型、实施体质调护、评价体质调护效果。这几个环节是一个长期的、连续不断的、动态循环的服务流程，其中最核心的环节是体质辨识。中医体质健康管理需要在收集先天禀赋因素、后天颐养因素、性别因素、年龄因素、环境因素、疾病与药物因素等体质的影响因素信息，以及形态结构、生理功能和心理状态特征等方面信息的基础上，辨识体质类型。为了使体质健康管理流程中最为核心的体质辨识方法科学、规范、适用，研究人员开发了《中医体质量表》（60 条目、41 条目、30 条目 3 个版本），为体质辨识提供了标准化的测评工具；制定的《中医体质分类与判定》，为研究人员使用《中医体质量表》进行体质辨识提供了标准。

#### （二）中医体质辨识是制订体质调护计划的基础

改善个体的健康状况，实现健康管理的目标，需要在科学辨识体质类型的基础上制订个性化的体质调护计划。因此，根据体质辨识的结果以及相关影响因素的分析，针对

个体的体质特征，制订体质调护计划，通过合理的精神调摄、饮食调养、起居调护、运动健身、经络调理、药物调治及四季保养等调护措施，使体质偏颇得以纠正，从而改善健康状况，是体质健康管理的目的。可以说，辨识体质类型是体质调护的基础，是实施健康管理的前提。

### （三）中医体质辨识是实施体质三级预防的依据

预防，就是采取一定的措施，防止疾病的发生与发展。中医学在防病治病上的一个重要思想，就是防患于未然的预防思想，而且强调防重于治。《素问·四气调神大论》说："圣人不治已病治未病，不治已乱治未乱。"指出了预防疾病的重要意义。通过中医体质辨识，可从调体拒邪、调体防病和调体防变三个演进层次体现改善体质在预防疾病中的作用。

一级预防，未病先防。一是在群体预防中，可通过中医体质辨识，揭示一般人群中医体质类型的分布规律，针对不同人群的体质分布特点，使中医传统的"养生、避邪"的个体预防阶段进入到群体预防阶段，促进人群健康水平的提高。二是对于自我（社区、家庭）保健，每个人都可根据中医体质辨识结果，针对自己个体体质的偏颇状态，重新考虑生活方式和饮食宜忌等，建立适合自己个体体质特点的养生保健方法。

二级预防，欲病早治。对于疾病的易感体质，可根据体质辨识结果，有针对性地调整偏颇体质，进行疾病的早期预防。如研究发现高血压与痰湿质关联程度最强，女性痰湿质与高血压的关联强于男性，提示在高血压的高危人群中调整痰湿体质偏颇的重要性。

三级预防，已病早治。在临床诊疗中，通过客观地辨识中医体质类型，根据不同体质类型或状态，或益气，或温阳，或补阴，或利湿，或开郁，或活血，以调整机体的阴阳、气血津液失衡倾向，体现"因人制宜""治病求本"的治疗原则，进行个性化的康复治疗。

### （四）中医体质辨识应用于健康管理，创新健康管理新模式

将中医体质辨识应用于健康管理，是一种新的健康管理理念，是具有中国特色的健康管理方法。这一方法管理的对象主要是健康人群与亚健康人群，管理的目标是通过调整偏颇体质，以让人不生病或少生病为目标，管理的方法是以中国传统的养生方法为主，结合现代健康管理方法。

探索与建立具有中国特色的健康管理理论与方法，是每一个健康管理者的目标。如何将现代健康管理理念与中医理论相结合是摆在我们面前的一项重大课题。建立在体质辨识基础上的健康管理具有针对性、实用性、有效性和可操作性等特点，值得学习推广。

# 第二节　中医体质辨识的原则和内容

## 一、中医体质辨识的原则

人是一个有机的整体，对人的体质辨识必须遵循共同的原则，从整体观点出发，全面审查其神、色、形、态、舌、脉等体征及性格、饮食、二便等情况，结合中医临床辨体论治的实际经验进行综合分析。

### （一）整体性原则

整体观是中医体质辨识强调整体审察的认识论基础。人体的外部结构与内部脏腑是有机相关的，整个人体又受到自然环境和社会环境的影响。中医体质辨识中的整体性原则，一方面要求利用望、闻、问、切的手段广泛而全面地收集体质资料，而不能只看到局部的体质状况；另一方面是指从整体上进行多方面的考虑，并结合时、地、病的特殊性，对人体体质状态进行全面分析，综合判断。

### （二）形神结合原则

神是机体生命活动的体现。形健则神旺，形衰则神惫，人的精神状态和面部气色常能显示出体质的平和与偏颇。神色是五脏气血盛衰的表现，体质平和的人，五脏无偏胜，气血调和，阴平阳秘，必然精神健旺，气色明润，目光有神，语言响亮，耳听聪敏。反之，偏颇体质必然反映不同气色。人体的形态结构与心理特征也存在特异性的对应关系，一定的形态体貌必然对应一定的性格特点，只有全面观察，形神结合，才能对体质类型做出准确的判别。

### （三）舌脉合参原则

诊察舌脉在分辨体质的差异性上有重要参考价值。如阳虚质多舌胖，血瘀质多舌紫等，应对舌的神、色、形、态，苔色、苔质进行全面观察。诊脉时应注意身躯高大的人，脉的显现部位较长；矮小的人，脉的显现部位较短；瘦小的人脉常濡软；肥盛的人脉常沉细；阳盛质多见阳脉，阴盛质多见阴脉。另外，还需注意不同地理环境对脉象的影响。

此外，如性别、年龄、民族、先天禀赋、家族遗传、居住环境以及性格类型、饮食习惯、疾病因素等，均与体质有关，临床在辨识体质类型时亦需注意。

## 二、中医体质辨识的内容

体质表现为形态结构、生理功能和心理状态几个方面相对稳定的特性。一定的形态结构，必然表现为一定的生理功能，而伴随着形态结构、生理功能的变化，又会产生一定的心理过程和个性心理特征。认识与辨析体质，必须依据个体的肤色、形态、举止、饮食习惯、性格心理特征，以及对季节的适应性、对疾病的易感性等方面表现的特征。因此，辨体的内容通常包括以下几个方面。

## （一）辨形态结构特征

人体形态结构上的差异性是辨析个体体质的重要内容。人体的形态结构是生理功能和心理活动的基础，又是精气盛衰和代谢情况的外在表现，包括外部形态结构和内部形态结构。外部形态结构是由体表直接表现出的特性，是用感觉器官直接观测到的体质要素，包括体格、体形、姿势、营养状况等。内部形态结构包括脏腑、经络、精气血津液等，是体表直观性体质要素的决定因素，是决定其外显特征的内在基础。中医藏象学说认为，内在五脏与形体有着配属、表里关系，因而观察形体的强弱胖瘦，可以测知内脏的坚脆、气血的盛衰等。一般认为五脏强壮，外形也强壮。如骨骼粗大，胸廓宽厚，肌肉充实，皮肤润泽，举动灵活等，是强壮的征象，多见于强壮体质；骨骼细小，胸廓狭窄，肌肉瘦弱，皮肤枯燥，举动迟钝等，是衰弱的表现，多见于虚弱体质。所以，关于形态结构的辨析，中医主要通过望诊观察形态、体形、体态、头面、五官、躯干、四肢、皮肤、面色、毛发及舌象等，重点了解个体的体质状况及体质差异。

## （二）辨生理功能特征

人体生理功能上的差异性也是个体体质辨析的重要内容。因为体质是在遗传性和获得性的基础上表现出来的人体形态结构、生理功能和心理状态的综合的相对稳定的特征，而心理活动状态是在一定的形态结构和生理功能的基础上产生的，因此，体质首先是形态结构和功能活动的综合体。形态结构是产生各种生理功能的基础，一定的形态结构必然表现为一定的生理功能，机体内部和外部的形态结构特点决定着其功能反应的形式和反应强度、频率等，决定着机体生理功能及对各种刺激反应的差异。人体的生理功能是内部形态结构完整性、协调性的反映，是脏腑经络及精气血津液盛衰的体现。机体对外界的反应和适应能力、自我调节能力、防病抗病能力、新陈代谢情况等，均是脏腑经络及精气血津液生理功能的体现。中医主要通过望目光、色泽、神情、体态，以及呼吸、舌象、脉象等，重点了解个体的精神意识、思维活动以及对外界的反应和适应能力、自我调节能力、防病抗病能力、新陈代谢情况等，从而可以判断机体各脏腑生理功能的个体差异性。如神志清楚，两目灵活，面色荣润，肌肉不削，动作自如，说明精充气足神旺，多见于平和体质；如精神不振，两目乏神，面色少华，肌肉松软，倦怠乏力，少气懒言，动作迟缓，说明精气不足，功能减退，多见于虚弱体质或阳虚体质。

## （三）辨心理特征

心理是指客观事物在大脑中的反映，是感觉、知觉、情感、记忆、思维、性格、能力等的总称，属于中医学神的范畴。"人有五脏化五气，以生喜怒悲忧恐"（《素问·阴阳应象大论》），神志活动的产生和维持有赖于内在脏腑的功能活动，以脏腑精气为物质基础，但脏腑精气藏于内而不能直接得以观察，精气显于外可以形成相应的心理活动，使个体容易表现出相应的心理特征。心理特征的差异，主要表现为人格、气质、性格的差异。中医辨心理特征，主要通过观察情绪倾向、感情色彩、认知速度、意志强弱、行为表现等方面，了解人体气质特点与人格倾向。如阴虚质的人多性情急躁、外向、好动，阳虚质的人性格多沉静内向，气郁质的人多内向不稳定、忧郁脆弱、敏感多疑等。

辨体的基本内容，综合了形态结构、生理功能和心理特征等三方面，全面概括了构成体质的基本要素，深刻把握了个体生命的本质特征，从而就能对个体体质做出准确判断。如痰湿体质的人，形态结构表现为体形肥胖、腹部肥满松软；生理功能多见皮肤出油较多、多汗、汗黏、眼胞轻微浮肿、容易困倦、对梅雨季节和潮湿环境适应能力较差等；心理特点以温和稳重多见。

# 第三节　9种基本中医体质类型的辨识

## 一、9种基本中医体质类型的辨识依据

辨析体质类型，主要是依据不同体质在形态结构、生理功能及心理活动等三个方面的特征，经过综合分析，将其归为不同体质类型的思维与实践过程，本教材对9种基本中医体质类型的辨识依据进行归纳。

### （一）平和质（A型）

定义：先天禀赋良好，后天调养得当，以体态适中，面色红润，精力充沛，脏腑功能状态强健壮实为主要特征的一种体质状态。

成因：先天禀赋良好，后天调养得当。

特征：①形体特征：体形匀称健壮。②心理特征：性格随和开朗。③常表现：面色、肤色润泽，头发稠密有光泽，目光有神，鼻色明润，嗅觉通利，味觉正常，唇色红润，精力充沛，不易疲劳，耐受寒热，睡眠安和，胃纳良好，二便正常，舌色淡红，苔薄白，脉和有神。④对外界环境适应能力：对自然环境和社会环境适应能力较强。⑤发病倾向：平素患病较少。

### （二）气虚质（B型）

定义：由于一身之气不足，以气息低弱、脏腑功能状态低下为主要特征的体质状态。

成因：先天禀赋不足，后天失养，如孕育时父母体弱、早产、人工喂养不当、偏食、厌食，或因病后气亏、年老气弱等。

特征：①形体特征：肌肉松软。②心理特征：性格内向、情绪不稳定、胆小不喜欢冒险。③常表现：主项：平素气短懒言，语音低怯，精神不振，肢体容易疲乏，易出汗，舌淡红、胖嫩、边有齿痕，脉象虚缓。副项：面色萎黄或淡白，目光少神，口淡，

唇色少华，毛发不泽，头晕，健忘，大便正常，或虽便秘但不结硬，或大便不成形，便后仍觉未尽，小便正常或偏多。④对外界环境适应能力：不耐受寒邪、风邪、暑邪。⑤发病倾向：平素体质虚弱，卫表不固易患感冒；或病后抗病能力弱，易迁延不愈；易患内脏下垂、虚劳等病。

### （三）阳虚质（C 型）

定义：由于阳气不足，失于温煦，以形寒肢冷等虚寒现象为主要特征的体质状态。

成因：先天不足，或后天失养，如孕育时父母体弱或年长受孕、早产、年老阳衰等。

特征：①形体特征：多形体白胖，肌肉松软。②心理特征：性格多沉静、内向。③常表现：主项：平素畏冷，手足不温，喜热饮食，精神不振，睡眠偏多，舌淡胖嫩边有齿痕，苔润，脉象沉迟。副项：面色㿠白，目胞晦黯，口唇色淡，毛发易落，易出汗，大便溏薄，小便清长。④对外界环境适应能力：不耐受寒邪；耐夏不耐冬；易感湿邪。⑤发病倾向：发病多为寒证，或易从寒化，易病痰饮、肿胀、泄泻、阳痿。

### （四）阴虚质（D 型）

定义：由于体内津液精血等阴液亏少，以阴虚内热等表现为主要特征的体质状态。

成因：先天不足，如孕育时父母体弱或年长受孕、早产等，或后天失养，纵欲耗精，积劳阴亏，或曾患出血性疾病等。

特征：①形体特征：体形瘦长。②心理特征：性情急躁，外向好动，活泼。③常表现：主项：手足心热，平素易口燥咽干，鼻微干，口渴喜冷饮，大便干燥，舌红少津少苔。副项：面色潮红，有烘热感，两目干涩，视物模糊，唇红微干，皮肤偏干，易生皱纹，眩晕耳鸣，睡眠差，小便短，脉象细弦或数。④对外界环境适应能力：平素不耐热邪，耐冬不耐夏；不耐受燥邪。⑤发病倾向：平素易患有阴亏燥热的病变，或病后易表现为阴亏症状。

### （五）痰湿质（E 型）

定义：由于水液内停而痰湿凝聚，以黏滞重浊为主要特征的体质状态。

成因：先天遗传，或后天过食肥甘。

特征：①形体特征：体形肥胖，腹部肥满松软。②心理特征：性格偏温和，稳重恭谦，和达，多善于忍耐。③常表现：主项：面部皮肤油脂较多，多汗且黏，胸闷，痰多。副项：面色黄胖而黯，眼胞微浮，容易困倦，平素舌体胖大，舌苔白腻，口黏腻或甜，身重不爽，脉滑，喜食肥甘，大便正常或不实，小便不多或微混。④对外界环境适应能力：对梅雨季节及潮湿环境适应能力差，易患湿证。⑤发病倾向：易患消渴、中风、胸痹等病证。

## （六）湿热质（F 型）

定义：以湿热内蕴为主要特征的体质状态。

成因：先天禀赋不足，或久居湿地，喜食肥甘，或长期饮酒，湿热内蕴。

特征：①形体特征：形体偏胖。②心理特征：性格多急躁易怒。③常表现：主项：平素面垢油光，易生痤疮粉刺，舌质偏红苔黄腻，容易口苦口干，身重困倦。副项：心烦懈怠，眼筋红赤，大便燥结或黏滞，小便短赤，男易阴囊潮湿，女易带下量多，脉象多见滑数。④对外界环境适应能力：对湿环境或气温偏高，尤其夏末秋初，湿热交蒸气候较难适应。⑤发病倾向：易患疮疖、黄疸、火热等病证。

## （七）血瘀质（G 型）

定义：体内有血液运行不畅的潜在倾向或瘀血内阻的病理基础，以血瘀表现为主要特征的体质状态。

成因：先天禀赋不足，或后天损伤，忧郁气滞，久病入络。

特征：①形体特征：瘦人居多。②心理特征：性格内郁，心情不快易烦，急躁健忘。③常表现：主项：平素面色晦黯，皮肤偏黯或色素沉着，容易出现瘀斑，易患疼痛，口唇黯淡或紫，舌质黯有瘀点，或片状瘀斑，舌下静脉曲张，脉象细涩或结代。副项：眼眶黯黑，鼻部黯滞，发易脱落，肌肤干或甲错，女性多见痛经、闭经，或经色紫黑有块、崩漏。④对外界环境适应能力：不耐受风邪、寒邪。⑤发病倾向：易患出血、癥瘕、中风、胸痹等病。

## （八）气郁质（H 型）

定义：由于长期情志不畅、气机郁滞而形成的以性格内向不稳定、忧郁脆弱、敏感多疑为主要表现的体质状态。

成因：先天遗传，或因精神刺激，暴受惊恐，所欲不遂，忧郁思虑等。

特征：①形体特征：形体偏瘦。②心理特征：性格内向不稳定，忧郁脆弱，敏感多疑。③常表现：主项：平素忧郁面貌，神情多烦闷不乐。副项：胸胁胀满，或走窜疼痛，多伴善太息，或嗳气呃逆，或咽间有异物感，或乳房胀痛，睡眠较差，食欲减退，惊悸怔忡，健忘，痰多，大便偏干，小便正常，舌淡红，苔薄白，脉象弦细。④对外界环境适应能力：对精神刺激适应能力较差，不喜欢阴雨天气。⑤发病倾向：易患郁证、脏躁、百合病、不寐、梅核气、惊恐等病证。

## （九）特禀质（I 型）

定义：由于先天禀赋不足和禀赋遗传等因素造成的一种特殊体质。包括先天性、遗传性的生理缺陷与疾病，过敏反应等。

成因：先天禀赋不足、遗传等，或环境因素、药物因素等。

特征：①形体特征：无特殊，或有畸形，或有先天生理缺陷。②心理特征：因禀质特异情况而不同。③常表现：遗传性疾病有垂直遗传，先天性、家族性特征；胎传性疾病为母体影响胎儿个体生长发育及相关疾病特征。④对外界环境适应能力：适应能力差，如过敏体质者对过敏季节适应能力差，易引发宿疾。⑤发病倾向：过敏体质者易药物过敏，易患花粉症；遗传性疾病如血友病、先天愚型及中医所称"五迟""五软""解颅"等；胎传性疾病如胎寒、胎热、胎惊、胎肥、胎弱等。

## 二、9 种基本中医体质类型的辨识方法

辨析体质类型，需要能对其进行科学评价以及科学分类的测量工具。研究者以王琦的中医体质 9 分法为概念框架编制了信度、效度性能评价良好的系列《中医体质量表》（60 条目、41 条目、30 条目 3 个版本），制定了《中医体质分类与判定》标准（中华中医药学会 2009 年 3 月发布实施），为中医体质辨识提供了标准化的测量工具和判定标准。下面以 41 条目《中医体质量表》和《中医体质分类与判定》标准为例进行说明。

调查对象回答《中医体质量表》的 41 个问题，依据 9 种基本中医体质类型判定标准（表 7-1），根据其对 9 种基本中医体质类型所属问题条目的作答（表 7-2 ～表 7-10），计算原始分及转化分，原始分 = 各个条目分值相加，转化分 = [（原始分 – 可能的最低分）/（可能的最高分 – 可能的最低分）]×100，即可判定所属中医体质类型。平和质的判定结果分为"是""基本是""否"，偏颇体质的判定结果分为"是""倾向是""否"。平和质的判定：8 种偏颇体质转化分均 < 30 分，且平和质转化分 ≥ 60 分时，判定为"是"；8 种偏颇体质转化分均 < 40 分，且平和质转化分 ≥ 60 分时，判定为"基本是"；否则判定为"否"。8 种偏颇体质的判定：某偏颇体质转化分 ≥ 40 分，判定为"是"；30 ～ 39 分，判定为"倾向是"；< 30 分，判定为"否"。

表 7-1　9 种基本中医体质类型判定标准表

| 体质类型 | 条件 | 判定结果 |
| --- | --- | --- |
| 平和质 | 转化分 ≥ 60 分 | 是 |
| | 其他 8 种体质转化分均 < 30 分 | |
| | 转化分 ≥ 60 分 | 基本是 |
| | 其他 8 种体质转化分均 < 40 分 | |
| | 不满足上述条件者 | 否 |
| 偏颇体质 | 转化分 ≥ 40 分 | 是 |
| | 转化分 30 ～ 39 分 | 倾向是 |
| | 转化分 < 30 分 | 否 |

表 7-2　平和质（A 型）判定表

| 请根据近一年的体验和感觉，回答以下问题。 | 没有（根本不） | 很少（有一点） | 有时（有些） | 经常（相当） | 总是（非常） |
|---|---|---|---|---|---|
| A1.（Q2）您容易疲乏吗？* | 1 | 2 | 3 | 4 | 5 |
| A2.（Q8）您容易忘事吗？* | 1 | 2 | 3 | 4 | 5 |
| A3.（Q9）您感到闷闷不乐、情绪低沉吗？* | 1 | 2 | 3 | 4 | 5 |
| A4.（Q22）您比一般人耐受不了寒冷（冬天的寒冷或夏天的空调等）吗？* | 1 | 2 | 3 | 4 | 5 |
| A5.（Q54）您容易失眠或入睡困难吗？* | 1 | 2 | 3 | 4 | 5 |

计分方法：①计算原始分：5～25 分。原始分 = 各个条目分值相加（简单求和法，* 表示 5 个条目均逆向计分，1→5、2→4、3→3、4→2、5→1）。②计算转化分：0～100 分。转化分 =（原始分 -5）/20×100。分数越高，体质倾向越明显。

判定标准：8 种偏颇体质转化分均＜30 分，且平和质转化分≥60 分时，判定为"是"；8 种偏颇体质转化分均＜40 分，且平和质转化分≥60 分时，判定为"基本是"；否则判定为"否"。

判定结果：□是　　□基本是　　□否

表 7-3　气虚质（B 型）判定表

| 请根据近一年的体验和感觉，回答以下问题。 | 没有（根本不） | 很少（有一点） | 有时（有些） | 经常（相当） | 总是（非常） |
|---|---|---|---|---|---|
| B1.（Q2）您容易疲乏吗？ | 1 | 2 | 3 | 4 | 5 |
| B2.（Q3）您容易气短（呼吸短促，接不上气）吗？ | 1 | 2 | 3 | 4 | 5 |
| B3.（Q6）您喜欢安静、懒得说话吗？ | 1 | 2 | 3 | 4 | 5 |
| B4.（Q23）您比别人容易患感冒，或感冒后不容易痊愈吗？ | 1 | 2 | 3 | 4 | 5 |
| B5.（Q27）您活动量稍大就容易出虚汗吗？ | 1 | 2 | 3 | 4 | 5 |

计分方法：①计算原始分：5～25 分。原始分 = 各个条目分值相加（简单求和法）。②计算转化分数：0～100 分。转化分 =（原始分 -5）/20×100。分数越高，体质倾向越明显。

判定标准：气虚质转化分≥40 分，判定为"是"；30～39 分，判定为"倾向是"；＜30 分，判定为"否"。

判定结果：□是　　□倾向是　　□否

表 7-4　阳虚质（C 型）判定表

| 请根据近一年的体验和感觉，回答以下问题。 | 没有（根本不） | 很少（有一点） | 有时（有些） | 经常（相当） | 总是（非常） |
|---|---|---|---|---|---|
| C1.（Q18）您手脚发凉吗？ | 1 | 2 | 3 | 4 | 5 |
| C2.（Q19）您胃腹部、背部或腰膝部怕冷吗？ | 1 | 2 | 3 | 4 | 5 |
| C3.（Q20）您感到怕冷、衣服比别人穿得多吗？ | 1 | 2 | 3 | 4 | 5 |
| C4.（Q22）您比一般人耐受不了寒冷（冬天的寒冷或夏天的空调等）吗？ | 1 | 2 | 3 | 4 | 5 |

续表

| 请根据近一年的体验和感觉，回答以下问题。 | 没有<br>（根本不） | 很少<br>（有一点） | 有时<br>（有些） | 经常<br>（相当） | 总是<br>（非常） |
|---|---|---|---|---|---|
| C5.（Q52）您吃凉的东西会感到不舒服，或者容易腹泻吗？ | 1 | 2 | 3 | 4 | 5 |

计分方法：①计算原始分：5～25分。原始分＝各个条目分值相加（简单求和法）。②计算转化分：0～100分。转化分＝（原始分–5）/20×100。分数越高，体质倾向越明显。

判定标准：阳虚质转化分≥40分，判定为"是"；30～39分，判定为"倾向是"；＜30分，判定为"否"。

判定结果：□是　　□倾向是　　□否

### 表7-5　阴虚质（D型）判定表

| 请根据近一年的体验和感觉，回答以下问题。 | 没有<br>（根本不） | 很少<br>（有一点） | 有时<br>（有些） | 经常<br>（相当） | 总是<br>（非常） |
|---|---|---|---|---|---|
| D1.（Q17）您手脚心发热吗？ | 1 | 2 | 3 | 4 | 5 |
| D2.（Q29）您皮肤或口唇干燥吗？ | 1 | 2 | 3 | 4 | 5 |
| D3.（Q44）您感到眼睛干涩吗？ | 1 | 2 | 3 | 4 | 5 |
| D4.（Q46）您感到口干咽燥、总想喝水吗？ | 1 | 2 | 3 | 4 | 5 |
| D5.（Q57）您容易便秘或大便干燥吗？ | 1 | 2 | 3 | 4 | 5 |

计分方法：①计算原始分：5～25分。原始分＝各个条目分值相加（简单求和法）。②计算转化分：0～100分。转化分＝（原始分–5）/20×100。分数越高，体质倾向越明显。

判定标准：阴虚质转化分≥40分，判定为"是"；30～39分，判定为"倾向是"；＜30分，判定为"否"。

判定结果：□是　　□倾向是　　□否

### 表7-6　痰湿质（E型）判定表

| 请根据近一年的体验和感觉，回答以下问题。 | 没有<br>（根本不） | 很少<br>（有一点） | 有时<br>（有些） | 经常<br>（相当） | 总是<br>（非常） |
|---|---|---|---|---|---|
| E1.（Q14）您感到腹部胀满吗？ | 1 | 2 | 3 | 4 | 5 |
| E2.（Q16）您感到身体沉重不轻松或不爽快吗？ | 1 | 2 | 3 | 4 | 5 |
| E3.（Q28）您有额部油脂分泌过多的现象吗？ | 1 | 2 | 3 | 4 | 5 |
| E4.（Q49）您嘴里有黏黏的感觉吗？ | 1 | 2 | 3 | 4 | 5 |
| E5.（Q58）您腹部肥大、柔软吗？ | 1 | 2 | 3 | 4 | 5 |

计分方法：①计算原始分：5～25分。原始分＝各个条目分值相加（简单求和法）。②计算转化分：0～100分。转化分＝（原始分–5）/20×100。分数越高，体质倾向越明显。

判定标准：痰湿质转化分≥40分，判定为"是"；30～39分，判定为"倾向是"；＜30分，判定为"否"。

判定结果：□是　　□倾向是　　□否

表7-7 湿热质（F型）判定表

| 请根据近一年的体验和感觉，回答以下问题。 | 没有（根本不） | 很少（有一点） | 有时（有些） | 经常（相当） | 总是（非常） |
|---|---|---|---|---|---|
| F1.（Q39）您面颊部或鼻部有油腻感或者油亮发光吗？ | 1 | 2 | 3 | 4 | 5 |
| F2.（Q41）您易生痤疮（面部的痘痘、粉刺）或疮疖吗？ | 1 | 2 | 3 | 4 | 5 |
| F3.（Q48）您感到口苦或嘴里有异味吗？ | 1 | 2 | 3 | 4 | 5 |
| F4.（Q56）您有大便黏滞不爽、解不尽的感觉吗？ | 1 | 2 | 3 | 4 | 5 |
| F5.（Q59）您小便时尿道有发热感、尿色浓（深）吗？ | 1 | 2 | 3 | 4 | 5 |

计分方法：①计算原始分：5～25分。原始分＝各个条目分值相加（简单求和法）。②计算转化分：0～100分。转化分＝（原始分 –5）/20×100 。分数越高，体质倾向越明显。

判定标准：湿热质转化分≥40分，判定为"是"；30～39分，判定为"倾向是"；＜30分，判定为"否"。

判定结果：□是　　□倾向是　　□否

表7-8 血瘀质（G型）判定表

| 请根据近一年的体验和感觉，回答以下问题。 | 没有（根本不） | 很少（有一点） | 有时（有些） | 经常（相当） | 总是（非常） |
|---|---|---|---|---|---|
| G1.（Q8）您容易忘事吗？ | 1 | 2 | 3 | 4 | 5 |
| G2.（Q37）您身体上有哪里疼痛吗？ | 1 | 2 | 3 | 4 | 5 |
| G3.（Q40）您面色暗，或容易出现褐斑吗？ | 1 | 2 | 3 | 4 | 5 |
| G4.（Q43）您容易有黑眼圈吗？ | 1 | 2 | 3 | 4 | 5 |
| G5.（Q45）您口唇颜色偏暗吗？ | 1 | 2 | 3 | 4 | 5 |

计分方法：①计算原始分：5～25分。原始分＝各个条目分值相加（简单求和法）。②计算转化分：0～100分。转化分＝（原始分 –5）/20×100 。分数越高，体质倾向越明显。

判定标准：血瘀质转化分≥40分，判定为"是"；30～39分，判定为"倾向是"；＜30分，判定为"否"。

判定结果：□是　　□倾向是　　□否

表7-9 气郁质（H型）判定表

| 请根据近一年的体验和感觉，回答以下问题。 | 没有（根本不） | 很少（有一点） | 有时（有些） | 经常（相当） | 总是（非常） |
|---|---|---|---|---|---|
| H1.（Q9）您感到闷闷不乐、情绪低沉吗？ | 1 | 2 | 3 | 4 | 5 |
| H2.（Q10）您容易精神紧张、焦虑不安吗？ | 1 | 2 | 3 | 4 | 5 |
| H3.（Q11）您多愁善感、感情脆弱吗？ | 1 | 2 | 3 | 4 | 5 |
| H4.（Q13）您肋胁部或胸部胀痛吗？ | 1 | 2 | 3 | 4 | 5 |
| H5.（Q15）您无缘无故叹气吗？ | 1 | 2 | 3 | 4 | 5 |

计分方法：①计算原始分：5～25分。原始分＝各个条目分值相加（简单求和法）。②计算转化分：0～100分。转化分＝（原始分 –5）/20×100 。分数越高，体质倾向越明显。

判定标准：气郁质转化分≥40分，判定为"是"；30～39分，判定为"倾向是"；＜30分，判定为"否"。

判定结果：□是　　□倾向是　　□否

表 7-10　特禀质（I型）判定表

| 请根据近一年的体验和感觉，回答以下问题。 | 没有（根本不） | 很少（有一点） | 有时（有些） | 经常（相当） | 总是（非常） |
|---|---|---|---|---|---|
| I1.（Q24）您不是感冒也会打喷嚏、流鼻涕吗？ | 1 | 2 | 3 | 4 | 5 |
| I2.（Q26）您有因季节变化、温度变化或异味等原因而咳喘的现象吗？ | 1 | 2 | 3 | 4 | 5 |
| I3.（Q30）您容易过敏（对药物、食物、气味、花粉或在季节交替、气候变化时）吗？ | 1 | 2 | 3 | 4 | 5 |
| I4.（Q31）您的皮肤容易起荨麻疹（风团、风疹块、风疙瘩）吗？ | 1 | 2 | 3 | 4 | 5 |
| I5.（Q34）您的皮肤一抓就红，并出现抓痕吗？ | 1 | 2 | 3 | 4 | 5 |

计分方法：①计算原始分：5～25分。原始分＝各个条目分值相加（简单求和法）。②计算转化分：0～100分。
转化分＝（原始分−5）/20×100。分数越高，体质倾向越明显。
判定标准：特禀质转化分≥40分，判定为"是"；30～39分，判定为"倾向是"；<30分，判定为"否"。
判定结果：□是　□倾向是　□否

　　在实际生活与医疗实践中，虽然可以发现较为典型的某种体质，但多数人的体质特征是不典型的。一点也不表现出体质特征偏颇的平和质人数并不太多，而同时具备两种或两种以上的体质特征，即兼夹体质者为多，多数情况下人们所显现出的往往是兼夹体质。兼夹体质是指同一机体同时具有两种以上体质特征的体质状态。兼夹体质的判定可采用雷达图的分析方法：第一，应用我们开发的中医体质量表对个体进行调查，计算出平和质、气虚质、阳虚质、阴虚质、痰湿质、湿热质、血瘀质、气郁质、特禀质9种体质类型的得分；第二，根据中医体质分类判定标准判定个体体质类型是属于平和体质还是偏颇体质；第三，如判定为偏颇体质，进一步应用雷达图帮助我们直观地表征其气虚质、阳虚质、阴虚质、痰湿质、湿热质、血瘀质、气郁质、特禀质8个亚量表指标和相应的得分水平。在雷达图轴向上，偏颇体质倾向较强者具有较长的射线段。图7-1就是描述了两个不同个体在8种偏颇体质的分析中表现出来的总体情况。

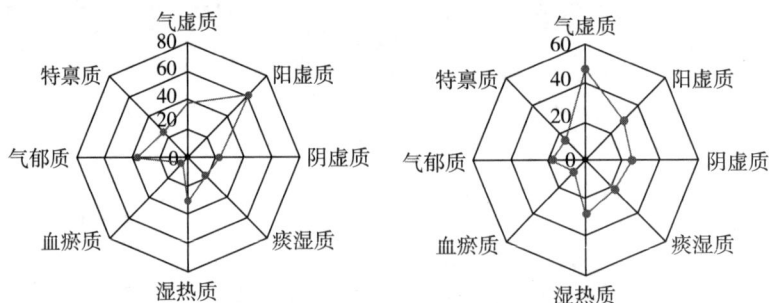

图 7-1　中医体质综合判定雷达图

　　案例：某患者，女，57岁。9种体质得分为：气虚质37.5分、阳虚质32.1分、阴虚质21.9分、痰湿质40.6分、湿热质12.5分、血瘀质17.9分、气郁质32.1分、特禀质 17.9 分、平和质 65.6 分。根据判定标准，虽然平和质转化分 ≥ 60 分，但其中痰湿质转化分 ≥ 40 分，气虚质、阳虚质、气郁质 30 分以上 40 分未满，本例应判定为痰湿质，气虚质、阳虚质、气郁质倾向。也可如图 7-2 所示用雷达图直观显示。

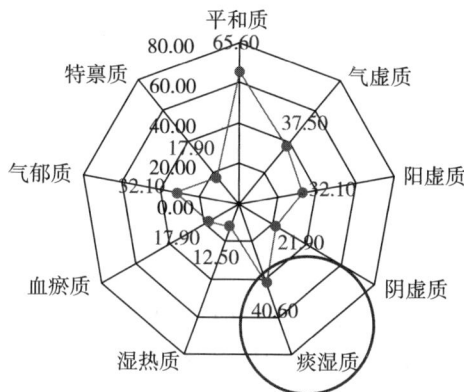

图 7-2　中医体质类型得分雷达图

# 第四节　9 种基本中医体质类型的调护

体质是相对稳定的，又是动态可变的，外界环境、发育条件、生活条件、干预措施等的影响，都有可能使体质发生改变，这就使调整偏颇体质、维护健康、防病治病成为可能。因此，在体质辨识的基础上，针对个体的体质特征，通过各种体质调护措施的干预，改善偏颇体质，提高人体对环境的适应能力，以达到提高生命质量、防病治病、延年益寿之目的，是体质健康管理的目标所在。

## 一、平和质（A 型）的调护

平和质先天禀赋良好，后天调养得当，故其精、气、神及局部特征等方面均表现良好，体形匀称健壮，面色润泽，目光有神，唇色红润，不易疲劳，精力充沛，睡眠、食欲良好，大小便正常，性格随和开朗，平时患病较少，对自然环境和社会环境适应能力较强。因此，平和质养生侧重于保养、维护。

### （一）精神调摄

心理状态、情志反应与内外环境等多种因素有关，精神刺激和情志变化不可避免，所以平和质的人亦应注意调摄精神，及时化解不良情绪，防止体质出现偏颇。并可通过培养兴趣爱好，加强体育锻炼等，愉悦身心，保持情绪稳定，促进心理健康。

### （二）饮食调养

平和质饮食应有节制，不要过饥过饱，不要常吃过冷、过热或不干净的食物，粗细粮食要合理搭配，多吃五谷杂粮、蔬菜瓜果，均衡营养。《黄帝内经》明确提出了中国传统膳食的平衡观"五谷为养、五果为助、五畜为益、五菜为充"。平和质还应注意气味调和，不偏嗜酸、苦、甘、辛、咸五味；顺时调养，根据不同季节选择适宜的饮食。少食过于油腻及辛辣之物。

### （三）起居调护

人体的生命活动随着年节律、季节律、月节律、昼夜节律等自然规律而发生相应的生理变化。因此，平和质的人亦应注意起居有常，不妄作劳，顺应四时，调摄起居，才能增进健康、延年益寿。

### （四）运动健身

平和质者可通过运动保持和加强现有的良好状态，可根据年龄、性别、个人兴趣爱好的差异，自行选择不同的锻炼方法。如年轻人可适当跑步、打球，老年人可适当散步、打太极拳等。同时要努力做到：积极主动，兴趣广泛；运动适度，不宜过量；循序渐进，适可而止；经常锻炼，持之以恒；全面锻炼，因时制宜。

### （五）经络调理

经络调理包括主动调理与被动保健。经络的主动调理方法很多，这里介绍一种经实践证明行之有效的调理经络的方法，即"312 经络调理方法"或"312 经络锻炼法"。这一方法是由祝总骧教授等专家在 30 年经络研究的基础上，汲取古今中外养生保健方法的精华，总结创编的一套集穴位按摩、腹式呼吸和体育运动为一体的健身方法，具有激活经络、畅通气血、祛病健身的功效。"312"的"3"是指合谷、内关和足三里 3 个穴位的按摩，每天按摩 1～2 次，每次每个穴位按摩 5 分钟（3 个穴位共 15 分钟）；"1"是指一种意守丹田的腹式呼吸方法，每天 1～2 次，每次 5 分钟；"2"是指以两条腿为主的、力所能及的体育锻炼，每天 1～2 次，每次 5 分钟。312 经络锻炼法简便易学，不需要场地，非常适合办公室人员、中老年朋友锻炼。另外，在主动锻炼、主动调理的同时，也可进行被动保健、保养。被动保健的方法也很多，关键是要选择专业的保健按摩师来进行调理。

## 二、气虚质（B 型）的调护

气虚质的主要特征是气不足，故其语音低弱，气短懒言，容易疲乏、出汗，易患感冒及内脏下垂；对外界环境适应能力较差，不耐受风、寒、暑、湿邪，病后康复较慢；性格内向、情绪不稳，胆小不喜欢冒险等。因此，气虚质养生应以养脾养肺为主，改变不良的生活方式，并辅以经络调理和药物调治。

### （一）精神调摄

在日常生活中，气虚质者应培养豁达乐观的生活态度，不可过度劳神、过度紧张，保持稳定平和的心态。脾为气血生化之源，思则气结，过思伤脾；肺主一身之气，悲则气消，悲忧伤肺，气虚者不宜过思过悲。

### （二）饮食调养

脾主运化，为气血生化之源，气虚质者的饮食调养宜选择性平偏温、健脾益气的食物食用，如黄豆、白扁豆、鸡肉、香菇、大枣、桂圆、蜂蜜等。少食具有耗气作用的食物，如空心菜、生萝卜等。

**药膳指导：**

黄芪童子鸡：取童子鸡 1 只洗净，用纱布袋包好生黄芪 9g，取一根细线，一端扎紧纱布袋口，置于锅内，另一端则绑在锅柄上。在锅中加姜、葱及适量水煮汤，待童子鸡煮熟后，拿出黄芪包。加入盐、黄酒调味，即可食用。可益气补虚。

山药粥：将山药 30g 和粳米 180g 一起入锅加清水适量煮粥，煮熟即成。此粥可在每日晚饭时食用。此粥具有补中益气、益肺固精的作用。

### （三）起居调护

气虚者起居宜有规律，夏季午间应适当休息，保持充足睡眠。平时注意保暖，居处要避免虚邪贼风，避免劳动或激烈运动时出汗受风。不要过于劳作，还要避免过度运动，以免损伤正气。

### （四）运动健身

气虚质者脏腑功能低下，主要是心肺功能不足和脾胃功能虚弱，慢跑、散步、登山等可以有效加强心肺功能。还可选用一些传统的健身功法，如太极拳、太极剑、八段锦、保健功、瑜伽等，采用低强度、多次数的方式，控制好时间，循序渐进，持之以恒，以逐渐改善体质。

气虚质者不宜做大负荷运动和出大汗的运动，忌用猛力或做长久憋气的动作，做到"形劳而不倦"。

### （五）经络调理

气虚质养生所用主要经络和穴位有任脉的中脘、神阙、气海；督脉的百会、大椎；足太阳膀胱经的风门、肺俞、膈俞、脾俞及足阳明胃经的天枢、足三里。每次选 2 ～ 4 个穴位，点按、艾灸、神灯照射均可。

经常腹胀、消化不良、便溏，可选中脘、天枢、足三里；经常感冒、打喷嚏、鼻子发痒，可选风门、肺俞、脾俞、足三里；经常疲劳倦怠，可选神阙、气海、膈俞、脾俞。"常按足三里，胜吃老母鸡。"平时常按足三里，益气补气又健脾。

## （六）药物调治

大枣、人参、党参、怀山药、黄芪、紫河车、茯苓、甘草、白术、薏苡仁、白果等都可以用来补气，平时可以煲汤用。比较安全的方剂有"四君子汤"，由人参、白术、茯苓、甘草四味药组成。可以把甘草去掉，用其他三味药煲瘦猪肉汤来补气。

如果总是面色白、血压低，还经常头晕，蹲下后一站起来两眼发黑就要晕倒，可以吃些补中益气丸或补中益气汤（由黄芪、柴胡、甘草、人参、当归、陈皮、升麻、白术等组成）。如果气虚主要表现在气候和温度一变化，就打喷嚏、感冒或者皮肤过敏，可吃玉屏风散。

## 三、阳虚质（C型）的调护

阳虚质的主要特征是怕冷。阳气亏虚，机体有失温煦，肌腠不固，水湿不化，喜热怕冷。因此，阳虚质养生应以助阳温煦、温补脾肾为主，培养健康的生活方式，同时配以经络调理和药物调治等。

### （一）精神调摄

由于阳虚质性格多沉静、内向，因此，可增加户外运动，多见阳光，听轻快、活泼、兴奋的音乐等，以愉悦改变心境，保护心灵。

### （二）饮食调养

肾阳为一身阳气之本，肾阳为根，脾阳为继。阳虚质者宜多食甘温补脾阳、肾阳为主的食物，如平时可多食牛肉、羊肉、韭菜、生姜等温阳之品，少食梨、西瓜、荸荠、螃蟹等生冷寒凉食物，少饮绿茶。

**药膳指导：**

当归生姜羊肉汤：当归20g，生姜30g，冲洗干净，用清水浸软，切片备用。羊肉500g剔去筋膜，放入开水锅中略烫，除去血水后捞出，切片备用。当归、生姜、羊肉放入砂锅中，加清水、料酒、食盐，旺火烧沸后撇去浮沫，再改用小火炖至羊肉熟烂即成。本品为汉代张仲景名方，温中补血，祛寒止痛，特别适合冬日食用。

韭菜炒胡桃仁：胡桃仁50g开水浸泡去皮，沥干备用。韭菜200g择洗干净，切成寸段备用。麻油倒入炒锅，烧至七成热时，加入胡桃仁，炸至焦黄，再加入韭菜、食盐，翻炒至熟。本品有补肾助阳、温暖腰膝的作用。适用于肾阳不足，腰膝冷痛。

玉浆黄金鸡：1kg左右的纯种乌鸡一只（江西泰和县的竹丝鸡最好）洗净，浙江绍兴黄酒1kg。将鸡和黄酒一起放进锅里，用大火烧开后，改用小火慢炖至肉烂即可食用。吃肉喝汤，每天18点左右（酉时）吃一次，连吃一周即可明显改善肾阳虚的体质状态。长期肾阳虚者可以坚持每月吃一次。如果往本方中加入50g补肾中药肉苁蓉，与鸡同炖，则效果更佳。

## （三）起居调护

居住环境应空气流通，秋冬注意保暖，夏季避免长时间待在空调房间。平时注意关节、足下、背部及下腹部丹田部位的防寒保暖。防止出汗过多，在阳光充足的情况下适当进行户外活动，切不可在阴暗潮湿寒冷的环境下长期工作和生活。

## （四）运动健身

阳虚质者以振奋、提升阳气的锻炼方法为主。散步、慢跑、太极拳、五禽戏、跳绳、各种球类运动等均适合阳虚质者。不宜游泳，不宜在阴冷天或潮湿之处长时间锻炼，夏天不宜做过分剧烈的运动，冬天避免在大风、大寒、大雾、大雪及空气污染的环境中锻炼。

## （五）经络调理

阳虚质者的经络调理以任脉、督脉、背部膀胱经为主。任脉的神阙、气海、关元、中极这四个穴位有很好的温阳作用，用艾条温灸或使用热敷或神灯、频谱仪照射均可。督脉常用艾灸百会、命门，百会主要用于阳虚质者的头痛眩晕、精神萎靡不振，命门主要用于腰腿酸痛、性功能下降、夜尿多。自行按摩气海、足三里、涌泉等穴位也可补肾助阳。

## （六）药物调治

安全保健中药有鹿茸、补骨脂、益智仁、桑寄生、杜仲、菟丝子、附子、肉桂、熟地黄、人参、黄芪、山药、枸杞子等。中成药有参茸丸、金匮肾气丸或桂附地黄丸、龟鹿二仙膏、右归丸、壮腰健肾丸、壮骨关节丸等。如果阳气虚腰痛和夜尿，可用桑寄生、杜仲加瘦猪肉和核桃煮汤喝。

## 四、阴虚质（D型）的调护

阴虚质的主要特征是阴液不足。阴液亏少，机体失去濡润滋养，导致体形瘦长，口燥咽干，眩晕耳鸣，两目干涩，视物模糊，皮肤干燥，大便干燥，小便短少，舌少津少苔，脉细等；同时由于阴不制阳，阳热之气偏旺而生内热，导致手足心热，喜冷不喜热，耐冬不耐夏；性情急躁，外向好动。故阴虚质养生宜以补阴静养为主，改变不良的生活方式，并辅以药物调理等。

## （一）精神调摄

阴虚质者性情急躁，外向好动、活泼，五志过极，因此应学会调节自己的不良情志，安神定志，舒缓情志；学会喜与忧、苦与乐、顺与逆的正确对待，保持稳定的心态。

## （二）饮食调养

由于阴虚质体内津、液、精、血等阴液亏少，以阴虚内热为主要体质状态，因此宜多食瘦猪肉、鸭肉、绿豆、冬瓜、银耳等甘凉滋润之品，少食羊肉、韭菜、辣椒等性温燥烈之品。山药、荸荠、莲子、百合，既是蔬菜又是中药，阴虚质者平时可以多吃。

酸甘可化阴，甘寒可清热。多数水果都适合阴虚体质，除了荔枝、龙眼、樱桃、杏、大枣、核桃、栗子等。

**药膳指导：**

莲子百合煲瘦肉：用莲子（去心）20g、百合20g、猪瘦肉100g，加水适量同煲，肉熟烂后用盐调味食用，每日1次。有清心润肺、益气安神之功效。适用于阴虚质见干咳、失眠、心烦、心悸等症者食用。

蜂蜜蒸百合：将百合120g，蜂蜜30g，拌和均匀，蒸令熟软。时含数片，咽津，嚼食。本药膳功能补肺、润燥、清热，适用于肺热烦闷，或燥热咳嗽、咽喉干痛等症。

苦瓜排骨汤：猪排骨0.5kg、新鲜苦瓜0.5kg、100g黄豆和3～4片姜。把排骨和苦瓜切成小块，黄豆用水泡10分钟，然后将它们一起放到砂锅或瓦罐里（不要用金属的），加适量水，大火烧开后，用小火慢炖1小时，加适量盐调味就可以喝了。一次不要喝太多，可分几次喝完。适合阴虚体质降心火，也适合一般体质在夏季清心降火用。

## （三）起居调护

起居应有规律，居住环境宜安静，避免熬夜、剧烈运动和在高温酷暑下工作。阴虚质者不适合夏练三伏、冬练三九。

人体关节需要阴液润滑，阴虚质者可能会较早出现关节不利涩滞，因此进入中年后，阴虚质者不宜经常做磨损关节的运动，尤其是膝关节，如上下楼梯、登山、在跑步机上锻炼等。

## （四）运动健身

适合做有氧运动，可选择太极拳、太极剑等动静结合的传统健身项目，以调养肝肾。还可练"六字诀"中的"嘘"字功，以涵养肝气。锻炼时要控制出汗量，及时补充水分。不宜洗桑拿。

## （五）经络调理

对阴虚质者来说，经络锻炼不是好办法，应以药物调治、饮食调养作为首选，以改变生活方式作为调养目标。

### （六）药物调治

银耳、燕窝、冬虫夏草、阿胶、黄精、麦冬、玉竹、百合是阴虚质者的养生佳品，可以起到改善体质、养颜美容之效。秋冬季节，宜吃沙参、麦冬、玉竹、雪梨煲瘦猪肉，莲子百合煲瘦肉，百合红枣粥，银耳燕窝粥，银耳虫草炖瘦肉。

阴虚质者还可服用一些中成药来改善体质，当然要适当减少剂量。腰膝酸软、耳鸣眼花、五心烦热者可服用六味地黄丸；眼睛干涩、视物昏花、耳鸣明显者可服用杞菊地黄丸；小便黄而不利、心烦明显者可服用知柏地黄丸；睡眠不好者可服用天王补心丹。

## 五、痰湿质（E型）的调护

痰湿质的主要特征是体内水多、痰多。形体肥胖，腹部肥满松软，面色黄胖而黯，眼胞微浮，面部皮肤油脂较多，多汗且黏，喜食肥甘，容易困倦，身重不爽，大便不实，小便不多；性格偏温和，稳重恭谦、和达，善于忍耐等。因此，痰湿质养生应以改变不良的生活方式为主，辅以经络调理和药物调治等。

### （一）精神调摄

适当增加社会交往活动，多参加集体公益活动，培养广泛的兴趣爱好，增加知识、开阔眼界。合理安排休闲、度假，以舒畅情志、调畅气机，改善体质，增进健康。

### （二）饮食调养

痰湿质是由于水液内停而痰湿凝聚，以黏滞重浊为主要特征的体质状态。因此，饮食应以清淡为主，少食肥肉及甜、黏、油腻的食物，可多食海带、冬瓜、怀山药、薏苡仁、赤小豆、扁豆等。

**药膳指导：**

山药冬瓜汤：山药50g、冬瓜150g至锅中慢火煲30分钟，调味后即可饮用。本品可健脾，益气，利湿。

赤豆鲤鱼汤：将活鲤鱼1尾（约800g）去鳞、鳃、内脏；将赤小豆50g、陈皮10g、辣椒6g、草果6g填入鱼腹，放入盆内，加适量料酒、生姜、葱段、胡椒，食盐少许，上笼蒸熟即成。本品健脾除湿化痰，用于痰湿质者症见疲乏、食欲不振、腹胀腹泻、胸闷眩晕者。

### （三）起居调护

居住环境宜干燥而不宜潮湿，平时多进行户外活动，多出汗。衣着应透气散湿，经常晒太阳或进行日光浴。在湿冷的气候条件下，应减少户外活动，避免受寒淋雨。不要过于安逸。

## （四）运动健身

因形体肥胖，易于困倦，故应根据自己的具体情况循序渐进、长期坚持运动锻炼，如散步、慢跑、打乒乓球、打羽毛球、打网球、游泳、练武术，以及适合自己的各种舞蹈。

## （五）经络调理

改善痰湿质的经络主要有任脉、足太阴脾经、足少阳胆经、足阳明胃经、足太阳膀胱经。主要穴位有中脘、水分、神阙、关元、阴陵泉、足三里、脾俞、三焦俞。适合的方法是用艾条温灸，一般灸到皮肤发红发烫。每次腹部、背部、下肢各取1个穴位灸，不要太多。

## （六）药物调治

党参、扁豆、砂仁、陈皮、怀山药、薏苡仁、茯苓、赤小豆、冬瓜皮、白芥子等都有一定的祛湿作用，但祛湿的部位不同。白芥子、陈皮主要祛肺部、上焦的痰湿；陈皮和党参、扁豆合在一起，是治中焦的痰湿；赤小豆主要是让湿气从小便走。改善痰湿体质的中成药有二陈汤、参苓白术散、陈夏六君丸、排毒养颜胶囊等。

## 六、湿热质（F型）的调护

湿热质的主要特征是易长痘。平素面垢油光，口苦口干，身重困倦，眼筋红赤，大便燥结或黏滞，小便短赤；男性阴囊潮湿，女性带下量多，性格急躁易怒。因此，湿热质养生应以疏肝利胆为主，培养健康的生活方式，并辅以经络调理与药物调治等。

### （一）精神调摄

湿热质者应学习心理美容，静养心神。静能生水清热，有助于肝胆疏泄。如何静养？一是学习儒、释、道等传统养生文化，增强文化底蕴和生命的内聚力；二是掌握一些释放不良情绪的方法，如节制法、疏泄法、转移法、情志相胜法等；三是练习瑜伽、气功、太极拳、舒展优雅的舞蹈；四是经常做深呼吸，将气息吸至小腹部；五是多听流畅悠扬舒缓有镇静作用的音乐。

### （二）饮食调养

饮食以清淡为主，可多食赤小豆、绿豆、芹菜、黄瓜、藕等甘寒、甘平的食物。少食羊肉、韭菜、生姜、辣椒、胡椒、花椒等甘温滋腻及火锅、烹炸、烧烤等辛温助热的食物。

**药膳指导：**

泥鳅炖豆腐：泥鳅500g去腮及内脏，冲洗干净，放入锅中，加清水，煮至半熟，再加豆腐250g，食盐适量，炖至熟烂即成。可清利湿热。

绿豆藕：粗壮肥藕 1 节，去皮，冲洗干净备用。绿豆 50g，用清水浸泡后取出，装入藕孔内，放入锅中，加清水炖至熟透，调以食盐进食。可清热解毒，明目止渴。

### （三）起居调护

避免居住在低洼潮湿的地方，居住环境宜干燥，通风。不要熬夜、过于劳累。盛夏暑湿较重的季节，减少户外活动的时间。保持充足而有规律的睡眠。改正不良嗜好，戒烟限酒。

### （四）运动健身

适合做大强度、大运动量的锻炼。如中长跑、游泳、爬山、各种球类、武术等，可以消耗体内多余的热量，排泄多余的水分，达到清热除湿的目的。夏天由于气温高、湿度大，最好避开暑热环境，选择凉爽时锻炼。

### （五）经络调理

主要穴位有肝俞、胃俞、阴陵泉、三阴交、阳陵泉、太冲。湿热明显时首选背部膀胱经的刮痧、拔罐、走罐，可以改善尿黄、烦躁、失眠、颈肩背疲劳酸痛。不要用艾灸，可以指压或者毫针刺，用泻法。

### （六）药物调治

常用的有藿香、石膏、甘草、茵陈、防风、龙胆草、车前草、淡竹叶、滑石、溪黄草、鸡骨草、木棉花等（均为寒凉药）。祛湿热的药一般都不是很平和，不能久服。如果舌苔不黄、小便变清、大便通畅，就要马上停药。

中成药有甘露消毒丹、龙胆泻肝丸、清热祛湿冲剂、溪黄草冲剂等，但注意不能久服。

## 七、血瘀质（G型）的调护

血瘀质的主要特征是血行不畅、瘀血内阻，容易导致形体消瘦，发易脱落，易患疼痛（女性痛经等），面色晦黯，易出瘀斑，性格内郁，急躁健忘，不耐受风邪、寒邪等。因此，血瘀质养生应以精神调摄为主，辅以饮食调养、经络调理等。

### （一）精神调摄

精神调摄是血瘀质养生的重点。可通过培养兴趣爱好、广交朋友等，培养开朗、乐观、平和（与人相处平和，想事做事不过分、不偏激）、"钝感"（对人际关系、利益得失不敏感）、"健忘"（不幸不快过去就忘）的性格。

### （二）饮食调养

多食山楂、醋、玫瑰花、金橘等具有活血、散结、行气、疏肝解郁作用的食物，少食肥肉等滋腻之品。

**药膳指导：**

山楂红糖汤：山楂 10 枚，冲洗干净，去核打碎，放入锅中，加清水煮约 20 分钟，调以红糖进食。可活血散瘀。

黑豆川芎粥：川芎 10g 用纱布包裹，与黑豆 25g、粳米 50g 一起水煎煮熟，加适量红糖。分次温服，可活血祛瘀，行气止痛。

田七煲瘦肉（或鸡肉）：一只鸡大腿或半斤瘦肉，放在炖盅里，放三粒红枣，再放一点田七一起炖，一星期吃上一次，有非常好的活血作用。

### （三）起居调护

血得温则行，得寒则凝。血瘀质血行不畅，应避免寒冷刺激。日常生活中要注意动静结合，不可贪图安逸，加重气血郁滞。要多做运动，少坐汽车；多做活动，少用计算机；多爬楼梯，少坐电梯；多做深呼吸，少弯腰驼背。

### （四）运动健身

应选择一些有利于促进气血运行的运动项目，如易筋经、导引、太极拳（剑）、五禽戏、312 经络锻炼法、舞蹈、步行健身法等。

### （五）经络调理

主要穴位有神阙、膈俞、肝俞、委中、太冲、曲泉、期门、日月、五枢、维道、血海、三阴交、内关、合谷、曲池。采用推拿、点按、温灸、刮痧、放血、敷贴、照射等方法。

### （六）药物调治

当归可以补血，也可以活血。不开心郁闷、叹气、不想吃东西，可以服用逍遥丸、柴胡疏肝散。血瘀的人可以适当地补血养阴，可以吃少量阿胶、熟地黄、白芍、麦冬等。还可服用桂枝茯苓丸、大黄䗪虫丸等。

## 八、气郁质（H 型）的调护

气郁质者的"气郁"主要是"肝气郁结"。因此，气郁质养生应以调理肝气为主，让肝气疏泄正常，并辅以经络调理和药物调治等。

### （一）精神调摄

气郁质养生，精神调摄是关键。为此，可采用如下方法：①培养乐观向上的情绪，精神愉快则气血和畅、营卫流通，有益于气郁体质的改善。②培养积极进取的竞争意识和拼搏精神，胸襟开阔、开朗、豁达，树立正确的名利观，知足常乐。③主动寻求生活乐趣，丰富和培养生活情趣，多参加有益的社会活动，广泛结交朋友。④多参加集体文娱活动，看喜剧、听相声、听音乐，以及富有鼓励、激励性的电视、电影等。⑤培养"钝感"，"迟钝"在某种意义上是一种能力，是一种心神保护能力。⑥学会发泄，掌握各种排解郁闷的方法。

### （二）饮食调养

气郁质宜选用理气解郁、调理脾胃功能的食物。如大麦、荞麦、高粱、刀豆、蘑菇、豆豉、柑橘、柚子、萝卜、洋葱、香菜、包心菜、菊花、玫瑰、茉莉花、黄花菜、海带、海藻、山楂等。

气郁质者应少吃收敛酸涩的食物，如乌梅、石榴、青梅、杨梅、阳桃、柠檬等，以免阻滞气机，气滞则血凝。亦不可多食冰冷食物，如雪糕、冰激凌、冰冻饮料等。

**药膳指导：**

橘皮粥：橘皮 50g 研细末备用。粳米 100g 淘洗干净，放入锅内，加清水，煮至粥将成时，加入橘皮，再煮 10 分钟即成。本品理气运脾，用于脘腹胀满，不思饮食。

菊花鸡肝汤：银耳 15g 洗净撕成小片，清水浸泡待用；菊花 10g、茉莉花 24 朵温水洗净；鸡肝 100g 洗净切薄片备用；将水烧沸，先入料酒、姜汁、食盐，随即下入银耳及鸡肝，烧沸，打去浮沫，待鸡肝熟，调味。再入菊花、茉莉花稍沸即可。佐餐食用可疏肝清热，健脾宁心。

山药冬瓜汤：山药 50g、冬瓜 150g 至锅中慢火煲 30 分钟，调味后即可饮用。可健脾、益气、利湿。

### （三）起居调护

气郁质的人不要总待在家里，应尽量增加户外活动，如跑步、登山、游泳、武术等。居住环境应安静，防止嘈杂的环境影响心情。居室环境宽敞明亮，温度、湿度适宜。衣着宽松，舒适大方。保持有规律的睡眠，睡前避免饮茶、咖啡和可可等具有提神醒脑作用的饮料。

### （四）运动健身

可坚持较大强度、大负荷的运动锻炼，如跑步、登山、武术等，有鼓动气血、疏发肝气、促进食欲、改善睡眠的作用；可多参加群众性的体育运动项目，如打球、跳舞、打牌、下棋等，以便更多地融入社会，促进人际交流，分散注意，提起兴趣，理顺气机。抑郁的人还可练习"六字诀"中的"嘘"字功，以疏畅肝气。

### （五）经络调理

调理的主要穴位有膻中、中脘、神阙、气海、内关、间使、曲泉、期门、日月、阳陵泉、肺俞、肝俞等。方法有针灸、按摩等。也可以每天晚上睡觉前，把两手搓热，然后搓胁肋。胁肋部是肝脏功能行使的通道。

### （六）药物调治

疏理肝气药一般有香附、佛手、香橼、柴胡、枳壳等。补肝血药一般有何首乌、阿胶、白芍、当归、枸杞子等。中成药有逍遥丸、柴胡疏肝散、越鞠丸等。

## 九、特禀质（Ⅰ型）的调护

特禀质就是一类体质特殊的人群。由于先天禀赋不足，或环境因素、药物因素等的不同影响，使其形体特征、心理特征、常表现、发病倾向等方面存在诸多差异。因此，特禀质的养生应根据不同情况，区别对待。

### （一）精神调摄

由于特禀质发生的情况不同，其心理特征也存在着诸多差异。但多数特禀质者因对外界环境的适应能力较差，会表现出不同程度的内向、敏感、多疑、焦虑、抑郁等心理反应，因此，可酌情采取相应的心理保健措施。

### （二）饮食调养

特禀质者饮食调养应根据个体的实际情况制定不同的保健食谱。就过敏体质而言，饮食宜清淡，忌生冷、辛辣、肥甘油腻及各种"发物"，如酒、鱼、虾、蟹、辣椒、肥肉、浓茶、咖啡等。

**药膳指导：**

固表粥：乌梅 15g、黄芪 20g、当归 12g 放砂锅中加水煎开，再用小火慢煎成浓汁，取出药汁后，再加水煎开后取汁，用汁煮粳米 100g 成粥，加冰糖趁热食用。可养血消风，扶正固表。

葱白红枣鸡肉粥：粳米 100g、红枣（去核）10 枚、连骨鸡肉 100g 分别洗净；姜切片；香菜、葱切末。锅内加水适量，放入鸡肉、姜片大火煮开。然后放入粳米、红枣熬 45 分钟左右。最后加入葱白、香菜，调味服用。可用于过敏性鼻炎。

### （三）起居调护

在起居调护方面，特禀质者也要根据个体情况进行选择。对过敏质者而言，由于容易出现水土不服，在陌生的环境中要注意日常保健，减少户外活动，避免接触各种致敏的动植物等。在季节更替之时，要及时增减衣被，增强机体对环境的适应能力。

### （四）运动健身

根据特禀质的不同特征选择有针对性的运动锻炼项目，逐渐改善体质。同时可练习"六字诀"中的"吹"字功。过敏体质要避免春天或季节交替时长时间在野外锻炼，防止过敏性疾病的发作。

## （五）药物调治

特禀质在药物调治方面有一个基本方，叫玉屏风散，由防风、黄芪、白术三味中药组成。其味辛甘，性微温而润，是风药中的润剂。防风又叫屏风，具有像屏风一样抵御风邪的作用，对荨麻疹很有疗效；黄芪是补气的，帮助防风祛邪而外无所扰；白术培中固里，具有健脾功效。正所谓"发在芪防收在术"，内外兼顾，是一个固表止汗的良方，犹如御风的屏障，且珍贵如玉，称为玉屏风散。

## 附录

### 中医体质量表——41 条目简短版 *

本问卷是为了调查与您的体质有关的一些情况，从而为今后的健康管理和临床诊疗等提供参考。请逐项阅读每一个问题，根据自己近一年来的实际情况或感觉（频度或 / 和程度），选择最符合您的选项圈"○"。如果某一个问题您不能肯定如何回答，就选择最接近您实际情况的那个答案。

请注意所有问题都是根据您近一年的情况作答，而且每一个问题只能选一个答案。

记入开始时刻：　　时　　分

| 请根据近一年的体验和感觉，回答以下问题。 | 没有（根本不） | 很少（有一点） | 有时（有些） | 经常（相当） | 总是（非常） |
|---|---|---|---|---|---|
| B1. A1.（Q2）您容易疲乏吗？ | 1 | 2 | 3 | 4 | 5 |
| B2.（Q3）您容易气短（呼吸短促，接不上气）吗？ | 1 | 2 | 3 | 4 | 5 |
| B3.（Q6）您喜欢安静、懒得说话吗？ | 1 | 2 | 3 | 4 | 5 |
| G1. A2.（Q8）您容易忘事吗？ | 1 | 2 | 3 | 4 | 5 |
| H1. A3.（Q9）您感到闷闷不乐、情绪低沉吗？ | 1 | 2 | 3 | 4 | 5 |
| H2.（Q10）您容易精神紧张、焦虑不安吗？ | 1 | 2 | 3 | 4 | 5 |
| H3.（Q11）您多愁善感、感情脆弱吗？ | 1 | 2 | 3 | 4 | 5 |
| H4.（Q13）您肋胁部或胸部胀痛吗？ | 1 | 2 | 3 | 4 | 5 |
| E1.（Q14）您感到腹部胀满吗？ | 1 | 2 | 3 | 4 | 5 |
| H5.（Q15）您无缘无故叹气吗？ | 1 | 2 | 3 | 4 | 5 |
| E2.（Q16）您感到身体沉重不轻松或不爽快吗？ | 1 | 2 | 3 | 4 | 5 |
| D1.（Q17）您手脚心发热吗？ | 1 | 2 | 3 | 4 | 5 |
| C1.（Q18）您手脚发凉吗？ | 1 | 2 | 3 | 4 | 5 |
| C2.（Q19）您胃腹部、背部或腰膝部怕冷吗？ | 1 | 2 | 3 | 4 | 5 |
| C3.（Q20）您感到怕冷、衣服比别人穿得多吗？ | 1 | 2 | 3 | 4 | 5 |
| C4. A4.（Q22））您比一般人耐受不了寒冷（冬天的寒冷或夏天的空调等）吗？ | 1 | 2 | 3 | 4 | 5 |
| B4.（Q23）您比别人容易患感冒，或感冒后不容易痊愈吗？ | 1 | 2 | 3 | 4 | 5 |
| I1.（Q24）您不是感冒也会打喷嚏、流鼻涕吗？ | 1 | 2 | 3 | 4 | 5 |

续表

| 请根据近一年的体验和感觉，回答以下问题。 | 没有<br>（根本不） | 很少<br>（有一点） | 有时<br>（有些） | 经常<br>（相当） | 总是<br>（非常） |
|---|---|---|---|---|---|
| I2.（Q26）您有因季节变化、温度变化或异味等原因而咳喘的现象吗？ | 1 | 2 | 3 | 4 | 5 |
| B5.（Q27）您活动量稍大就容易出虚汗吗？ | 1 | 2 | 3 | 4 | 5 |
| E3.（Q28）您有额部油脂分泌多的现象吗？ | 1 | 2 | 3 | 4 | 5 |
| D2.（Q29）您的皮肤或口唇干燥吗？ | 1 | 2 | 3 | 4 | 5 |
| I3.（Q30）您容易过敏（对药物、食物、气味、花粉或在季节交替、气候变化时）吗？ | 1 | 2 | 3 | 4 | 5 |
| I4.（Q31）您的皮肤容易起荨麻疹（风团、风疹块、风疙瘩）吗？ | 1 | 2 | 3 | 4 | 5 |
| I5.（Q34）您的皮肤一抓就红，并出现抓痕吗？ | 1 | 2 | 3 | 4 | 5 |
| G2.（Q37）您身体上有哪里疼痛吗？ | 1 | 2 | 3 | 4 | 5 |
| F1.（Q39）您面颊部或鼻部有油腻感或者油亮发光吗？ | 1 | 2 | 3 | 4 | 5 |
| G3.（Q40）您面色暗，或容易出现褐斑吗？ | 1 | 2 | 3 | 4 | 5 |
| F2.（Q41）您易生痤疮（面部的痘痘、粉刺）或疮疖吗？ | 1 | 2 | 3 | 4 | 5 |
| G4.（Q43）您容易有黑眼圈吗？ | 1 | 2 | 3 | 4 | 5 |
| D3.（Q44）您感到眼睛干涩吗？ | 1 | 2 | 3 | 4 | 5 |
| G5.（Q45）您口唇颜色偏暗吗？ | 1 | 2 | 3 | 4 | 5 |
| D4.（Q46）您感到口干咽燥、总想喝水吗？ | 1 | 2 | 3 | 4 | 5 |
| F3.（Q48）您感到口苦或嘴里有异味吗？ | 1 | 2 | 3 | 4 | 5 |
| E4.（Q49）您嘴里有黏黏的感觉吗？ | 1 | 2 | 3 | 4 | 5 |
| C5.（Q52）您吃凉的东西会感到不舒服，或者容易腹泻吗？ | 1 | 2 | 3 | 4 | 5 |
| A5.（Q54）您容易失眠或者入睡困难吗？ | 1 | 2 | 3 | 4 | 5 |
| F4.（Q56）您大便黏滞不爽、有解不尽的感觉吗？ | 1 | 2 | 3 | 4 | 5 |
| D5.（Q57）您容易便秘或大便干燥吗？ | 1 | 2 | 3 | 4 | 5 |
| E5.（Q58）您腹部肥大、柔软吗？ | 1 | 2 | 3 | 4 | 5 |
| F5.（Q59）您小便时尿道有发热感、尿色浓（深）吗？ | 1 | 2 | 3 | 4 | 5 |

· 您花了多长时间完成这份 41 个问题的调查问卷？（参考"记入开始时刻"填写）

约（　　）分钟

注：①41 个条目全部来源于 60 个条目的《中医体质量表》，括号中标示的符号和数字（Q1，Q2，Q3……），代表 60 条目《中医体质量表》的题号。②疲乏（气虚、平和）、忘事（血瘀、平和）、情绪低沉（气郁、平和）、不耐寒冷（阳虚、平和）4 个条目在两个亚量表中计分。

*特别说明：使用该量表需联系我们，签署使用协议。电子邮箱：yanbo0722@sina.com

# 第八章 重要健康问题的健康管理 ▷▷▷▷

## 第一节 原发性高血压的健康管理

### 一、原发性高血压的流行病学特征

原发性高血压是一种以动脉血压升高为特征，可伴发心脏、血管、脑和肾脏等器官功能性或器质性改变的全身性疾病，通常简称高血压。高血压是最常见的心血管问题之一，亦是全球范围内的重大公共卫生问题，具有"三高三低"，即患病率高、致残率高、死亡率高，知晓率低、服药率低、控制率低的特点，给个人、家庭和社会带来沉重的负担，成为各国政府和卫生部门慢性非传染性疾病的防治重点。据流行病学调查显示，世界各国人群高血压患病率均达 10% ～ 20%。

过去 50 余年中我国进行的 6 次大规模高血压患病率人群抽样调查基本上较客观地反映了我国人群高血压患病率的明显上升趋势，2002 年我国高血压患病率达 18.8%。至 2015 年，我国高血压患病率增至 29.9%。我国高血压患者中，大部分为轻、中度高血压，轻度高血压占 60% 以上。我国高血压流行趋势呈以下特点：城市高血压患病率高于农村，但此差距正在缩小；45 岁以前，男性高血压患病率高于女性，45 岁以后则呈相反趋势；北方人群高血压患病率高于南方人群，可能与北方年平均气温较低以及北方人群盐摄入量较高有关；不同民族之间如生活在北方或高原地区的藏族、蒙古族和朝鲜族等患病率较高，而生活在南方或非高原地区的壮族、苗族和彝族等患病率则较低，这种差异可能与地理环境、生活方式等有关。据调查，2015 年我国高血压患者总体知晓率、治疗率和控制率分别低于 50%、40% 和 10%。

血压水平与心血管病发病和死亡的风险之间存在密切的因果关系，血压水平与脑卒中、冠心病事件的风险均呈连续、独立、直接的正相关关系。与舒张压相比，收缩压与心血管病风险的关系更为密切。近年来，尽管冠心病事件有上升趋势，但脑卒中仍是我国高血压人群最主要的心血管病风险，对于制订更有效的减少我国人群心血管病风险的防治策略有重要意义。

### 二、原发性高血压的诊断及危险度分级

高血压的诊断性评估包括以下三方面：①确定血压水平及其他心血管病危险因素。②判断高血压的原因，明确有无继发性高血压。③寻找靶器官损害以及相关临床情况。

从而做出高血压病因的鉴别诊断和评估患者的心血管病风险程度，以指导诊断与治疗。

原发性高血压定义为：在未使用降压药物的情况下，非同日 3 次测量血压，收缩压（SBP）≥ 140mmHg 和 / 或舒张压（DBP）≥ 90mmHg。收缩压 ≥ 140mmHg 和舒张压 < 90mmHg 为单纯性收缩期高血压。患者既往有高血压史，目前正在使用降压药物，血压虽然低于 140/90mmHg，也诊断为高血压。根据血压升高水平，又进一步将高血压分为 1 级、2 级和 3 级（表 8-1）。目前，仍以以上诊室血压水平作为高血压诊断的依据。有条件者应同时积极采用家庭血压或动态血压诊断高血压。家庭血压 ≥ 135/85mmHg；动态血压白天 ≥ 135/85mmHg 或 24 小时平均值 ≥ 130/80mmHg 为高血压诊断的阈值。

表 8-1　血压水平分类和定义

| 分类 | 收缩压（mmHg） | | 舒张压（mmHg） |
|---|---|---|---|
| 正常血压 | < 120 | 和 | < 80 |
| 正常高值 | 120 ～ 139 | 和 / 或 | 80 ～ 89 |
| 高血压 | ≥ 140 | 和 / 或 | ≥ 90 |
| 　1 级高血压（轻度） | 140 ～ 159 | 和 / 或 | 90 ～ 99 |
| 　2 级高血压（中度） | 160 ～ 179 | 和 / 或 | 100 ～ 109 |
| 　3 级高血压（重度） | ≥ 180 | 和 / 或 | ≥ 110 |
| 单纯收缩期高血压 | ≥ 140 | 和 | < 90 |

注：适用于 18 岁以上成人；当收缩压和舒张压分属于不同级别时，以较高的分级为准。

高血压及血压水平是影响心血管事件发生和预后的独立危险因素，但并非唯一决定因素。大部分高血压患者仍存在血压升高以外的其他心血管危险因素。因此，高血压患者的诊断和治疗不能只根据血压水平，必须行心血管病风险的评估并分层，其有利于确定启动降压治疗的时机，采用优化的降压治疗方案，确立合适的血压控制目标，以及实施危险因素的综合管理。据《中国高血压防治指南（2018 年修订版）》将高血压患者按心血管病风险水平分为低危、中危、高危和很高危四个层次（表 8-2），并对影响分层的因素进行了说明（表 8-3）。

表 8-2　高血压升高患者心血管病风险水平分层

| 其他心血管危险因素和疾病史 | 血压（mmHg） | | | |
|---|---|---|---|---|
| | SBP130 ～ 139 和（或）DBP85 ～ 89 | SBP140 ～ 159 和（或）DBP90 ～ 99 | SBP160 ～ 179 和（或）DBP100 ～ 109 | SBP ≥ 180 和（或）DBP ≥ 110 |
| 无 | | 低危 | 中危 | 高危 |
| 1 ～ 2 个其他危险因素 | 低危 | 中危 | 中 / 高危 | 很高危 |
| ≥ 3 个其他危险因素，或靶器官损害，或 CKD3 期，无并发症的糖尿病 | 中 / 高危 | 高危 | 高危 | 很高危 |
| 临床并发症，或 CKD ≥ 4 期，有并发症的糖尿病 | 高 / 很高危 | 很高危 | 很高危 | 很高危 |

注：CKD，慢性肾脏疾病。

表 8-3 影响高血压患者心血管预后的重要因素

| 心血管危险因素 | 靶器官损害 | 伴发临床疾病 |
|---|---|---|
| ·高血压（1～3 级） | ·左心室肥厚<br>心电图：Sokolow-Lyon > 3.8mV 或 Cornell 乘积 > 244mV·ms<br>超声心动图 LVMI：男 ≥ 115g/m², 女 ≥ 95g/m² | ·脑血管病<br>脑出血<br>缺血性脑卒中<br>短暂性脑缺血发作 |
| ·男性 > 55 岁；女性 > 65 岁 | | |
| ·吸烟或被动吸烟 | | |
| | | ·心脏疾病<br>心肌梗死史<br>心绞痛<br>冠状动脉血运重建<br>充血性心力衰竭 |
| ·糖耐量受损（2 小时血糖 7.8 ～ 11.0mmol/L）和（或）空腹血糖异常（6.1 ～ 6.9 mmol/L） | ·颈动脉超声 IMT > 0.9mm 或动脉粥样斑块 | |
| ·血脂异常<br>TC ≥ 5.2mmol/L（200mg/dL）或 LDL-C ≥ 3.4mmol/L（130mg/dL）或 HDL-C < 1.0mmol/L（40mg/dL） | ·颈 - 股动脉脉搏波速度 > 12m/s（* 选择使用）<br>·踝 / 臂血压指数 < 0.9（* 选择使用） | ·肾脏疾病<br>糖尿病肾病<br>肾功能受损，包括 eGFR < 30mL/（min·1.73m²）<br>血肌酐升高<br>男性 ≥ 133μmol/L(1.5mg/dL)<br>女性 ≥ 124μmol/L(1.4mg/dL)<br>蛋白尿 ≥ 300mg/24h<br>·外周血管疾病 |
| ·早发心血管病家族史（一级亲属发病年龄 < 50 岁）<br><br>·腹型肥胖（腰围：男 ≥ 90cm，女 ≥ 85cm）或肥胖（BMI ≥ 28kg/m²） | ·估算的肾小球滤过率降低 [eGFR30 ～ 59mL/（min·1.73m²）] 或血清肌酐轻度升高：<br>男性 115 ～ 133μmol/L（1.3 ～ 1.5mg/dL），<br>女性 107 ～ 124μmol/L（1.2 ～ 1.4mg/dL） | ·视网膜病变<br>出血或渗出，视乳头水肿 |
| ·高同型半胱氨酸血症（≥ 15μmol/L） | ·微量白蛋白尿：30 ～ 300mg/24h 或白蛋白 / 肌酐比：≥ 30mg/g（3.5mg/mmol） | ·糖尿病<br>新诊断：<br>空腹血糖：≥ 7.0mmol/L（126mg/dL）<br>餐后血糖：≥ 11.1mmol/L（200mg/dL）<br>已治疗但未控制：<br>糖化血红蛋白：（HbA1c）≥ 6.5% |

注：TC：总胆固醇；LDL-C：低密度脂蛋白胆固醇；HDL-C：高密度脂蛋白胆固醇；LVMI：左心室重量指数；IMT：颈动脉内膜中层厚度；BMI：体质指数。

## 三、原发性高血压的危险因素

### （一）膳食结构

钠盐（氯化钠）摄入量与血压水平和高血压患病率呈正相关，而钾盐摄入量与血压水平呈负相关。人群研究提示，膳食钠盐摄入量平均每天增加 2g，收缩压和舒张压分别增高 2.0mmHg 和 1.2mmHg。在我国大部分地区人均每天盐摄入量 12 ～ 15g 或 15g 以上，高钠、低钾膳食是我国高血压患者的重要发病危险因素之一。此外，钙和优质蛋白质摄入不足、饱和脂肪酸摄入过多、不饱和脂肪酸与饱和脂肪酸摄入比值降低等均可使血压升高。

## （二）超重及肥胖

身体脂肪含量、分布及体重指数（BMI）与血压水平呈正相关。研究显示，BMI 每增加 $3kg/m^2$，4 年内发生高血压的风险将增加 50% 以上；BMI ≥ $24kg/m^2$ 者发生高血压的风险是体重正常者的 3 ~ 4 倍；腰围男性 ≥ 90cm 或女性 ≥ 85cm，发生高血压的风险是腰围正常者的 4 倍以上；肥胖儿童患原发性高血压的危险亦是正常儿童的 3 倍。随着我国社会经济发展和生活水平提高，超重和肥胖患者的增加成为我国高血压患病率增长的重要危险因素。

## （三）饮酒及吸烟

人群高血压患病率随饮酒量增加而升高。虽然少量饮酒后短时间内血压会有所下降，但长期少量饮酒可使血压轻度升高，过量饮酒则使血压明显升高。如每天平均饮酒＞3 个标准杯（1 个标准杯相当于 12g 酒精，约合 360g 啤酒，或 100g 葡萄酒，或 30g 白酒），收缩压与舒张压可分别平均升高 3.5mmHg 与 2.1mmHg，且血压上升幅度随着饮酒量增加而增大。在我国应重视长期过量饮酒对血压的影响，尤其部分男性高血压患者有长期饮酒嗜好和饮烈度酒的习惯。长期大量吸烟可引起小动脉持续收缩及全身小动脉硬化，从而导致原发性高血压的发生。同时，饮酒或吸烟会降低降压治疗的疗效，而过量烟、酒更易提高心脑血管疾病风险。

## （四）精神应激及体力劳动

长期精神紧张、愤怒、烦恼、环境的恶性刺激，以及劳累、睡眠不足、焦虑、恐惧及抑郁等不良心理都可导致原发性高血压的发生；性格暴躁易怒、情绪急躁者的血压往往偏高。正常血压人群中，久坐和体力活动不足者与活跃的同龄对照者相比，发生原发性高血压的危险增加 20% ~ 50%。工作紧张、注意力需要高度集中又少体力活动的职业高血压患病率亦增加。

## （五）其他危险因素

原发性高血压发病的其他危险因素包括种族、地域、年龄、高血压家族史、社会心理因素等。除高血压外，心血管病危险因素还包括吸烟、血脂异常、糖尿病、肥胖等。

## 四、原发性高血压的预防与健康管理

### （一）高血压的预防及教育

1. 面对公众，发展政策、创建支持性环境、改变不良行为和生活习惯，针对高血压及其危险因素开展健康教育，防止高血压发生。倡导人人知晓自己的血压。

2. 面对高血压的易患人群，实施高血压危险因素控制，定期监测血压，以做到高血压的早期发现、早期诊断和早期治疗。高血压是可以预防的，对血压（130～139）/（85～89）mmHg、超重/肥胖、长期高盐饮食、过量饮酒者进行重点干预，积极控制相关危险因素，预防高血压的发生。

3.面对高血压患者，定期随访和测量血压。长期甚至终身治疗高血压（药物治疗与非药物治疗并举），努力使血压达标，并控制并存的其他心血管病危险因素，如吸烟、高胆固醇血症、糖尿病等。减缓靶器官损害，预防心、脑、肾并发症的发生，降低致残率及死亡率。

4.高血压患者的教育：应教育患者正确认识高血压的危害，尽早规范治疗以预防心脑血管病的发生；坚持非药物疗法，改变不良生活方式；在医务人员的指导下，坚持规范化药物治疗，治疗要达标；教育患者血压达标的同时，还要控制并存的其他心血管病危险因素，如吸烟、高胆固醇血症、糖尿病等；定期在家庭或诊室测量血压，提高血压自我管理能力；通过正规渠道获取健康教育知识，抵制非科学、伪科学的宣传。

## （二）高血压的治疗及随访管理

**1.易患人群的高血压筛查** 高血压的易患人群包括：①血压高值［收缩压130～139 mmHg 和（或）舒张压85～89mmHg］。②超重［体质指数（BMI）24～27.9kg/m² ］或肥胖（BMI ≥ 28kg/m²）；或腹型肥胖：男性腰围≥ 90cm，女性腰围≥ 85cm。③高血压家族史（一、二级亲属）。④长期高盐膳食。⑤长期过量饮酒［每日饮白酒≥ 100mL（2两）］。⑥年龄≥ 55岁。

易患人群一般要求每半年测量1次血压。

提倡家庭自测血压。

利用各种机会性筛查测量血压。

规范测量血压，推荐使用经国际标准认证合格的上臂式自动（电子）血压计。

**2.高血压治疗的目标** 高血压治疗的基本目标是血压达标，以期最大限度地降低心脑血管病发病及死亡总危险。我国是脑卒中高发区，治疗高血压的主要目标是预防脑卒中。一般高血压患者的目标血压为降至140/90mmHg 以下，老年（≥ 65岁）高血压患者的血压降至150/90mmHg 以下，如能耐受，可进一步降至140/90 mmHg 以下。一般糖尿病或慢性肾脏病患者的目标血压可以再适当降低。高血压是一种"心血管综合征"，应根据心血管病总体风险决定治疗措施，并关注对多种心血管病危险因素的综合干预。高血压初步诊断后，均应立即采取治疗性生活方式干预（非药物治疗），根据心血管危险分层，启动药物治疗的时机，如高血压基层管理流程（图8-2）所示。

**3.高血压的非药物治疗** 高血压的非药物治疗包括提倡健康生活方式，消除不利于心理和身体健康的行为和习惯，控制高血压以及减少其他心血管病的发病风险（表8-4）。非药物治疗有明确的轻度降压效果，如肥胖者体重减轻10kg，收缩压可下降5～20mmHg；膳食限盐（食盐＜ 6g/d），收缩压可下降2～8mmHg；规律运动和限制饮酒亦可使血压下降。对于高血压患者及易患人群，不论是否已接受药物治疗，均需进行非药物治疗，并持之以恒。

表 8-4　非药物治疗目标及措施

| 内容 | 目标 | 措施 |
|---|---|---|
| 减少食盐摄入 | 每人每日食盐量逐步降至 6g | 1. 日常生活中食盐的主要来源为烹饪用盐以及腌制、卤制、泡制的食品，应尽量少用上述高盐食品<br>2. 建议在烹调时尽可能用量具称量加用的食盐量，如特制的盐勺；如普通啤酒瓶盖去掉胶皮垫后水平装满可盛 6g 食盐<br>3. 用替代产品，如代用盐、食醋等<br>4. 宣传高盐饮食的危害，高盐饮食者易患高血压 |
| 合理饮食 | 减少膳食脂肪，营养均衡，控制总热量 | 1. 总脂肪占总热量的比率＜30%，饱和脂肪＜10%，食用油＜25g/d；瘦肉类 50～100g/d；奶类 250g/d<br>2. 蛋类每周 3～4 个，鱼类每周 3 次左右，少吃糖类和甜食<br>3. 新鲜蔬菜 400～500g/d，水果 100g/d<br>4. 适当增加纤维素摄入 |
| 规律运动 | 强度：中等；频次：每周 5～7 次；持续时间：每次持续 30 分钟左右，或累计 30 分钟 | 1. 运动的形式可以根据自己的爱好灵活选择<br>2. 步行、快走、慢跑、游泳、气功、太极拳等项目均可<br>3. 运动的强度可通过心率来反映，运动时上限心率＝170- 年龄<br>4. 对象为没有严重心血管病的患者<br>5. 应注意量力而行，循序渐进<br>6. 1 次运动时间不足 30 分钟，可以累计 |
| 控制体重 | 体质指数＜24kg/m²腰围：男性＜90cm，女性＜85cm | 1. 减少油脂性食物摄入<br>2. 减少总热量摄入<br>3. 增加新鲜蔬菜和水果摄入<br>4. 增加足够的活动量，至少保证每天摄入能量与消耗能量的平衡<br>5. 肥胖者若非药物治疗效果不理想，可考虑辅以减肥药物<br>6. 宣传肥胖的危害，肥胖者易患高血压和糖尿病 |
| 戒烟 | 坚决放弃吸烟，提倡科学戒烟，避免被动吸烟 | 1. 宣传吸烟的危害，吸烟有害健康，使患者产生戒烟愿望<br>2. 采取突然戒烟法，一次性完全戒烟；对烟瘾大者逐步减少吸烟量<br>3. 戒断症状明显者可使用尼古丁贴片或安非他酮<br>4. 避免吸二手烟<br>5. 告诫患者克服依赖吸烟的心理及惧怕戒烟不被理解的心理<br>6. 家人及周围同事应给予理解、关心和支持<br>7. 采用放松、运动锻炼等方法改变生活方式，辅助防止复吸 |
| 限制饮酒 | 不饮酒；如饮酒则少量：白酒＜50mL/d（1 两 / 日）、葡萄酒＜100mL/d（2 两 / 日）、啤酒＜250mL/d（5 两 / 日） | 1. 宣传过量饮酒的危害；过量饮酒易患高血压<br>2. 不提倡高血压患者饮酒，鼓励限酒或戒酒<br>3. 酗酒者逐渐减量；酒瘾严重者，可借助药物戒酒<br>4. 家庭成员应帮助患者解除心理症结，使之感受到家庭的温暖<br>5. 成立各种戒酒协会，进行自我教育及互相约束 |
| 心理平衡 | 减轻精神压力，保持平衡心理 | 保持乐观性格、减轻心理负担、纠正不良情绪、缓解心理压力，进行心理咨询、音乐疗法及自律训练或气功等 |

**4. 高血压的药物治疗**　高血压药物治疗的原则包括：①初始采用较小的有效剂量以获得疗效而使不良反应最小，逐渐增加剂量或联合用药；对 2 级及以上的高血压患者，起始可以用常规剂量。②为了有效地防止靶器官损害，要求每天 24 小时血压稳定于目标范围内，故积极推荐使用 1 天给药 1 次而药效能持续 24 小时的长效药物；若使用中效或短效药物，每天须用药 2～3 次。③联合用药：为使降压效果增大而不增加不良反

应，可以采用两种或多种不同作用机制的降压药物联合治疗；2级及以上高血压或高危患者要达到目标血压，常需要降压药物联合治疗。④个体化治疗：根据患者的具体情况选用更适合该患者的降压药物。⑤当前常用降压药物主要有以下5类：钙通道阻滞剂（CCB）、血管紧张素转化酶抑制剂（ACEI）、血管紧张素Ⅱ受体拮抗剂（ARB）、噻嗪类利尿药、β受体阻滞剂。以上5类降压药物及固定低剂量复方制剂均可作为高血压初始或维持治疗的选择药物。如有必要，还可以选择α受体阻滞剂和其他降压药物。降压药物的选择应考虑安全有效、使用方便、价格合理和可持续治疗的原则。高血压初始小剂量单药或联合用药治疗流程如图8-1。

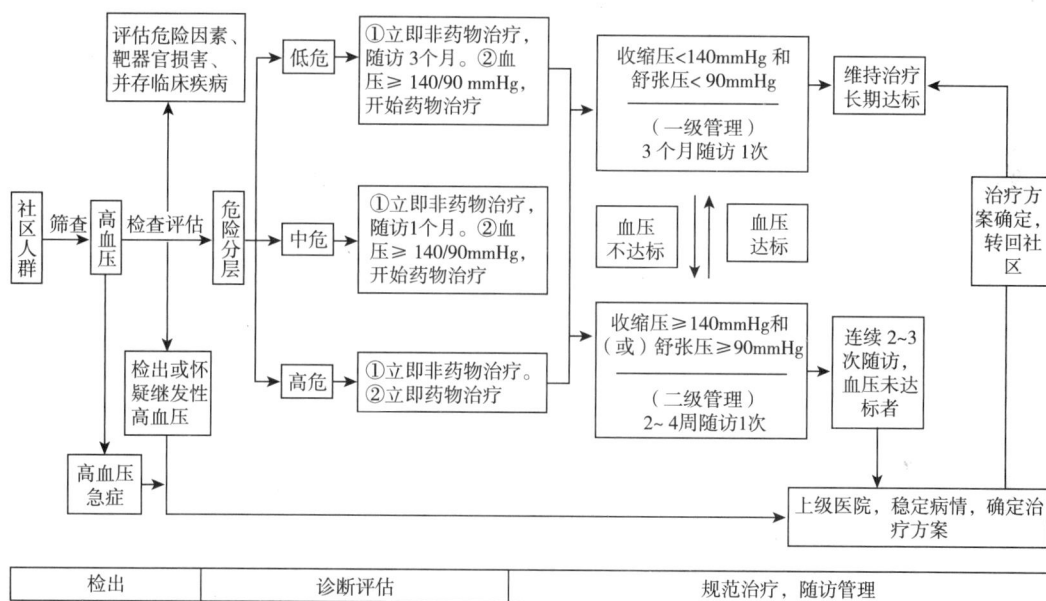

**图 8-1　高血压初始小剂量单药或小剂量 2 种药物联合治疗流程**

**5. 高血压的分级管理**　在高血压患者的长期随访中，为方便基层医师实际操作，可根据血压是否控制达标确定随访管理级别，进行相应级别的管理（表 8-5）。分级管理可有效利用现有资源，重点管理未达标的高血压患者，提高血压控制率。在患者能耐受的情况下，推荐尽早血压达标，并坚持长期达标；若患者治疗耐受性差或高龄老年人达标时间可适当延长。高血压基层管理流程详见图 8-2，该流程既考虑高血压患者的总体心血管病风险，有综合评估、综合干预的理念，又考虑血压达标是治疗的基本目标，简化了随访程序。

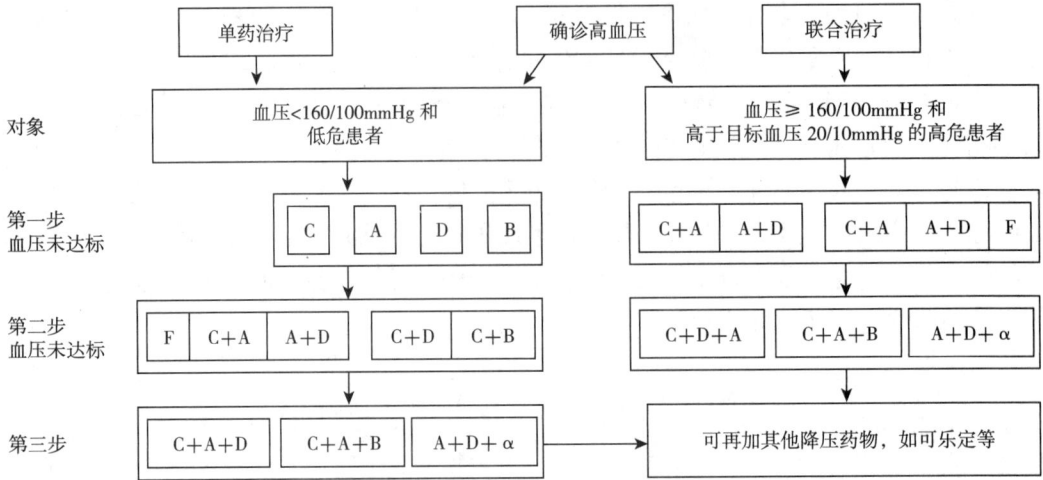

图 8-2　高血压基层管理流程图

表 8-5　高血压分级随访管理内容

| 项目 | 一级管理 | 二级管理 |
|---|---|---|
| 管理对象 | 血压已达标患者（＜140/90mmHg） | 血压未达标患者（≥140/90mmHg） |
| 非药物治疗 | 长期坚持 | 强化生活方式干预并长期坚持；加强教育，改善治疗依从性 |
| 随访频率 | 3个月1次 | 2～4周1次 |
| 药物治疗 | 维持药物治疗，保持血压达标 | ①使用1种药物小剂量治疗基础上，增加剂量至常规治疗目标量 ②1种药物治疗基础上，增加另一种降压药物 ③开始2种药物联合治疗，或开始使用复方制剂 |
| 随访内容 | 血压水平、治疗措施、不良反应、其他危险因素干预、临床情况处理等 | |

注：根据患者存在的危险因素、靶器官损害及伴随的临床疾病，可定期或不定期进行血糖、血脂、肾功能、尿常规、心电图等检查。

# 第二节　糖尿病的健康管理

## 一、糖尿病的流行病学特征

糖尿病是由遗传和环境因素共同作用而引起的一组以糖代谢紊乱为主要表现的内分泌代谢疾病，其中2型糖尿病占90%～95%，1型糖尿病约占5%，其他类型糖尿病仅占0.7%；城市妊娠糖尿病的患病率接近5%。目前，糖尿病已被列为继心血管疾病和肿瘤之后的第三大慢性非传染性疾病，成为世界范围内，尤其是发展中国家，严重威胁人类健康的公共卫生问题和巨大经济负担。根据国际糖尿病联合会（IDF）的报告，至2013年，全球糖尿病患者（20～79岁）已达3.82亿人，预计至2035年，此数据将高达 5.92 亿人。2013 年，80% 的糖尿病患者生活在中低收入国家，有 510 万人死于糖尿病，其相关医疗费用开支占年度医疗费用总额的 11%，达 5480 亿美元。

在中国，随着近年来社会经济飞速发展，由于饮食习惯改变及运动缺乏等原因，糖尿病发病率不断升高，目前糖尿病患病人数居全球首位。1980 年我国糖尿病全人群患病率仅为 0.67%；而据 2007 ～ 2008 年全国 14 省市流行病学调查估计，我国 20 岁以上成年人糖尿病患者总数达 9240 万，患病率约为 9.7%，其中新诊断患者比例占 60%，高于发达国家，发达地区糖尿病患病率明显高于不发达地区，城市高于农村。2010 年中国国家疾病控制中心和中华医学会内分泌学分会以全国范围内 98658 例成人志愿者为调查对象的研究显示，应用 WHO 1999 年诊断标准，糖尿病患病率为 9.7%；若根据美国糖尿病协会（ADA）同时以糖化血红蛋白（HbA1c）≥ 6.5% 作为糖尿病的诊断标准，其患病率为 11.6 %，已诊断及未诊断患者分别为 3.5% 和 8.1%，同时，50.1% 的受试者处于糖尿病前期，基于以上样本的加权预测，估计中国成人糖尿病患病人数及糖尿病前期人数分别高达 1.139 亿和 4.934 亿。在老年人群、城市居民及经济发达地区糖尿病患病率较高，而其中接受糖尿病治疗及能够充分控制血糖的糖尿病患者分别只占 25.8% 及 39.7%。2008 年，糖尿病相关医疗费用达 1734 亿人民币，约占全国医疗总开支的 13%。我国糖尿病流行病学其他特征包括：男性、低教育水平可能是糖尿病的易患因素；我国 2 型糖尿病患者的平均体质指数（BMI）约为 25kg/m$^2$，低于高加索人糖尿病患者（平均 BMI 多超过 30kg/m$^2$）；餐后高血糖比例高，新诊断患者中单纯餐后血糖升高者占近 50%；近年来临床调查显示 20 岁以下的人群中 2 型糖尿病患病率显著增加；糖尿病合并心脑血管疾病常见，由于我国糖尿病患者平均病程短且多控制不佳，特异性并发症如糖尿病视网膜病变和糖尿病肾病亦是未来巨大的挑战。

## 二、糖尿病的诊断及危害

### （一）糖尿病的诊断及分型

糖尿病的临床诊断应依据静脉血浆血糖而非毛细血管血的血糖检测结果。血糖正常值和糖代谢异常的诊断切点主要依据血糖值与糖尿病特有的慢性并发症（糖尿病视网膜病变）及糖尿病发生风险的关系来确定。目前国际上常用的诊断标准和分类是 WHO（1999 年）标准。《中国 2 型糖尿病防治指南（2017 年版）》采用 WHO（1999 年）糖代谢状态分类（表 8-6）、糖尿病诊断标准（表 8-7）和糖尿病病因学分类（表 8-8）。空腹血浆葡萄糖或 75g OGTT 后的 2h 血糖值均可单独用于流行病学调查或人群筛查，但我国资料显示仅查空腹血糖糖尿病漏诊率较高，理想的调查是同时检查以上两项指标，OGTT 其他时间点血糖不作为诊断标准。同时，建议已达到糖调节受损的人群行 OGTT 检查，以降低糖尿病的漏诊率。

表 8-6　糖代谢状态分类（WHO，1999）

| 糖代谢分类 | 静脉血浆葡萄糖（mmol/L） | |
| --- | --- | --- |
| | 空腹血糖（FPG） | 糖负荷后 2 小时血糖（2hPPG） |
| 正常血糖 | < 6.1 | < 7.8 |
| 空腹血糖受损（IFG） | 6.1 ～< 7.0 | < 7.8 |
| 糖耐量异常（IGT） | < 7.0 | 7.8 ～< 11.1 |
| 糖尿病 | ≥ 7.0 | ≥ 11.1 |

注：IFG 和 IGT 统称为糖调节受损（IGR），也称糖尿病前期。

表 8-7　糖尿病诊断标准

| 诊断标准 | 静脉血浆葡萄糖水平（mmol/L） |
| --- | --- |
| 典型糖尿病症状（多饮、多尿、多食、体重下降）加上随机血糖检测 | ≥ 11.1 |
| 空腹血糖检测 | ≥ 7.0 |
| 葡萄糖负荷后 2 小时血糖检测 | ≥ 11.1 |
| 无糖尿病症状者，需改日重复检查 | |

注：空腹状态指至少 8 小时没有进食热量；随机血糖指不考虑上次用餐时间，一天中任意时间的血糖，不能用来诊断空腹血糖受损（IFG）或糖耐量异常（IGT）。

　　值得关注的是，HbA1c 亦是筛查糖尿病高危人群的重要指标，较 OGTT 试验简便易行，结果稳定，变异性小，且不受进食时间及短期生活方式改变的影响，患者依从性好。2010 年的 ADA 指南将 HbA1c ≥ 6.5% 作为糖尿病诊断标准之一，2011 年 WHO 也建议在条件具备的国家和地区采用这一切点诊断糖尿病。但鉴于 HbA1c 检测在我国长期缺乏质量标准，诊断资料相对不足，暂未被我国指南推荐为诊断指标。但对于采用标准化检测方法，并有严格质量控制，正常参考值在 4.0% ～ 6.0% 的医院，HbA1c ≥ 6.5% 可作为诊断糖尿病的参考。

　　此外，急性感染、创伤或其他应激情况下可出现暂时性血糖增高，若没有明确的糖尿病病史，就临床诊断而言不能以此时的血糖值诊断糖尿病，须在应激消除后复查，再确定糖代谢状态。

　　《中国 2 型糖尿病防治指南（2017 年版）》主要根据病因学证据将糖尿病分 4 大类，即 1 型糖尿病、2 型糖尿病、妊娠糖尿病和特殊类型糖尿病（表 8-8）。

表 8-8 糖尿病病因学分类（WHO，1999）

| 分类 | 2级分类 | 3级分类 |
| --- | --- | --- |
| 一、1型糖尿病 | 1. 免疫介导性 | |
| | 2. 特发性 | |
| 二、2型糖尿病 | | |
| 三、其他特殊类型糖尿病 | 1. 胰岛β细胞功能遗传性缺陷 | 第12号染色体，肝细胞核因子-1α（HNF-1α）基因突变（MODY3） |
| | | 第7号染色体，葡萄糖激酶（GCK）基因突变（MODY2） |
| | | 第20号染色体，肝细胞核因子-4α（HNF-4α）基因突变（MODY1） |
| | | 线粒体DNA |
| | | 其他 |
| | 2. 胰岛素作用遗传性缺陷 | A型胰岛素抵抗 |
| | | 矮妖精貌综合征（leprechaunism） |
| | | Rabson-Mendenhall综合征 |
| | | 脂肪萎缩性糖尿病 |
| | | 其他 |
| | 3. 胰腺外分泌疾病： | 胰腺炎、创伤/胰腺切除术后、胰腺肿瘤、胰腺囊性纤维化、血色病、纤维钙化性胰腺病及其他 |
| | 4. 内分泌疾病： | 肢端肥大症、库欣综合征、胰高糖素瘤、嗜铬细胞瘤、甲状腺功能亢进症、生长抑素瘤、醛固酮瘤及其他 |
| | 5. 药物或化学品所致的糖尿病： | Vacor（N-3吡啶甲基N-P硝基苯尿素）、喷他脒、烟酸、糖皮质激素、甲状腺激素、二氮嗪、β-肾上腺素能激动剂、噻嗪类利尿剂、苯妥英钠、α-干扰素及其他 |
| | 6. 感染： | 先天性风疹、巨细胞病毒感染及其他 |
| | 7. 不常见的免疫介导性糖尿病： | 僵人（stiff-man）综合征、胰岛素自身免疫综合征、胰岛素受体抗体及其他 |
| | 8. 其他与糖尿病相关的遗传综合征： | Down综合征、Klinefelter综合征、Turner综合征、Wolfram综合征、Friedreich共济失调、Huntington舞蹈病、Laurence-Moon-Beidel综合征、强直性肌营养不良、卟啉病、Prader-Willi综合征及其他 |
| 四、妊娠糖尿病 | | |

注：MODY：maturity-onset diabetes mellitus in youth，青少年的成人起病型糖尿病。

1型糖尿病、2型糖尿病和妊娠糖尿病是临床常见类型。1型糖尿病显著的生理学和病理学特征是胰岛β细胞数量显著减少和消失所导致的胰岛素分泌显著下降或缺失。2型糖尿病则表现为胰岛素调控葡萄糖代谢能力的下降（胰岛素抵抗）伴随胰岛β细胞功能缺陷所导致的胰岛素分泌减少（或相对减少）。临床诊断1型糖尿病主要依据以下临床特征：①发病年龄通常小于30岁。②起病迅速。③中度至重度的临床症状。④明显体重减轻。⑤体形消瘦。⑥常有酮尿或酮症酸中毒。⑦空腹或餐后的血清 C 肽浓度明显降低或缺如。⑧出现自身免疫标记：如谷氨酸脱羧酶抗体（GADA）、胰岛细胞抗体（ICA）、人胰岛细胞抗原 2 抗体（IA-2A）等。

妊娠糖尿病是在妊娠期间被诊断的糖尿病或糖调节异常，不包括已经被诊断的糖尿病患者妊娠时的高血糖状态，其诊断标准见表 8-9。所有妊娠妇女应在妊娠 24 ～ 28 周行 75g OGTT 测定血糖。

表 8-9　妊娠糖尿病诊断标准

| 75g OGTT | 血糖（mmol/L） |
| --- | --- |
| 空腹 | ≥ 5.1 |
| 服糖后 1 小时 | ≥ 10.0 |
| 服糖后 2 小时 | ≥ 8.5 |

注：OGTT：口服葡萄糖耐量试验；以上任一时间点血糖高于标准即可确定诊断。

### （二）糖尿病的危害

糖尿病及其并发症严重损害患者的生命质量。糖尿病急性并发症包括酮症酸中毒、非酮症高渗性昏迷、乳酸性酸中毒、低血糖昏迷等，可能引起患者昏迷、休克等严重症状，甚至危及生命，需引起警惕，注意防治。糖尿病慢性并发症、伴发病及感染亦是糖尿病致残、致死及造成经济损失的重要原因，糖尿病慢性并发症包括糖尿病肾病变、视网膜病变、神经病变、下肢血管病变、糖尿病足等，糖尿病患者同时常伴发低血糖症、心脑血管病、代谢综合征、勃起功能障碍，以及急、慢性感染等症状。以上慢性并发症在糖尿病患者中的发生率普遍高于同年龄、性别的非糖尿病人群，例如，心血管病年发病率高 2 ～ 3 倍，脑梗死发病率男性高 2.5 倍，女性高 3.7 倍。糖尿病足截肢率男性高10.3 倍，女性高 13.8 倍。60% 病程在 20 年以上的 2 型糖尿病患者会出现不同程度的视网膜病变，20% ～ 40% 的 2 型糖尿病患者进展为临床肾病，20 年后约 20% 进展为终末期肾病。另外，糖尿病患者心理障碍发生率可高达 30% ～ 50%，其生活质量明显降低。同时，糖尿病患者的医疗费用与其血糖控制是否理想有关。糖化血红蛋白（HbA1c）＞7% 的患者中，HbA1c 每增加 1 个百分点，受糖尿病并发症影响，其医疗费用亦会随之显著增加。根据我国 2002 年 11 个城市的调查结果显示，在治疗糖尿病的花费中，有并发症患者的直接医疗费用占 81%，无并发症患者的医疗成本为 19%。

### 三、糖尿病的危险因素

糖尿病是一种由多种因素综合作用导致的全身性疾病，病因至今未明确，考虑其发生风险高低主要取决于危险因素的数目和危险度。而这些糖尿病的危险因素又可分为不可改变因素（如年龄、家族史及遗传倾向、种族、妊娠糖尿病史或巨大儿生产史、多囊卵巢综合征、宫内发育迟缓或早产等）和可改变因素（如糖尿病前期即糖耐量异常或合并空腹血糖受损、代谢综合征、超重、肥胖、抑郁症、饮食热量摄入过高、体力活动减少、可增加糖尿病发生风险的药物、致肥胖或糖尿病的社会环境等）。

**1. 遗传因素**　调查显示44%～73%的糖尿病患者有家族糖尿病发病史，尤其是1型糖尿病。2型糖尿病的遗传倾向主要以增加糖尿病的易感性为主，有家族病史者的患病概率显著高于无家族病史者。

**2. 肥胖因素**　肥胖因素被认为是2型糖尿病的主要发病原因之一。研究显示，肥胖者患糖尿病的概率是体重正常者的2倍，这与肥胖者易患高胰岛素血症，造成胰腺β细胞功能减退及数量减少，从而影响降糖作用有关。

**3. 饮食因素**　高热量及长期脂肪、碳水化合物或蛋白质摄入过量的不合理饮食结构是诱发肥胖及高血糖的重要因素。

**4. 生活方式因素**　长期静坐式的生活方式、缺乏体育锻炼和运动、作息不规律、通宵熬夜等可能降低机体组织细胞对胰岛素的敏感度，并影响代谢功能，增加高血糖风险。

**5. 心理因素**　如精神紧张、压力过大、抑郁、悲伤、烦躁等不良心理因素的刺激会造成人体内应激性激素分泌量增加，长期大量分泌应激性激素易导致内分泌紊乱及代谢性疾病的发生。

**6. 妊娠糖尿病危险因素**　高龄妊娠、糖尿病家族史、肥胖程度高、不合理膳食及缺乏体育锻炼等是妊娠糖尿病的危险因素；α地中海贫血基因、反复阴道真菌感染、乙型肝炎病毒感染、患有多囊卵巢综合征、自然流产、高血压、南方住民等因素亦可能与妊娠糖尿病有关。

## 四、糖尿病的预防与健康管理

### （一）糖尿病的分级预防

**1. 糖尿病的一级预防策略**　2型糖尿病的一级预防策略包括：对人群进行分级筛查及管理、强化生活方式干预及药物干预等。

糖尿病筛查有助于早期发现糖尿病，提高糖尿病及其并发症的防治水平，应按照高危人群和普通人群的不同进行分级管理。在条件允许时，宜对就诊和查体的高危人群进行糖尿病筛查；对于普通人群，可根据糖尿病风险程度进行有针对性的糖尿病筛查。

成年人中糖尿病高危人群的定义：在成年人（＞18岁）中，具有下列任何一个及以上的糖尿病危险因素者：①年龄≥40岁。②有糖调节受损史。③超重（BMI≥24 kg/m²）或肥胖（BMI≥28kg/m²）和（或）中心型肥胖（男性腰围≥90cm，女性腰围≥85cm）。④静坐生活方式。⑤一级亲属中有2型糖尿病家族史。⑥有巨大儿（出生体重≥4kg）生产史或妊娠糖尿病病史的妇女。⑦高血压［收缩压≥140mmHg和（或）舒张压≥90mmHg］，或正在接受降压治疗。⑧血脂异常［高密度脂蛋白胆固醇（HDL-C）≤0.91mmol/L（≤35mg/dL）、甘油三酯≥2.22mmol/L（≥200mg/dL）］，或正在接受调脂治疗。⑨动脉粥样硬化性心脑血管疾病患者。⑩有一过性类固醇糖尿病病史者。⑪多囊卵巢综合征（PCOS）患者。⑫长期接受抗精神病药物和（或）抗抑郁药物治疗的患者。在上述项目中，糖调节异常是最重要的 2 型糖尿病高危因素，每年有 1.5% ～ 10.0% 糖耐量减低患者进展为 2 型糖尿病。对以上高危人群，不论年龄大小，宜及早开始进行糖尿病筛查，对于除年龄外无其他糖尿病危险因素的人群，宜在年龄 ≥ 40 岁时开始筛查。

儿童和青少年中糖尿病高危人群的定义：在儿童和青少年（≤ 18 岁）中，超重（BMI ＞相应年龄、性别的第 85 百分位）或肥胖（BMI ＞相应年龄、性别的第 95 百分位）且合并下列任何一个危险因素者：①一级或二级亲属中有 2 型糖尿病家族史。②存在与胰岛素抵抗相关的临床状态（如黑棘皮病、高血压、血脂异常、PCOS）。③母亲怀孕时有糖尿病病史或被诊断为妊娠糖尿病。对以上高危人群的筛查宜从 10 岁开始，但青春期提前的个体则推荐从青春期开始。首次筛查结果正常者，宜每 3 年至少重复筛查一次。

对于应用强化生活方式干预进行 2 型糖尿病预防，《中国 2 型糖尿病防治指南（2013 年版）》建议：糖尿病前期患者应通过饮食控制和运动以降低糖尿病的发生风险，并定期随访，给予社会心理支持，以确保患者的良好生活方式能够长期坚持；定期检查血糖；同时密切关注其他心血管疾病危险因素（如吸烟、高血压、血脂紊乱等），并给予适当的干预措施。具体目标为：①使超重或肥胖者 BMI 达到或接近 $24kg/m^2$，或体重至少减少 5% ～ 10%。②每日饮食总热量至少减少 400 ～ 500kcal。③饱和脂肪酸摄入占总脂肪酸摄入的 30% 以下。④中等强度体力活动，至少保持在 150 分 / 周。

而对于药物干预预防 2 型糖尿病方面，虽然一些研究提示了口服二甲双胍、α- 糖苷酶抑制剂、噻唑烷二酮类（TZDs）、奥利司他、天芪胶囊及血管紧张素转换酶抑制剂（ACEI）和血管紧张素 Ⅱ 受体拮抗剂（ARB）类降压药等在降低糖尿病前期人群发生糖尿病风险中的可能作用，但由于目前尚无充分的证据表明其具有长期疗效和卫生经济学益处，我国指南暂不推荐使用药物干预的手段预防糖尿病。

**2. 糖尿病的二级和三级预防策略** 糖尿病二级预防策略包括：对于新诊断和早期 2 型糖尿病患者，采用严格控制血糖的策略以降低糖尿病并发症的发生风险；在没有明显糖尿病血管并发症但具有心血管疾病危险因素的 2 型糖尿病患者中，采取降糖、降压、调脂（主要降低 LDL-C）和应用阿司匹林治疗，以期预防心血管疾病和糖尿病微血管病变的发生。

糖尿病三级预防策略包括：在年龄较大、糖尿病病程较长和已经发生过心血管疾病的患者中，要充分平衡强化血糖控制的利弊，在血糖控制目标的选择上采用个体化的策略，并制定以患者为中心的糖尿病管理模式，在此基础上，采取降压、调脂（主要是降低 LDL-C）和应用阿司匹林的措施，以降低心血管疾病反复发生和死亡风险及微血管病变发生风险。

### （二）糖尿病的综合性治疗与健康管理

限于目前的医学水平，糖尿病仍是一种不可根治的慢性疾病，需要长期持续的医疗照顾。糖尿病应采用综合性治疗策略，包括降糖、降压、调脂、抗凝、控制体重和改善生活方式等治疗措施。其中，降糖治疗包括饮食控制、合理运动、血糖监测、糖尿病教育和应用降糖药物等综合性治疗措施（图 8-3）。

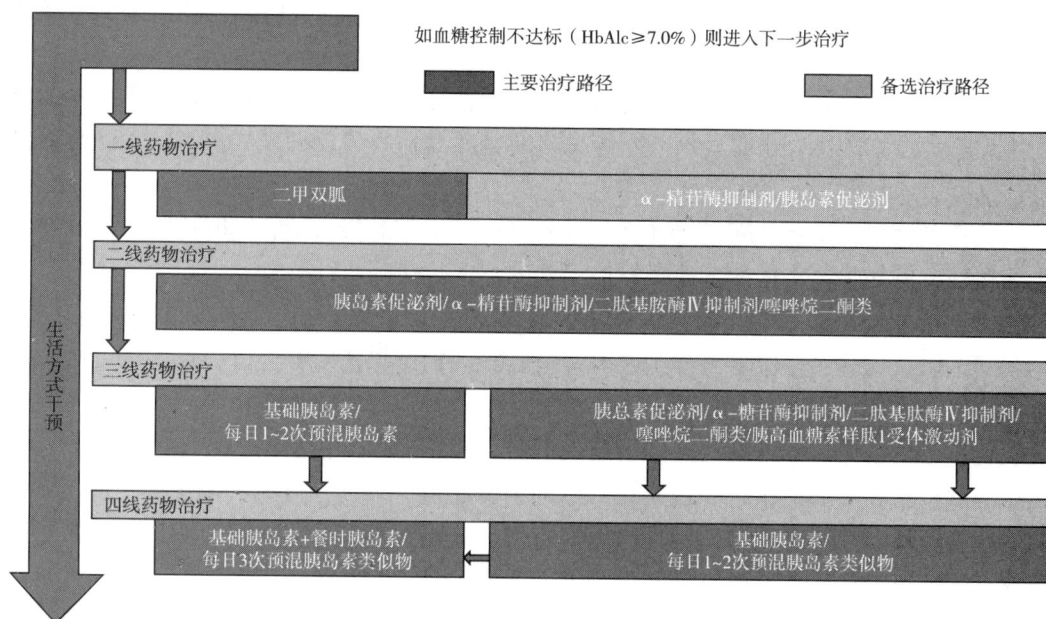

图 8-3 2 型糖尿病高血糖治疗路径

**1. 糖尿病生活方式干预**

（1）糖尿病医学营养治疗 对于糖尿病及糖尿病前期患者均需要依据治疗目标接受个体化医学营养治疗，在熟悉糖尿病治疗的营养师或综合管理团队（包括糖尿病教育者）指导下完成。应在评估患者营养状况的情况下，设定合理的治疗目标。

①维持合理体重：超重 / 肥胖患者减重目标为 3 ～ 6 个月减轻体重的 5% ～ 10%。消瘦者应通过合理的营养计划恢复并长期维持理想体重。配合体育锻炼和行为改变，有助于维持减重效果。

②提供均衡营养的膳食：控制总能量摄入，合理、均衡分配各种营养素。

脂肪：膳食中脂肪供能比 ≤ 30%，其中饱和脂肪酸供能比 ≤ 7%，尽量减少反式脂肪酸摄入，单不饱和脂肪酸供能比宜达到 10% ～ 20%，多不饱和脂肪酸供能比不宜超过 10%，适当增加富含 n-3 脂肪酸的食物摄入；食物中胆固醇摄入量 < 300mg/d。

碳水化合物：膳食中碳水化合物供能比占 50% ～ 60%；低血糖指数食物有利于血糖控制；糖尿病患者适量摄入糖醇和非营养性甜味剂是安全的，但过多蔗糖分解后生成的果糖或添加过量果糖易致甘油三酯合成增多及体脂积聚；每日定时进餐，尽量保持碳水化合物均匀分配。

蛋白质：肾功能正常的糖尿病个体，推荐蛋白质摄入量占供能比的 10% ～ 15%，保证优质蛋白质摄入超过 50%；有显性蛋白尿的患者宜限制在 0.8g/d/kg·bw，从肾小球滤过率（GFR）下降起，应实施低蛋白饮食（0.6g/d/kg·bw），可同时补充复方 α- 酮酸制剂；单纯摄入蛋白质不易引起血糖升高，但可能增加胰岛素分泌反应。

饮酒：不推荐糖尿病患者饮酒；若饮酒应计算酒精中所含的总能量，女性摄入酒精量 ≤ 15g/d，男性 ≤ 25g/d（15g 酒精相当于 450mL 啤酒、150mL 葡萄酒或 50mL 低度白酒），每周 ≤ 2 次；应警惕酒精可能诱发的低血糖，避免空腹饮酒；具有 2 型糖尿病风险的个体应限制含糖饮料摄入。

膳食纤维：豆类、富含纤维的谷物类（每份食物 ≥ 5g 纤维）、水果、蔬菜和全麦食物均为膳食纤维的良好来源；提高纤维摄入对健康有益；建议糖尿病患者达到膳食纤维每日推荐摄入量即 14g/1000kcal。

盐：食盐摄入量 < 6g/d，合并高血压者更应严格限制摄入量；同时应限制摄入含盐高的食物，例如味精、酱油、盐浸等加工食品、调味酱等。

微量营养素：糖尿病患者容易缺乏 B 族维生素、维生素 C、维生素 D 以及铬、锌、硒、镁、铁、锰等多种微量营养素，可根据营养评估结果适量补充。长期服用二甲双胍者应防止维生素 $B_{12}$ 缺乏；不建议长期大量补充维生素 E、维生素 C 及胡萝卜素等具有抗氧化作用的制剂，其长期安全性仍待验证。

膳食模式：不同的膳食干预模式，如地中海膳食、素食、低碳水化合物饮食、低脂肪低能量饮食、高蛋白质饮食等均在短期有助于体重控制，但要求在专业人员的指导下完成，同时监测血脂、肾功能等变化。

③达到患者的代谢控制目标，减轻胰岛素抵抗及降低胰岛 β 细胞负荷，维持理想血糖水平，减少心血管疾病危险因素及其他糖尿病并发症的同时，尽可能满足个体饮食喜好。

（2）糖尿病运动治疗

①运动治疗应在医师指导下进行，运动前进行必要的评估，特别是心肺功能和运动功能的医学评估（如运动负荷试验等）。

②空腹血糖 > 16.7mmol/L、反复低血糖或血糖波动较大、有糖尿病酮症酸中毒等急性代谢并发症、合并急性感染、增殖性视网膜病、严重肾病、严重心脑血管疾病（不稳定性心绞痛、严重心律失常、一过性脑缺血发作）等情况下禁忌运动，病情控制稳定后方可逐步恢复运动。

③成年糖尿病患者每周至少 150 分钟（如每周运动 5 天，每次 30 分钟）中等强度（50% ～ 70% 最大心率，运动时有点用力，心跳和呼吸加快但不急促）的有氧运动。即使每次进行短时的体育运动（如 10 分钟），累计 30 分 / 天，也是有益的。

④中等强度的体育运动包括快走、太极拳、骑车、乒乓球、羽毛球和高尔夫球等；较强强度体育运动为舞蹈、有氧健身操、慢跑、游泳、骑车上坡。

⑤如无禁忌证，每周最好进行 2 次抗阻运动，锻炼肌肉力量和耐力。训练时阻力为轻或中度。联合进行抗阻运动和有氧运动可获得更大程度的代谢改善。

⑥运动项目要与患者的年龄、病情及身体承受能力相适应，并定期评估，适时调整运动计划。

⑦记录运动日记，有助于提升运动依从性。

⑧养成健康的生活习惯，培养活跃的生活方式，如增加日常身体活动，减少静坐时

间，将有益的体育运动融入日常生活中。

⑨运动前后要加强血糖监测，运动量大或激烈运动时应建议患者临时调整饮食及药物治疗方案，以免发生低血糖。

（3）其他生活方式干预措施 除了合理饮食及科学运动，其他有助于糖尿病控制的生活方式干预措施包括：劝诫吸烟的糖尿病患者戒烟、保持规律作息及心情舒畅等。同时，定期监测血糖、微量蛋白尿、血压、眼底、足部等（表8-10），接受糖尿病健康教育及进行自我管理也是综合性干预措施的重要组成部分，是有效预防或减轻并发症的有效措施。

表 8-10　糖尿病患者临床监测方案

| 监测项目 | 初访 | 随访 | 每季度随访 | 年随访 |
|---|---|---|---|---|
| 体重 / 身高 | √ | √ | √ | √ |
| 腰围 | √ | √ | √ | √ |
| 血压 | √ | √ | √ | √ |
| 空腹 / 餐后血糖 | √ | √ | | √ |
| 糖化血红蛋白 | √ | | √ | √ |
| 尿常规 | √ | √ | √ | √ |
| 总胆固醇 / 高、低密度脂蛋白 | √ | | | √ |
| 胆固醇 / 甘油三酯 | | | | |
| 尿白蛋白 / 尿肌酐 [a] | √ | | | √ |
| 肌酐 / 血尿素氮 | √ | | | √ |
| 肝功能 | √ | | | √ |
| 促甲状腺激素 | √ | | | √ |
| 心电图 | √ | | | √ |
| 眼：视力及眼底 | √ | | | √ |
| 足：足背动脉搏动 | √ | | √ | √ |
| 神经病变的相关检查 | √ | | √ | √ |

注：[a] 在条件允许的情况下进行。

## 五、高血糖的药物治疗

糖尿病医学营养治疗和运动治疗是控制 2 型糖尿病高血糖的基本措施，在饮食和运动不能使血糖控制达标时应及时采用口服或 / 和注射降糖药物治疗。根据作用效果的不同，口服降糖药可分为主要以促进胰岛素分泌为主要作用的药物（磺脲类、格列奈类、DPP-4 抑制剂）和通过其他机制降低血糖的药物（双胍类：减少肝脏葡萄糖的输出；TZDs：改善胰岛素抵抗；α- 糖苷酶抑制剂：延缓碳水化合物在肠道内的消化吸收）。胰岛素治疗是控制高血糖的重要手段，1 型糖尿病患者需依赖胰岛素维持生命、控制高血糖并降低糖尿病并发症的发生风险；2 型糖尿病患者口服降糖药效果不佳或存在口服药使用禁忌时，亦需使用胰岛素。

## 六、2 型糖尿病的减重手术

中华医学会糖尿病学分会及中华医学会外科学分会于 2011 年达成共识，认可减重手术为治疗伴肥胖的 2 型糖尿病的手段之一，并鼓励内外科合作共同管理实施减重手术的 2 型糖尿病患者。是否行减重手术需参照其适应证与禁忌证标准。

## 七、2 型糖尿病综合控制目标

2 型糖尿病理想的综合控制目标制定应根据个体化原则，视患者的年龄、合并症、并发症等不同而异（表 8-11）。如对于大多数非妊娠成年 2 型糖尿病患者而言，合理的 HbA1c 控制目标为 < 7%，而相对宽松的 HbA1c 目标（如 < 8.0%）可能更适合于病程长、预期寿命较短、有严重低血糖史、有严重并发症或合并症，坚持规律的综合性治疗仍难达到常规治疗目标的患者；又如老年患者血压目标值可适当放宽至 150/90mmHg。需要注意的是，治疗未能达标亦不应视为治疗完全失败，控制指标的任何改善对患者都可能有益，将会降低相关危险因素引发并发症的风险。

表 8-11　中国 2 型糖尿病综合控制目标

| 指标 | | 目标值 |
| --- | --- | --- |
| 毛细血管血糖（mmol/L） | 空腹 | 4.4 ～ 7.0 |
| | 非空腹 | 10.0 |
| 糖化血红蛋白（%） | | < 7.0 |
| 血压（mmHg） | | < 140/80 |
| 总胆固醇（mmol/L） | | < 4.5 |
| 高密度脂蛋白胆固醇（mmol/L） | 男性 | > 1.0 |
| | 女性 | > 1.3 |
| 甘油三酯（mmol/L） | | < 1.7 |
| 低密度脂蛋白胆固醇（mmol/L） | 未合并冠心病 | < 2.6 |
| | 合并冠心病 | < 1.8 |
| 体重指数（kg/m$^2$） | | < 24 |
| 尿白蛋白 / 肌酐比值 [ mg/mmol（mg/g）] | 男性 | < 2.5（22） |
| | 女性 | < 3.5（31） |
| 尿白蛋白排泄率 [ μg/min（mg/d）] | | < 20（30） |
| 主动有氧活动（分 / 周） | | ≥ 150 |

## 八、妊娠期间糖尿病的管理要点

1. 尽早对妊娠期间糖尿病进行诊断，确诊后应尽早按糖尿病合并妊娠的诊疗常规进行管理，1 ～ 2 周就诊 1 次。

2. 根据孕妇的文化背景进行针对性的糖尿病教育。

3. 妊娠期间的饮食控制标准：既能保证孕妇和胎儿能量需要，又能维持血糖在正常范围，且不发生饥饿性酮症。尽可能选择低生糖指数的碳水化合物。对使用胰岛素者，要根据胰岛素的剂型和剂量来选择碳水化合物的种类和数量。应实行少量多餐制，每日分 5～6 餐。

4. 鼓励尽量通过自我血糖监测检查空腹、餐前血糖，餐后 1～2 小时血糖及尿酮体。有条件者每日测定空腹和餐后血糖 4～6 次。血糖控制的目标是空腹、餐前或睡前血糖 3.3～5.3mmol/L，餐后 1 小时血糖 ≤ 7.8mmol/L；或餐后 2 小时血糖 ≤ 6.7mmol/L；HbA1c 尽可能控制在 6.0% 以下。

5. 避免使用口服降糖药，通过饮食治疗血糖不能控制时，使用胰岛素治疗。人胰岛素优于动物胰岛素。初步临床证据显示速效胰岛素类似物赖脯胰岛素、门冬胰岛素和地特胰岛素在妊娠期使用是安全有效的。

6. 尿酮阳性时，应检查血糖（因孕妇肾糖阈下降，尿糖不能准确反映孕妇血糖水平），如血糖正常，考虑饥饿性酮症，及时增加食物摄入，必要时在监测血糖的情况下静脉输入适量葡萄糖。若出现酮症酸中毒，按治疗原则处理。

7. 血压应该控制在 130/80mmHg 以下。

8. 每 3 个月进行一次肾功能、眼底和血脂检测。

9. 加强胎儿发育情况的监护，常规超声检查了解胎儿发育情况。

10. 分娩方式：糖尿病本身不是剖宫产指征，无特殊情况可经阴道分娩，但如合并其他的高危因素，应进行选择性剖宫产或放宽剖宫产指征。

11. 分娩时和产后加强血糖监测，保持良好的血糖控制。

①糖尿病合并妊娠者在分娩后胰岛素的需要量会明显减少，应注意血糖监测，适时减少胰岛素的用量，避免低血糖。糖尿病的管理与一般糖尿病患者相同。

②妊娠糖尿病使用胰岛素者多数在分娩后可停用胰岛素，继续监测血糖。分娩后血糖正常者应在产后 6 周行 75g OGTT，重新评估糖代谢情况，并进行终身随访。

# 第三节 肥胖的健康管理

## 一、肥胖的流行病学特征

肥胖症是指体内脂肪堆积过多和（或）分布异常，通常伴有体重增加。世界卫生组织（WHO）将肥胖定义为可能导致健康损害的异常或过多的脂肪堆积。作为一种由多因素引起的慢性代谢性疾病，肥胖是可能引起人体生理功能出现异常或潜伏着诱发其他疾病的一种状态。随着社会文明的发展及物质生活条件的不断改善，超重和肥胖问题在全球范围迅速流行蔓延，已成为 21 世纪最重要的医学和公共卫生学问题之一。

尽管社会各界和医疗机构进行了大量艰苦卓绝的努力，其发病率仍呈逐年上升趋势，据 WHO 估计，至 2015 年，全球成人约有 23 亿超重，7 亿肥胖；2005 年全球 5 岁以下儿童中至少有 2000 万人肥胖。目前在一些发达国家和地区人群中其患病情况已达到流行的程度。美国是肥胖发生率最高的国家，其 66% 成年人口超重或肥胖，肥胖总发病率为 32%；同时肥胖的发病人群日趋年轻化，在英国 2 ～ 15 岁的儿童中，约有 3/10 是超重或者肥胖的。中国面临的肥胖问题同样非常严峻，随着改革开放后经济的迅速发展，我国成为超重和肥胖发生率上升速度最快的国家之一，2002 年统计数据显示我国成人超重和肥胖的发病率分别为 22.8% 和 7.1%，较 1992 年肥胖及超重的发病率分别增长 1 倍及 40%。大城市成人超重与肥胖现患率分别高达 30.0% 及 12.3%，儿童肥胖率已达 8.1%。1985 ～ 1995 年，北京和上海两地的儿童和青少年的超重和肥胖的发病率增加了 2 ～ 3 倍，2000 年 7 ～ 12 岁男性及女性儿童的超重和肥胖的发病率分别达到 29% 和 15 ～ 17%。我国人群超重和肥胖患病率的流行病学特征主要表现为：北方高于南方，大城市高于中小城市，中小城市高于农村，经济发达地区高于不发达地区。

值得注意的是，发展中国家与发达国家肥胖发病群体可能存在差异，在包括中国在内的一些经济增长迅速的发展中国家，收入高的群体肥胖发生率往往较高；而在发达国家肥胖则多发生在经常摄入廉价高脂肪快餐食品的低收入群体中。同时，肥胖的发生率随着年龄的增加而增加，在西方发达国家肥胖发病率最高的人群在 50 ～ 60 岁之间，而在发展中国家可提前到 40 ～ 50 岁。

## 二、肥胖的诊断及危害

### (一) 超重和肥胖的界定与分类

无内分泌疾病或找不出可能引起肥胖的特殊病因的肥胖症为单纯性肥胖，占肥胖症总人数的 95% 以上。如果脂肪主要在腹壁和腹腔内（尤其是内脏及上腹部皮下）蓄积过多，被称为中心性肥胖、向心性肥胖或腹型肥胖，较之脂肪主要分布于下腹部、臀部和股部皮下的外周性肥胖，中心性肥胖发生代谢综合征的危险性较大，是多种慢性病的最重要危险因素之一。

肥胖的诊断标准并非一成不变，对人体外表的观察通常可以大致估计肥胖及消瘦的程度，适用于初筛，但无法定量。在临床上和流行病学调查中，主要通过对身体外部特征测量间接反映体内的脂肪含量和分布，估计肥胖程度，其中最实用的人体测量学指标是体重指数和腰围（表 8–12）。尽管如计算机体层摄影术和核磁共振成像术等一些方法可以较精确地测定体脂的百分含量，但由于费用较高，尚不便于普遍采用。

BMI 定义为体重除以身高的平方（$kg/m^2$）。有证据显示，在人群中 BMI 在 $21kg/m^2$ 及以上发生相应慢性疾病的风险可能逐渐上升。目前，WHO 将 BMI$25 ～ 29.9kg/m^2$ 及 BMI $\geq 30kg/m^2$ 分别定义为超重及肥胖；2002 年 WHO 肥胖专家顾问组根据相应流行病学以及疾病危险数据提出亚洲成人肥胖前期及肥胖界定分别为 BMI$23 ～ 24.9kg/m^2$ 及 BMI $\geq 25kg/m^2$；我国目前亦常用 BMI $24 ～ 27.9kg/m^2$ 及 BMI $\geq 28kg/m^2$ 作为超重及肥胖标准。在实际临床应用中该如何选择判定标准尚值得商榷。值得注意的是，大多数个体 BMI 与身体脂肪百分含量有明显的相关性，能较好地反映机体的肥胖程度，但同时也是一种较为粗略的指标，不同个体同一 BMI 水平并不总是意味着相同的肥胖水平，尤其对肌肉发达的运动员、水肿患者、肌肉减少较多的老年人等特殊人群，BMI 切点不一定适宜作为判定肥胖的标准，如有适当仪器条件时，同时测定体脂百分含量（体脂％）有助于判断肥胖程度。在青少年和儿童的肥胖评估中，建议应用矫正了年龄和性别的 BMI 指数，对于 BMI ≥第 91 百分位数的青少年、儿童可根据需求给予个体化临床干预措施。

腰围是另一个被用来反映肥胖程度的重要指标，该指标和腹部内脏脂肪堆积的相关性优于腰臀比值。WHO 建议男性／女性腰围＞ 94/80cm 作为肥胖的标准（适宜于欧洲人群），对于亚太地区，建议为男性／女性腰围＞ 90/80cm。而国内研究显示，对于中国女性腰围＞ 85cm 可能是一个更为合适的标准。迄今为止，全球仍未对腰围测量部位达成共识，WHO 推荐采用最低肋骨下缘与髂嵴最高点连线的中点作为测量点，被测者取直立位在平静呼气状态下，用软尺水平环绕于测量部位，松紧应适度，测量过程中避免吸气，并应保持软尺各部分处于水平位置。此外，有研究显示使用腰身高比值（腰身比）反映内脏脂肪堆积，可能在预测中国人发生 2 型糖尿病和心血管疾病方面更具价值。在儿童中，腰围暂不作为常规测量，可作为对相关长期健康问题风险性评估的附加信息。

**表 8–12　亚洲成年人不同体重指数和腰围水平与相关疾病危险性的关系**

| 分类 | BMI（kg/m²） | 相对疾病危险性 | |
|---|---|---|---|
| | | 腰围（cm）：男＜ 90，女＜ 80 | 腰围（cm）：男≥ 90，女≥ 80 |
| 体重过低 | ＜ 18.5 | 低（但其他疾病危险性增加） | 平均水平 |
| 正常范围 | 18.5 ～ 22.9 | 平均水平 | 增加 |
| 超重 | ≥ 23.0 | | |
| 肥胖前期 | 23.0 ～ 24.9 | 增加 | 中度增加 |
| 一级肥胖 | 25.0 ～ 29.9 | 中度增加 | 严重增加 |
| 二级肥胖 | ≥ 30 | 严重增加 | 非常严重增加 |

注：相关疾病指高血压、糖尿病、血脂异常和危险因素聚集。

## （二）超重及肥胖的危害

肥胖可导致一系列并发症、相关疾病以及社会和心理问题，进而影响预期寿命或者导致生活质量下降。肥胖相关的健康问题包括以下几点。

（1）代谢并发症：糖尿病，胰岛素抵抗，脂代谢紊乱，代谢综合征，痛风，高尿酸血症。

（2）心血管疾病：高血压，冠心病，充血性心力衰竭，卒中，静脉血栓形成。

（3）呼吸系统疾病：哮喘，低氧血症，睡眠呼吸暂停综合征，肥胖通气不足综合征（OHS）。

（4）肿瘤：食管癌、肠癌、结肠癌、直肠癌、肝癌、胆囊癌、胰腺癌、肾癌、白血病、多发性骨髓瘤、淋巴瘤；女性：子宫内膜癌、宫颈癌、卵巢癌、绝经后乳腺癌；男性：前列腺癌。

（5）骨关节炎（膝关节等负重关节）。

（6）消化系统：胆囊疾病，非酒精性脂肪性肝病（NAFLD）或非酒精性脂肪性肝炎（NASH），胃食管反流病，疝。

（7）尿失禁。

（8）生殖系统疾病：月经失调，不育症，女性多毛症，多囊卵巢综合征，流产，妊娠糖尿病，子痫和先兆子痫，巨大胎儿、新生儿窘迫综合征，畸胎，难产。

（9）其他疾病：特发性颅内压增高，蛋白尿，皮肤感染，淋巴水肿，麻醉并发症，牙周病。

（10）精神、心理障碍和社会适应能力降低：自卑，暴食或厌食症，焦虑和抑郁，污名化（stigmatization），就业、入学等受到歧视。

较为严重的肥胖患者，心血管疾病、糖尿病和某些肿瘤的发生率及死亡率明显上升。BMI25～30kg/m² 的人群中上述风险增加的程度较轻，此时脂肪的分布可能起着更为重要的作用，中心性肥胖患者要比全身性肥胖患者具有更高的疾病危险，当 BMI 只有轻度升高而腰围较大者，冠心病的患病率和死亡率即有所增加。肥胖症患者餐后血脂水平多持续增高而致动脉粥样硬化。防治超重和肥胖症的目的不仅在于控制体重本身，更重要的是作为减少慢性病发病率和病死率的一个关键因素。WHO 报告了与肥胖相关疾病的相对危险度（表 8-13）。国际生命科学学会中国办事处中国肥胖问题工作组亦根据我国人群大规模数据分析指出，BMI ≥ 24kg/m² 者患高血压、糖尿病、具有 2 项及以上危险因素 [即危险因素聚集，主要的 5 个危险因素包括血压高、血糖高、血清总胆固醇高、血清甘油三酯（TG）高和血清高密度脂蛋白胆固醇（HDL-C）降低] 的危险分别是体重正常（BMI18.5～23.9kg/m²）者的 3～4 倍、2～3 倍、3～4 倍。BMI ≥ 28kg/m² 的肥胖者中 90% 以上患有上述疾病或有危险因素聚集。男性 / 女性腰围 ≥ 90/85cm 者患高血压、糖尿病、有 2 项及以上危险因素聚集的危险分别约为腰围低于此界限者的 3.5 倍、2.5 倍、4 倍以上。

表 8-13　肥胖者发生肥胖相关疾病或症状的相对危险度

| 危险性显著增高（相对危险度大于 3） | 危险性中等增高（相对危险度 2～3） | 危险性稍增高（相对危险度 1～2） |
| --- | --- | --- |
| 2 型糖尿病 | 冠心病 | 女性绝经后乳腺癌、子宫内膜癌 |
| 胆囊疾病 | 高血压 | 男性前列腺癌、结肠直肠癌 |
| 血脂异常 | 骨关节病 | 生殖激素异常 |
| 胰岛素抵抗 | 高尿酸血症和痛风 | 多囊卵巢综合征 |
| 气喘 | 脂肪肝 | 生育功能受损 |
| 睡眠中阻塞性呼吸暂停 | | 麻醉并发症 |
| | | 背下部疼痛 |

注：相对危险度是指肥胖者发生上述肥胖相关疾病的患病率是正常体重者对该病患病率的倍数。

值得关注的是，目前亦有多项研究显示，相对于 BMI 过低和正常的多种慢性疾病患者，超重和肥胖者的临床预后反而要好，即"肥胖悖论"现象。对于某些人群，尤其是中老年人或已患有严重疾病者，如心脏病、肺气肿、2 型糖尿病等，略微超重并不一定表现为有害作用，其超重者死亡率可能最低，考虑其可能原因为：超重的慢性病患者具有更多脂肪组织，可作为能量储存对抗疾病。如 JAMA 研究发现，超重者（BMI 25 ～ 29.9kg/m²）死亡率比正常体重者（BMI 18.5 ～ 24.9kg/m²）低 6%，一级肥胖者（BMI 30 ～ 34.9kg/m²）亦并不与较高的死亡率相关，而重度肥胖（BMI ≥ 35kg/m²）死亡率比正常体重者高 29%。据此，有学者认为 BMI 标准的界定及临床应用仍存有争议和修订空间。

### 三、肥胖的危险因素

不同个体对能量摄入、食物的生热作用和体重调节反应不同，受遗传特点（如生理、代谢）和生活方式（如社会、行为、文化、膳食、活动量和心理因素）影响。肥胖症是一组异质性疾病，不能简单地用单一因素来解释肥胖的病因，一般被认为是包括遗传和环境因素在内的多种因素相互作用的结果。脂肪积聚是能量摄入超过能量消耗的后果，但这一能量平衡紊乱的原因目前尚未阐明。

#### （一）遗传因素

肥胖症有家族聚集倾向，但至今未能确定其遗传方式和分子机制，不能完全排除共同饮食、活动习惯的影响。研究发现，少数遗传性疾病及数种单基因突变可导致肥胖，但对于绝大多数人类肥胖症来说，至今未发现其致病原因，推测普通型原发性肥胖症可能属多基因遗传性复杂病。目前认为绝大多数人类肥胖症是复杂的多基因系统与环境因素综合作用的结果，有研究表明遗传因素对肥胖形成的作用占 20% ～ 40%。

#### （二）环境因素

环境因素主要包括饮食和体力活动因素。坐位生活方式、体育运动少、体力活动不足使能量消耗减少；饮食习惯不良，如进食多、喜甜食或油腻食物使摄入能量增多。社会及文化因素则通过影响饮食习惯和生活方式影响肥胖症的发生，随着经济发展及可选食物品种丰富，在外就餐及购买现成加工食品及快餐食品情况增多，可能摄入过多能量、肉类及脂肪，造成体内脂肪聚集，同时，电视广告等媒体宣传对儿童饮食模式及消费的影响亦不容忽视。

#### （三）节俭基因和节俭表型假说

节俭基因假说认为人类的祖先为适应贫穷和饥饿的环境，逐渐形成储存剩余能量的能力，在长期进化过程中，遗传选择能量储存关联基因使人类在食物短缺的情况下生存下来。当能量储存基因型暴露于食物供给丰富的现代生活方式时，即转化为对机体损害的作用，引起（腹型）肥胖和胰岛素抵抗。研究发现，胎儿期母体营养不良、蛋白质缺乏，或出生时低体重婴儿，在成年期饮食结构发生变化时，更易发生肥胖症。以上基于个体的适应性变化的可能原因为：在胎儿期营养缺乏如宫内营养不良环境下，个体产生调节或适应性反应，引起机体的组织结构、生理功能和代谢的持续变化，即"程序化"过程，这样的个体对生活方式的改变更加敏感，这一理论被称为节俭表型。

### 四、肥胖的预防与健康管理

#### （一）肥胖的预防

肥胖预防需从公共卫生角度考虑，针对不同目标人群采取不同的肥胖控制措施。其策略是做好宣传教育和健康促进，预防从儿童抓起，尤其是加强对学生的健康教育。社区综合预防控制措施应包括：鼓励人们改变生活方式，早期发现有肥胖趋势的个体，对高危个体具体指导以预防相关并发症，以及对已出现并发症的患者进行疾病管理。高危险因素：存在肥胖家族史、有肥胖相关性疾病、膳食不平衡、体力活动少等。根据体重指数、腰围及中国成人超重和肥胖的分类及其相关疾病的危险度，对肥胖个体进行防治措施的流程见图 8-4。

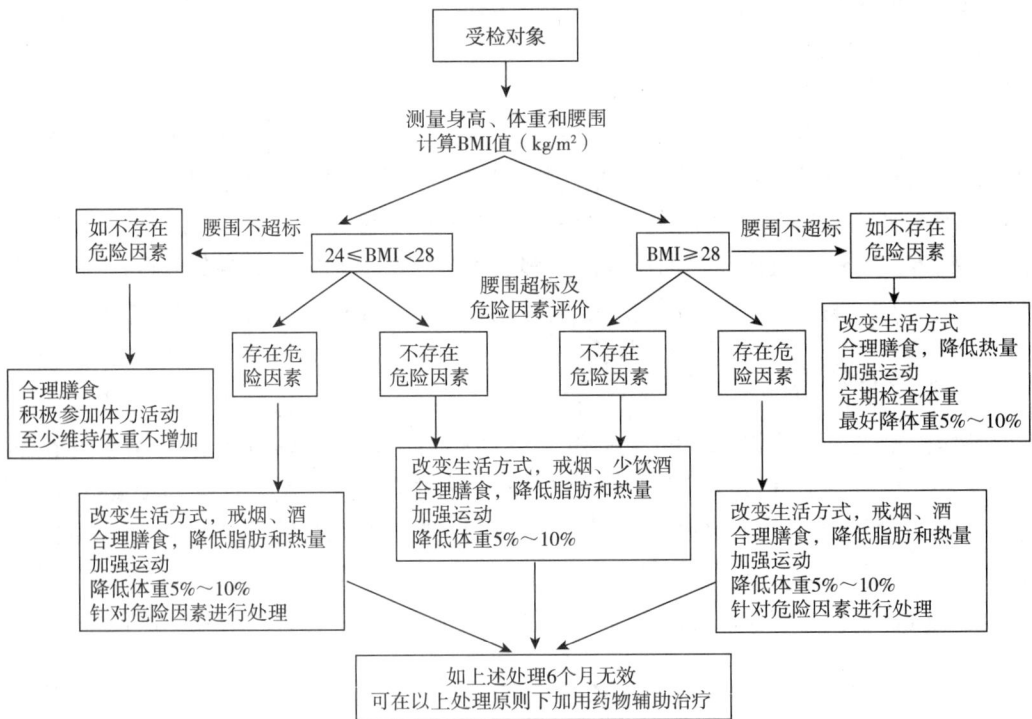

图 8-4　肥胖预防控制流程图

#### （二）肥胖的治疗和管理

肥胖的干预可能是一项长期艰巨的工作，需遵循以人为本、综合管理的原则。应根据患者的爱好、习惯、健康状况及生活方式，由具有相关资质的健康服务专家患者共同量身定制个体化、多元化的体重干预措施。对于肥胖儿童的护理应与孩子和家庭共同商议决定个性化体重控制目标及实施方案，根据患儿的年龄和生长阶段决定侧重于维持体重或减重。对于不满 12 岁的儿童，父母或者护理人员在生活方式干预上应当负起主要责任，如父母同样超重或肥胖应建立行为榜样。适当的奖励及称赞以帮助增加改变生活习惯过程中的自信，对于成人及儿童均适用。

肥胖的治疗主要包括减轻和维持体重的措施和对伴发疾病及并发症的治疗，分为非手术和手术疗法。非手术疗法主要囊括改变饮食结构以减少热量摄入，增加体育锻炼，生活方式重建，以及适当的心理支持和药物治疗等。其中，医学营养治疗、体力活动和认知行为治疗是肥胖管理的基础，也是贯穿始终的治疗措施，相当一部分患者通过这些措施可以达到治疗目标；但是在必要的时候以及特定患者也应该积极采取药物或者手术治疗手段。

**1. 医学营养治疗** 医学营养治疗的总体原则包括：减少食品和饮料中能量的摄入，减少总摄食量，避免餐间零食，避免睡前进餐，避免暴饮暴食。能量限制应该考虑个体化和灵活原则，兼顾营养需求、体力活动强度、伴发疾病以及原有饮食习惯。避免选择过度严格的、营养不均衡的饮食，蛋白质、碳水化合物和脂肪供能比应分别占 15% ～ 20%、60% ～ 65% 和 25%。制订饮食计划需要营养师合作，采用饮食日记有助于对每日膳食进行定量估计。饮食建议应该强调健康的饮食习惯，增加谷物和富含纤维素食物以及蔬菜、水果的摄取，使用低脂食品，减少高脂食物的摄取。

较为简便的方法是在习惯饮食基础上减少 15% ～ 30% 的能量摄取，适用于体重稳定的患者；或每天减少能量摄入 600kcal，这样可能达到每周减轻体重 0.5kg。可酌情考虑应用能量 800 ～ 1600kcal/d 的低热量饮食，但要注意可能存在营养不全风险。能量 ≤ 800kcal/d 的极低热量饮食不作为常规推荐，仅限于少数临床上需快速减重的患者（如需要进行关节置换手术，或有生育需求等）短时间治疗（总时长不超过 12 周）且需密切监护及后期支持，不适用于儿童、青少年、老年以及妊娠或者哺乳妇女。

**2. 运动治疗** 除了减重，体育运动在改善三高及心血管疾病风险方面亦有获益，同时还可增强体质，增加对饮食治疗的依从性，减轻焦虑和抑郁状态。体力活动需本着循序渐进、安全第一的原则，其目标为减少久坐的行为方式（如长时间看电视或使用计算机），增加运动量。

可根据减重目标计算安排每日体力活动需要量，对于需要消耗的能量，一般考虑 50%（40% ～ 60%）由增加体力活动的能量消耗来解决，其他 50% 由减少饮食总能量及脂肪摄入量来达到。例如，减重目标为 1 个月内减重 4kg，即每周 1kg，则需每天亏空能量约 1100kcal，其中通过增加运动量消耗约 550kcal，即每天需增加中等强度体力活动 2 小时或低强度体力活动 3 ～ 4 小时。《世卫组织关于身体活动和久坐行为的指南》为不同年龄人群提供了每周运动量的推荐（表 8-14）。结合运动量选择运动时注意考虑患者的年龄、爱好、体能及运动能力等。运动时间可集中或分散为几个不少于 10 分钟的时间段。

表 8-14　不同年龄人群每周运动量推荐

| 人群 | 运动量推荐 | 额外健康福利 |
| --- | --- | --- |
| 儿童与青少年（5～17岁） | 每天 60 分钟中等强度到剧烈强度活动 | 每周至少 3 天剧烈强度有氧运动 |
| 成年人（18～64岁） | 每天 150～300 分钟中等强度有氧身体活动或者 75～150 分钟剧烈强度有氧身体活动 | 每周至少 2 天中等或更高强度的肌肉强化活动 |
| 老年人（65岁以上） | 每周 150～300 分钟中等强度有氧活动或 75～150 分钟强烈强度有氧活动 | 每周至少 2 天中等或更高强度的肌肉强化活动；每周至少 3 天多样化身体活动 |
| 孕妇和产后妇女 | 每周 150 分钟中等强度有氧身体活动 | |
| 患慢性病的成年人和老年人 | 每周 150～300 分钟中等强度有氧活动或 75～150 分钟强烈强度有氧活动 | 每周至少 2 天中等或更高强度的肌肉强化活动；每周至少 3 天多样化身体活动 |
| 残疾儿童和青少年（5～17岁） | 每天 60 分钟中等强度到剧烈强度活动 | 每周至少 3 天剧烈强度有氧运动 |

2014 版英国国家健康与临床卓越研究所（NICE）《儿童青少年与成人中超重和肥胖的识别、评估与管理》指南建议，健康成人每日进行 30 分钟以上中等强度体力活动，每周超过 5 天。以心率大致区分，中等强度及低强度体力活动时分别为 100～120 次/分及 80～100 次/分。为预防肥胖，尤其是饮食控制依从性不佳者，运动时长可能需增至每天 45～60 分钟，对于已成功减重的患者，建议每天进行 60～90 分钟运动防止体重反弹。对于儿童，鼓励每天至少 60 分钟中等强度以上运动，对于已超重儿童需进一步增加运动时间。

**3. 认知行为治疗与精神心理支持**　认知行为治疗的目的在于改变患者对于肥胖和体重控制的观点，建立信念，并鼓励其采取有效减轻并维持体重的行为措施，包括自我管理（如饮食日记），控制进餐过程，强化认知的技巧等。精神心理支持包括整体管理实施中的一般性心理疏导和支持，以及对相关精神疾患如焦虑、抑郁等的针对性治疗，必要时应请专科医师进行治疗。

**4. 药物治疗**　药物减重的目标为使原体重减轻 5%～10%；减重后维持体重不反弹；使降压、降糖、调脂药物更好地发挥作用。药物治疗肥胖的指征包括：对于通过生活方式改变（充分的饮食、运动和行为治疗）不能达到理想减重效果或遭遇减重瓶颈的成人，在此基础上可以考虑适当应用药物治疗；此外，对于存在伴发疾病尤其是增加体力活动可能加重原有疾病或使病情出现新变化的患者也可考虑采用药物辅助减重。儿童、孕妇和乳母、原有对该类药物有不良反应者、正在服用其他选择性血清素再摄取制剂者，或用于美容目的者一般不适合选用药物治疗肥胖。目前全球范围内正式获准临床应用的抗肥胖药物包括：盐酸芬特明和盐酸安非拉酮两种去甲肾上腺素能药物，以及一种脂酶抑制剂奥利司他。另外兼有减重作用的降糖药物包括二甲双胍、普兰林肽、艾塞那肽及利拉鲁肽等。应用药物治疗需注意其应用指征及不良反应。

英国 NICE 指南推荐对于 BMI > 30kg/m$^2$ 或者 BMI > 28kg/m$^2$ 同时伴有肥胖相关

疾病（如高血压、2 型糖尿病）者，可将奥利司他药物治疗作为体重控制计划的一部分，但不推荐与其他减肥药物联用，若患者用药 3 个月内体重下降超过 5%，可考虑继续应用，否则应考虑停药，如果决定用药超过 1 年（通常用于体重维持），应与患者详细交代其潜在收益和局限性。国内指南及共识建议，如有食欲旺盛，餐前饥饿难忍，每餐进食量较多；合并高血糖、高血压、血脂异常和脂肪肝；合并负重关节疼痛；肥胖引起呼吸困难或有阻塞性睡眠呼吸暂停综合征；BMI ≥ 24kg/m$^2$ 有上述并发症情况，或 BMI ≥ 28kg/m$^2$ 不论是否有并发症，经过 3 ～ 6 个月单纯控制饮食和增加活动量处理仍不能减重 5%，甚至体重仍有上升趋势者，可考虑药物辅助治疗。对于不满 12 岁儿童，常规不推荐应用药物治疗，除非特殊情况下（如已经存在严重并发症）由专业的儿科机构开具相关处方；对于 12 岁以上儿童，仅在有身体合并症（如骨科问题或睡眠呼吸暂停）或严重的心理并发症存在时可推荐应用奥利司他，疗程 6 ～ 12 个月，全程应当由专业儿科机构专业多学科小组进行监测、干预及随访评估。

**5. 手术治疗** 研究显示对于重度肥胖患者，手术治疗是维持长期体重稳定、改善伴发疾病和生活质量的有效手段。英国 NICE 指南指出，对于 18 ～ 60 岁经适宜非手术疗法未能达到或维持减重目标的可耐受患者，BMI ≥ 40kg/m$^2$，或 BMI 35 ～ 40kg/m$^2$ 合并其他可通过减重获益的伴发疾病（如 2 型糖尿病、高血压等），应考虑手术治疗。《中国肥胖病外科治疗指南（2007）》则建议手术适应证为有以下①～③之一者，同时具备④～⑦情况者：①确认出现与单纯脂肪过剩相关的代谢紊乱综合征，如 2 型糖尿病、心血管疾病、脂肪肝、脂代谢紊乱、睡眠呼吸暂停综合征等，且预测减重可有效治疗。②腰围：男性/女性 ≥ 90/80cm；血脂紊乱：TG ≥ 1.70mmol/L 和（或）HDL-C 男性/女性 < 0.9/1.0mmol/L。③连续 5 年以上稳定或稳定增加的体重，BMI ≥ 32kg/m$^2$（应指正常情况下，如怀孕后 2 年内等特殊情况不应作为挑选依据）。④年龄 16 ～ 65 岁。65 岁以上者，应根据术前检查权衡手术利弊决定手术与否；16 岁以下患者需综合考虑肥胖程度、对学习和生活的影响、家族遗传性肥胖病史、本人意愿等。⑤经非手术治疗疗效不佳或不能耐受者。⑥无酒精或药物依赖性，无严重的精神障碍、智力障碍。⑦患者理解并有能力接受减肥手术方式、潜在并发症风险及术后恢复等，能积极配合术后随访。

重度肥胖手术治疗过程及围手术期处理可能涉及多个不同的临床学科参与，建议在具备提供完备肥胖及其伴发疾病的诊断和内外科治疗能力，并能够提供包括内外科医师、营养师、心理医师在内的多学科团队进行手术后护理和长期随访的综合性医疗机构进行。减重手术按原理可分为减少吸收型手术、限制摄入型手术及混合型手术。手术治疗后需要终生随访。

# 第四节　血脂异常的健康管理

## 一、血脂异常的流行现状及危害

血脂是血液中脂肪和类脂的总称。血脂异常是血液脂质代谢异常的简称，主要指血浆中总胆固醇（TC）、低密度脂蛋白胆固醇（LDL-C）、甘油三酯（TG）水平过高，以及高密度脂蛋白胆固醇（HDL-C）水平过低。血脂异常分为原发性与继发性，继发性高脂血症是指由于全身系统性疾病所引起的血脂异常，可由糖尿病、肾病综合征、甲状腺功能减退症、肾衰竭、肝脏疾病、系统性红斑狼疮、多囊卵巢综合征等系统性疾病及应用利尿剂、β受体阻滞剂、糖皮质激素等一些药物引起。在排除继发性高脂血症后，即可诊断为原发性高脂血症，已知部分原发性高脂血症由先天性基因缺陷所致，例如LDL受体基因缺陷引起家族性高胆固醇血症等。

中国人群血脂水平和血脂异常患病率虽低于多数西方国家，但随着社会经济发展、生活水平提高及生活方式改变，近30年来我国血脂异常的患病率明显升高，估计成人总患病人数1.6亿，达18.6%。据2002年全国营养与健康调查显示，中国人群血清脂质水平和异常率存在明显的地区差异，TC或LDL-C升高率的分布特点为城市显著高于农村，大城市高于中小城市，富裕农村高于贫穷农村，与社会经济发展水平密切相关。TC和LDL-C升高率在男性和女性都随年龄增高，50～69岁组达高峰，70岁以后略有降低，50岁以前男性高于女性，60岁以后女性明显增高，甚至高于男性。

血液中血脂的水平与心血管健康密切相关。血脂异常参与心血管动脉粥样硬化发生、发展及病变恶化的全过程，也是决定心血管疾病患者存活的重要因素。我国的队列研究表明，TC和LDL-C升高是冠心病和缺血性脑卒中的独立危险因素之一；而HDL-C为抗动脉粥样硬化的有利因素，其水平与心脑血管疾病发生率呈负相关。长期血脂异常可导致动脉粥样硬化，增加心脑血管疾病的发病率和死亡率。与西方国家流行病学特征不尽相同，我国缺血性脑卒中事件发病率远高于冠心病事件，但近年来冠心病的发病率亦在逐年上升，每年人群总死亡人数中心血管疾病约占1/3。而血清胆固醇水平在大部分权威的脂类管理指南中被作为预防动脉粥样硬化、脑卒中、冠心病等心血管疾病的主要目标。

## 二、血脂异常的诊断

血脂基本临床检测项目为TC、TG、HDL-C和LDL-C，亦称血脂四项；其他项目如apoA I、apoB、Lp（a）等属于研究项目。对于任何需要进行心血管危险性评价和给予降脂药物治疗的个体，都应进行血脂四项检测。我国人群的血脂分层标准及合适水平见表8-15。

表8-15 中国人群血脂水平分层标准

| 分层 | TC | LDL-C | HDL-C | TG |
|------|------|------|------|------|
| 合适范围 | < 5.18mmol/L（200mg/dL） | < 3.37mmol/L（130mg/dL） | ≥1.04mmol/L（40mg/dL） | < 1.70mmol/L（150mg/dL） |
| 边缘升高 | 5.18～6.19mmol/L（200～239mg/dL） | 3.37～4.12mmol/L（130～159mg/dL） | ≥1.55mmol/L（60mg/dL） | 1.70～2.25mmol/L（150～199mg/dL） |
| 升高 | ≥6.22mmol/L（240mg/dL） | ≥4.14mmol/L（160mg/dL） | < 1.04mmol/L（40mg/dL） | ≥2.26mmol/L（200mg/dL） |
| 降低 | | | | |

注：TC 总胆固醇，LDL-C 低密度脂蛋白，HDL-C 高密度脂蛋白，TG 甘油三酯。

　　大规模流行病学调查显示，危险因素的数目和严重程度共同决定了个体发生心血管病的危险程度，称之为多重危险因素的综合危险，相关指南均根据其危险大小来决定干预的强度。针对我国缺血性脑卒中事件发病率高的特点，我国应用"缺血性心血管病"（冠心病和缺血性脑卒中）危险来反映血脂异常及其他心血管病主要危险因素的综合致病危险，更恰当地显示血清胆固醇升高对我国人群的潜在危险（表8-16）。

表 8-16　血脂异常危险分层方案

| 危险分层 | TC5.18 ～ 6.19mmol/L（200 ～ 239mg/dL）或 LDL-C3.37 ～ 4.12mmol/L（130 ～ 159mg/dL） | TC ≥ 6.22mmol/L（240mg/dL）或 LDL-C ≥ 4.14mmol/L（160mg/dL） |
|---|---|---|
| 无高血压且其他危险因素数＜3 | 低危 | 低危 |
| 高血压或其他危险因素≥3 | 低危 | 中危 |
| 高血压且其他危险因素数≥1 | 中危 | 高危 |
| 冠心病及冠心病等危症 | 高危 | 高危 |

　　注：其他危险因素包括年龄（男≥45岁，女≥55岁）、吸烟、低HDL-C、肥胖和早发缺血性心血管病家族史（一级男性/女性亲属发病时＜55/65岁）；冠心病包括：急性冠状动脉综合征（包括不稳定性心绞痛和急性心肌梗死）、稳定性心绞痛、陈旧性心肌梗死、有客观证据的心肌缺血、冠状动脉介入治疗（PCI）及冠状动脉旁路移植术（CABG）后患者；冠心病等危症包括：有临床表现的冠状动脉以外动脉的动脉粥样硬化，如缺血性脑卒中、周围动脉疾病、腹主动脉瘤和症状性颈动脉病（如短暂性脑缺血）等；糖尿病；有多种危险因素，其发生主要冠状动脉事件的危险相当于已确立的冠心病。

## 三、血脂异常的危险因素

### （一）年龄及性别

　　年龄增高是血脂异常的危险因素，可使血浆胆固醇增高约0.78mmol/L，这可能与老年人的LDL受体活性减退有关。人群中男性的血脂异常患病率普遍高于女性，而不同年龄段中男、女性血脂水平变化具有不同的特征，成年女性TC水平在40岁前低于男性，50岁后（绝经期开始）逐渐升高且明显超过男性。人群TG水平亦随年龄增加而上升，且女性绝经后增加尤为明显，研究认为女性血脂水平变化特点与激素作用有关。

### （二）吸烟及饮酒

　　吸烟可使TC、LDL-C、TG水平升高，降低HDL-C水平，提高血小板凝集性和纤维蛋白原作用，从而促进动脉粥样硬化的发生；另有研究表明，被动吸烟人群HDL-C水平降低。女性吸烟，则上述反应更为明显。过量饮酒可导致血脂异常，其原因与肝脏分泌极低密度脂蛋白胆固醇（VLDL-C）水平增高，血浆中富含甘油三酯的脂蛋白消除能力降低等机制有关。有报道提示，以上两者对增加血脂异常风险有协同作用，吸烟且酗酒者较单独吸烟或饮酒者，血脂异常风险更大。

### （三）超重或肥胖、高血压及高血糖

肥胖、糖尿病、高血压、血脂异常和冠心病被认为是相互联系、互为因果的一组疾病，也称为 X 综合征或胰岛素抵抗综合征。研究表明，高血压、高血糖、超重和肥胖是影响血脂水平的重要危险因素。其中，超重或肥胖者血浆 TC、TG、LDL-C 及载脂蛋白 B（apoB）水平升高，HDL-C 水平降低。腹部脂肪堆积与血脂异常密切相关，中心性肥胖者血脂异常患病率明显高于外周性肥胖者。高甘油三酯血症与血糖水平有着密切的联系；血糖、血压水平及体质指数、腰围、臀围比值直接影响血脂水平；同时，血脂水平也直接影响血压及血糖水平，即相互影响。

### （四）生活习惯

研究表明，高胆固醇血症及高甘油三酯血症均与饮食结构及生活方式（运动等）有关。长期高胆固醇、高饱和脂肪酸摄入可造成 TC 升高。习惯静坐者的 TG 水平高于坚持体育锻炼者，而长期或短期体育锻炼均可降低血脂水平。有氧运动亦可改善高脂膳食引起的脂质代谢紊乱。

### （五）遗传因素

血脂异常是多基因遗传性疾病，脂蛋白代谢主要受载脂蛋白、脂蛋白受体及脂蛋白代谢酶的影响，以上三者的基因多样性构成了血脂异常的物质基础。正常人群血脂谱水平的遗传变异来自与脂代谢有关基因的结构或 / 和功能的变异。大多数发生在儿童和青少年时期的血浆胆固醇水平升高是由于多基因性缺陷所致，这些患者的父母及同胞血浆胆固醇水平与同年龄对照者相比稍有升高。目前已有 apoA Ⅰ -C Ⅲ AIV、apoB、apoE、低密度脂蛋白受体及胆固醇酯转移蛋白等数十种脂蛋白相关基因的限制性片段长度多态性（RFLP）被陆续报道，其中一些可能与血脂谱水平变异有关。

## 四、血脂异常的预防与健康管理

### （一）血脂异常的预防与检出

血脂异常及心血管病其他危险因素的预防需着眼于其高危因素，着重行人群教育管理和生活方式干预，尽早发现与长期防治。其检出主要通过临床日常工作，一般人群常规健康体检也是重要检出途径。建议 20 岁以上成人至少每 5 年测量 1 次空腹血脂四项，40 岁以上男性和绝经期后女性应每年均进行血脂检查；对于缺血性心血管病及其高危人群，应每 3 ~ 6 个月测定 1 次，因缺血性心血管病住院治疗患者应在入院时或 24 小时内检测血脂。血脂检查的重点对象包括：冠心病、脑血管病或周围动脉粥样硬化患者；高血压、糖尿病、肥胖、吸烟者；有冠心病或动脉粥样硬化家族史者，尤其直系亲属中有早发冠心病或其他动脉粥样硬化性疾病者；皮肤黄色瘤者；家族性高脂血症者。

### （二）血脂异常的治疗与管理

治疗原则：①以防治冠心病为主要目的，应根据血脂水平及其心血管病危险因素全面评价，以决定治疗措施及血脂目标水平（表8-17）。②饮食治疗和改善生活方式是血脂异常治疗的基础措施，应贯穿血脂异常防治全程。③选择合适的调脂药物，并定期监测疗效和药物不良反应。④应将降低 LDL-C 作为首要目标。⑤对于特殊的血脂异常类型，如轻、中度 TG 升高 [ $2.26 \sim 5.63$ mmol/L（$200 \sim 500$ mg/dL）]，LDL-C 达标仍为主要目标，非 HDL-C [ 即 TC 与 HDL-C 差值，目标值为 LDL-C 目标值 +0.78mmol/L（30mg/dL）] 达标为次要目标；而重度高甘油三酯血症 [ $\geqslant 5.65$ mmol/L（500mg/dL）] 患者，为防止急性胰腺炎的发生，首先应积极降低 TG。⑥调脂治疗中，应积极倡导心血管病防治的两大策略，即人群策略和个体策略。

表 8-17 血脂异常患者开始调脂治疗的 TC 和 LDL-C 值及其目标值

| 危险等级 | 治疗性生活方式改变（TLC开始） | 药物治疗开始 | 治疗目标值 |
|---|---|---|---|
| 低危：10 年危险性 < 5% | TC ≥ 6.22mmol/L（240mg/dL） | TC ≥ 6.99mmol/L（270mg/dL） | TC < 6.22mmol/L（240mg/dL） |
| | LDL-C ≥ 4.14mmol/L（160mg/dL） | LDL-C ≥ 4.92mmol/L（190mg/dL） | LDL-C < 4.14mmol/L（160mg/dL） |
| 中危：10 年危险性 5%～10% | TC ≥ 5.18mmol/L（200mg/dL） | TC ≥ 6.22mmol/L（240mg/dL） | TC < 5.18mmol/L（200mg/dL） |
| | LDL-C ≥ 3.37mmol/L（130mg/dL） | LDL-C ≥ 4.14mmol/L（160mg/dL） | LDL-C < 3.37mmol/L（130mg/dL） |
| 高危：冠心病或冠心病等危症，或 10 年危险性 10%～15% | TC ≥ 4.14mmol/L（160mg/dL） | TC ≥ 4.14mmol/L（160mg/dL） | TC < 4.14mmol/L（160mg/dL） |
| | LDL-C ≥ 2.59mmol/L（100mg/dL） | LDL-C ≥ 2.59mmol/L（100mg/dL） | LDL-C < 2.59mmol/L（100mg/dL） |
| 极高危：急性冠脉综合征或缺血性心血管病合并糖尿病 | TC ≥ 3.11mmol/L（120mg/dL） | TC ≥ 4.14mmol/L（160mg/dL） | TC < 3.11mmol/L（120mg/dL） |
| | LDL-C ≥ 2.07mmol/L（80mg/dL） | LDL-C ≥ 2.07mmol/L（80mg/dL） | LDL-C < 2.07mmol/L（80mg/dL） |

## 五、治疗性生活方式改变（TLC）

TLC 作为个体策略的一部分，在依从性良好的情况下，多种手段结合的 TLC 综合降低 LDL-C 效果可达到标准剂量他汀类药物治疗效果，且具有更好的成本效果，是控制血脂异常及缺血性心血管病一、二级预防的基本和首要措施。TLC 针对已明确的可改变的危险因素如饮食、缺乏体力活动和肥胖，采取积极的生活方式改善措施。主要包括：①降低 LDL-C 的基本要素。②采取针对其他心血管病危险因素的措施，如戒烟、限盐以降低血压等。

表 8-18　TLC 的基本要素

| 要　素 | 建　议 |
| --- | --- |
| 减少使 LDL-C 增加的营养素 | |
| 　饱和脂肪酸 * | <总热量的 7% |
| 　膳食胆固醇 | < 200mg/d |
| 增加能降低 LDL-C 的膳食成分 | |
| 　植物固醇 | 2g/d |
| 　可溶性纤维素 | 10 ～ 25g/d |
| 　总热量 | 调节到能够保持理想的体重或能够预防体重增加 |
| 　体力活动 | 包括足够的中等强度锻炼，每天至少消耗 200kcal 热量 |

注：* 反式脂肪酸也能够升高 LDL-C，不宜多摄入。

　　TLC 的实施方案：①首诊发现血脂异常时，应对患者健康生活方式进行评价，包括使用《高脂血症患者膳食评价表》了解患者摄入升高 LDL-C 食物的状况，并评估患者是否肥胖、缺乏体力活动及患有代谢综合征等情况。后立即开始必要的 TLC。首诊开始的 TLC 主要是饮食中减少饱和脂肪酸和胆固醇摄入，同时可建议每周至少摄入 2 次，每次 120g 富含 n-3 多不饱和脂肪酸的鱼类食品；并鼓励开始轻、中度的体力活动，运动方式以有氧运动为主，配合适当阻力运动及灵活性和协调运动（对老年冠心病患者尤其重要），需每周至少坚持 3～4 天，可从每日 10～15 分钟逐步延长至 30 分钟以上，持续性或间歇性进行均可，每次最少 10 分钟。② TLC 进行 6～8 周后，应监测患者血脂水平，如已达标或有明显改善，应继续进行 TLC；否则可行强化降脂，包括对膳食治疗再强化；选用能降低 LDL-C 的植物固醇或通过选择全谷类食物、水果、蔬菜、各种豆类等食物来增加膳食纤维摄入。③ TLC 再进行 6～8 周后，应再次监测血脂，如已达标，继续保持强化 TLC。如血脂继续向目标方向改善，仍应继续 TLC 而不启动药物治疗；如检测结果提示不可能仅靠 TLC 达标，应考虑加用药物治疗。④治疗前 3 个月优先考虑降低 LDL-C，经过上述 2 个 TLC 疗程如达到效果，TLC 目标应逐步转向针对性控制与血脂异常相关的并发临床情况如代谢综合征和糖尿病等，如代谢综合征一线治疗主要是减肥和增加体力活动。⑤ TLC 需长期坚持，在达到满意疗效后，定期监测患者依从性。在 TLC 的第 1 年，每 4～6 个月随诊 1 次，以后每 6～12 个月随诊，如加用药物治疗需经常随访。

## 六、药物治疗

　　临床常用的调脂药物：①他汀类，显著降低 TC、LDL-C、apoB，亦降低 TG 并轻度升高 HDL-C，是调脂治疗及防治动脉粥样硬化性心血管病的基石。②烟酸类，可降低 TG、TC、LDL-C，升高 HDL，适用于高甘油三酯血症、低高密度脂蛋白血症或以 TG 升高为主的混合型高脂血症。③贝特类，适应证与烟酸类相似。④胆汁酸螯合剂（如考来烯胺、考来替泊），降低 TC、LDL-C，升高 HDL。⑤胆固醇吸收抑制剂（如依折麦布），降低 LDL-C，与他汀类合用增强对 LDL-C、HDL-C、TG 的作用。⑥其他调脂药物：n-3 脂肪酸制剂，降低 TG 和轻度升高 HDL-C；普罗布考，降低 TC、LDL-C

及 HDL-C，适应于高胆固醇血症尤其是纯合子型家族性高胆固醇血症。⑦中成药和联合用药。

药物治疗需个体化及监测安全性，开始后 4～8 周复查血脂、肝功能和肌酶，如达标逐步改为每 6～12 个月复查，如治疗 3～6 个月后血脂仍未达标，则调整药物剂量或种类，或联合药物治疗，4～8 周后复查。降脂药物治疗亦须长期坚持。

### 七、其他治疗措施

其他调脂治疗措施：外科手术治疗、透析疗法和基因治疗等。

# 第五节　冠状动脉粥样硬化性心脏病的健康管理

## 一、冠状动脉粥样硬化性心脏病的流行病学特征

冠状动脉粥样硬化性心脏病（CHD）是指因冠状动脉血管发生粥样硬化病变而引起血管腔狭窄或阻塞，造成心肌缺血、缺氧或坏死而导致的心脏病，简称冠心病。除动脉粥样硬化导致冠状动脉狭窄外，炎症、栓塞等原因也可导致管腔狭窄或闭塞，而引起心肌的缺血、缺氧。CHD 已经成为危害全人类健康的常见病及多发病，近 20 年 CHD 发病率和死亡率呈逐步上升趋势，并且发病年龄越来越年轻。

### （一）隐匿性心肌缺血

隐匿性心肌缺血可在心理应激、运动、药物复合等诱因下导致发作，大量证据表明，约 1/3 的患者会在心理应激的情况下发生心肌缺血。相关研究显示冠心病患者心理应激的心肌缺血的发病率为 20%～70%，差异较大。Barbirato 等应用静息及心理应激下 $^{99}Tc^m$ 心肌灌注显像发现，冠心病患者中心理应激心肌缺血的发病率为 40%，该研究中心理应激采用干扰性色卡测试。Jiang 等在 REMIT 研究中观察了稳定性冠心病患者，其中心理应激心肌缺血的发生率为 43.45%。荟萃分析表明，心理应激心肌缺血在稳定性冠心病中高达 70%。

### （二）心绞痛

心绞痛是 CHD 的常见表现，通常见于冠状动脉至少一支主要分支的管腔直径狭窄在 50% 以上的患者。当体力或精神应激时，冠状动脉血流不能满足心肌代谢的需要，导致心肌缺血而引起心绞痛发作。心绞痛作为 CHD 的首发症状，在美国的 65 岁年龄组中男性占 40%，女性占 65%。在美国不稳定心绞痛是最常见的住院病因之一，约 12% 的不稳定心绞痛患者在 2 年内发生心肌梗死，两年的存活率是 89%～95%。心绞痛患者中，冠状动脉本身病变，特别是冠状动脉粥样硬化是重要的病理原因，约占心绞痛患者的 90%。

### （三）心肌梗死

急性心肌梗死（AMI）的各地流行情况差异较大。资料显示 AMI 的发病率美国 508/10 万、加拿大 605/10 万、芬兰 824/10 万、英国 823/10 万、法国 314/10 万、意大利 270/10 万、澳大利亚 422/10 万、日本 101/10 万、我国（45～55）/10 万。在同一国家的不同地区，AMI 的发病率也呈现较大差异。从流行病学调查结果看，发达国家 AMI 的发病明显高于我国，这种差异的出现可能与种族、气候、生活水平、生活习惯、饮食习惯等不同有关。

### （四）心力衰竭

随着人口老龄化和慢性心血管疾病及代谢性疾病的流行，心力衰竭在全球及我国的发病率及患病人数逐年增高。欧美流行病学数据显示成人心衰患病率为 1%～2%，并随年龄增加而增长，70 岁以上的老年人甚至超过 10%。美国的数据显示心衰患病率呈不断增长的趋势，1994～2003 年 10 年间增长了 34%。2003 年我国流行病学调查发现我国成人心衰患病率为 0.9%，《中国心血管病报告 2013》提出我国心血管病患病率处于持续上升阶段，从心衰"事件链式、阶段式"发展的特点来看，心血管病及其危险因素的流行增加将导致事件链终点的心衰患病增加，特别是我国人口老龄化的趋势也使未来发展为心衰的人群更为庞大。

### （五）心性猝死

在发达国家中，心性猝死（SCD）是最常见的死亡原因之一。各种心脏病均可导致猝死，但以冠心病为主要原因，20%～25% 冠心病以猝死为首发表现。发生过心肌梗死的患者 75% 可发生 SCD。冠心病在美国发病率最高，因此美国 SCD 的发生率每年在（100～117）/10 万。我国冠心病发生率低于美国和一些欧洲国家，但由于人口基数大，SCD 的绝对数字不在少数，以 13 亿人口基数推算，我国猝死的总人数每年约为 54.4 万。

## 二、冠状动脉粥样硬化性心脏病的临床分型

目前在国际上（WHO）将冠心病分为 5 个类型，分别为隐匿性心肌缺血、心绞痛、心肌梗死、缺血性心力衰竭和猝死。临床上将患者分为急性冠状动脉综合征以及稳定性冠心病。由于冠心病的特点，患者在实际发病过程中临床症状不明显。

### （一）隐匿性心肌缺血

隐匿性心肌缺血又称无症状心肌缺血或无痛性心肌缺血（SMI），是指确有心肌缺血的客观证据，如心电活动、左室功能、心肌血流灌注及心肌代谢等异常，但缺乏胸痛或与心肌缺血相关的主观症状。

## （二）心绞痛

心绞痛是冠状动脉供血不足，心肌急剧的暂时缺血、缺氧所引起的以发作性胸痛或胸部不适为主要表现的临床综合征，分为典型性心绞痛和不典型性心绞痛两大类。疼痛是心脏缺血反射到身体表面所感觉到的，特点为前胸阵发性、憋闷性榨性疼痛，可伴有其他症状，疼痛主要位于胸骨后部，可放射至心前区与左上肢，劳动或情绪激动是其常见诱因，每次发作持续 3 ～ 5 分钟，可数日一次，也可一日数次，休息或服用硝酸酯类制剂后疼痛缓解或消失。

## （三）心肌梗死

2012 年美国心脏病学学院基金会（ACCF）、美国心脏协会（AHA）、世界心脏联盟联合公布了第三版全球心肌梗死定义。定义将心肌梗死分为 5 型。

（1）1 型　自发性心肌梗死。由于动脉粥样斑块破裂、溃疡、裂纹、糜烂或夹层，引起一支或多支冠状动脉血栓形成，导致心肌血流减少或远端血小板栓塞伴心肌坏死。患者大多有严重的冠状动脉病变，少数患者冠状动脉仅有轻度狭窄甚至正常。

（2）2 型　继发于心肌氧供需失衡的心肌梗死。除冠状动脉病变外的其他情形引起心肌需氧与供氧失衡，导致心肌损伤和坏死，例如冠状动脉内皮功能异常、冠状动脉痉挛或栓塞、心动过速 / 过缓性心律失常、贫血、呼吸衰竭、低血压、高血压伴或不伴左心室肥厚。

（3）3 型　心脏性猝死。心脏性死亡伴心肌缺血症状和新的缺血性心电图改变或左束支阻滞，但无心肌损伤标志物检测结果。

（4）4a 型　经皮冠状动脉介入治疗（PCI）相关心肌梗死。基线心脏肌钙蛋白（cTn）正常的患者在 PCI 后 cTn 升高超过正常上限 5 倍；或基线 cTn 增高的患者，PCI 术后 cTn 升高 ≥ 20%，然后稳定下降。同时发生：①心肌缺血症状；②心电图缺血性改变或新发左束支阻滞；③造影示冠状动脉主支或分支阻塞或持续性慢血流或无复流或栓塞；④新的存活心肌丧失或节段性室壁运动异常的影像学表现。

（5）4b 型　支架血栓形成引起的心肌梗死。冠状动脉造影或尸检发现支架植入处血栓性阻塞，患者有心肌缺血症状和（或）至少 1 次心肌损伤标志物高于正常上限。

（6）5 型　外科冠状动脉旁路移植术（CABG）相关心肌梗死。基线 cTn 正常患者，CABG 后 cTn 升高超过正常上限 10 倍，同时发生：①新的病理性 Q 波或左束支阻滞；②血管造影提示新的桥血管或自身冠状动脉阻塞；③新的存活心肌丧失或节段性室壁运动异常的影像学证据。

## （四）心力衰竭

心力衰竭（心衰）是多种心血管疾病的严重和终末阶段，是全球慢性心血管疾病防治的重要内容。美国心脏病学学院基金会（ACCF）和美国心脏协会（AHA）2013 年联合发表了心力衰竭（心衰）治疗指南。指南修订了心衰的定义与分类，强调以患者为中心的诊治理念，根据指南心衰分为两类4期。第一类：左心室射血分数（LVEF）减低（≤40%）的心衰（HF-REF），即收缩期心衰。第二类：LVEF保留（≥50%）的心衰（HF-PEF），即舒张期心衰，又分为LVEF临界（41%～49%）和LVEF改善（>40%）两种。4期为：A期，心衰高危但无结构性心脏病或心衰症状；B期，有结构性心脏病但无心衰体征或症状；C期，有结构性心脏病且或曾有心衰症状；D期，顽固性心衰且需要特殊干预。这种分期强调疾病的发生与进展，用于描述具体的患者和人群。NYHA分级则强调运动能力和疾病的症状状态。

### （五）心性猝死

心性猝死（SCD）是指由各种心脏原因引起的自然死亡。发病突然、进展迅速，死亡发生在症状出现后1小时内。患者发生猝死事件前可以有心脏疾病表现，但猝死的发生具有无法预测的特点。SCD有2个类型，即心律失常性和循环衰竭性（心肌泵衰竭或外周循环衰竭）。在医院外发生的SCD，绝大部分是心律失常性的。心律失常性猝死是心脏电活动异常最终发展至持续性室性心动过速（VT）、心室纤颤（VF）的结果。在医院外发生这种恶性心律失常的患者，很少有机会得到及时和有效的医疗干预而于几分钟内死亡，尤其在发展中国家。

## 三、冠状动脉粥样硬化性心脏病的危险因素

冠心病是临床常见疾病，在世界范围内广泛流行，预计到2020年，冠心病会成为全球发病率最高的疾病。冠心病可对患者造成极为严重的危害，甚至有可能威胁到患者的生命安全。因此，对冠心病患者实施一种及时有效的治疗方法显得极为重要。目前有研究显示，冠心病患者的早期症状并不明显，极易被临床医生及患者本人忽视，明确导致冠心病发生的危险因素，并及早采取措施，避免并消除危险因素，可降低冠心病的发病率。高脂血症、高血压、吸烟、肥胖、糖尿病和缺乏体力活动是冠心病发生的主要危险因素，在人群中普遍存在，可通过预防和治疗加以纠正。

### （一）危险因素

**1. 血脂异常**  脂质研究结果表明，低密度脂蛋白胆固醇（LDL-C）与冠心病呈直接因果相关，而高密度脂蛋白胆固醇（HDL-C）水平与之呈负相关。处于150～400mg/dL的高甘油三酯水平与增加的冠心病危险性有关，特别是伴有低HDL-C时。研究哥本哈根男性发现，甘油三酯水平升高是冠心病独立的危险因素。近年来，降低LDL-C的随机对照临床试验的结果提示我们，在理解血脂异常与冠心病发生的关系时应注意以下概念：①应根据患者罹患冠心病的整体危险分析脂质水平。②脂质水平与冠心病危险之间的相关是连续的，无界值可言，也就是说，没有单一数值区分正常与异常。③总胆固醇TC或LDL-C水平与冠心病危险性成半对数关系，也就是说脂质水平较高时，每40mg/dL的差别所引起的危险差别要远远大于脂质水平较低时。

**2. 高血压**  高血压是脑卒中、冠心病和其他心血管疾病发生的独立危险因素，单纯

收缩压升高也可增加冠心病危险。降压治疗可降低脑卒中和冠心病发生，75岁以下轻度和重度高血压患者均可获益。血压升高增加冠心病的危险性并无界值，降压治疗的目标是以最小的副作用降低心血管病的发病率和死亡率。

**3. 膳食营养因素** 人群中广泛存在的不良饮食方式通过影响某些危险因素水平如血脂、血压、超重、肥胖而发挥作用。大量流行病学调查和临床试验证明，人群饱和脂肪酸和反式脂肪酸摄入量通过作用于血浆脂蛋白和改变血小板聚集性以及凝血因子的促凝活性而与冠心病危险正相关，而多不饱和脂肪酸摄入量与冠心病危险呈负相关。另外，谷类纤维中的可溶性纤维能够显著降低血浆胆固醇水平，与冠心病危险呈负相关。流行病学研究显示，冠心病危险与饮食中抗氧化物摄入量呈负相关，如维生素E和β胡萝卜素水平。这些营养素对脂质及冠心病其他危险因素的作用不仅对心血管疾病病因研究极为重要，也显著影响冠心病危险因素的管理。

**4. 社会经济地位和心理因素** 较多研究文献证实某些心理因素和冠心病发病率增加有关，其中应激、缺乏社会支持、抑郁和社会经济地位的作用最为显著。

**5. 其他危险因素** 年龄、性别、粥样硬化疾病的个人史和家庭史是冠心病不可改变的危险因素，也是冠心病危险评估不可缺少的重要因素，无论是临床评价还是预测冠心病的数学公式都需要考虑这些因素。

### （二）冠心病的定性危险评估

**1. 轻度危险** 存在一种危险因素的中度改变，如中年人血浆总胆固醇水平200～300mg/dL而无脂质的其他危险因素；或TC/LDL-C比值为4～5；或每天吸烟10支，无其他危险因素；或包括9个危险因素的PROCAM数学公式定量评估，中年人发生冠心病事件危险每年约0.3%。

**2. 中度危险** 某一危险因素严重改变，如中年人每天吸烟20支；或存在两种危险因素中等程度的改变，如中年人血浆总胆固醇水平200～300mg/dL和血浆HDL-C低于40mg/dL或肥胖；或1型或2型糖尿病，无大血管并发症；或PROCAM危险定量评估位于第4分位数，中年人每年发生冠心病事件的危险约0.7%。

**3. 高度危险** 有心肌梗死病史，或存在冠状动脉粥样硬化、颈动脉粥样硬化、外周动脉粥样硬化的客观证据；或存在三种或三种以上危险因素，如中度高血压、血浆胆固醇在200～300mg/dL和每天吸烟10支；或存在两种危险因素且程度严重，如血浆胆固醇＞300mg/dL和每天吸烟大于20支；或有遗传性高脂血症，如家族性高胆固醇血症或Ⅲ型高脂血症；或1型或2型糖尿病，有大血管并发症；或PROCAM危险定量估计，位于第5分位数，中年人发生冠心病事件的危险每年约为2.3%。

## 四、冠状动脉粥样硬化性心脏病的预防与健康管理

目前我国冠心病的发病率日益增加，已成为当前医院及社区健康管理的首要问题，注重冠心病的一级预防及二级预防、加强危险因素的控制，能够减少冠心病患者的心血管事件，提高患者生活质量。

## （一）一级预防

一级预防主要是指针对冠心病的高危人群进行风险评估、分层，有区别性地进行健康教育与指导，并且对患者的疾病知识掌握情况、不良生活方式改善情况、服药依从性、相关观察指标改善情况及其他心脑血管事件即缺血性心脑血管病发病情况、危险程度的变化等方面进行监测与管理，以减少冠心病的发生。国内外针对冠心病的一级预防进行了大量研究，例如美国哈佛大学 Paul M Ridker 教授主持的 JUPITER 研究，即一级预防中应用他汀类药物的合理性：干预性试验评价瑞舒伐他汀；我国阜外心血管病医院华伟教授和张澍教授牵头，全国 31 家医院参加的国家"十五"科技攻关项目"埋藏式心律转复除颤器（ICD）的临床应用及 SCD 预防研究"中关于冠心病猝死的一级预防研究。

## （二）二级预防

**1. 吸烟**　目标：完全戒烟，并避免被动吸烟。

措施：每次随诊时询问吸烟情况，鼓励所有的吸烟患者戒烟，了解患者戒烟的意愿，通过咨询和制订戒烟计划帮助患者戒烟。可以采用药物或参考专门的戒烟程序并进行随访，督促患者避免在家和工作场所被动吸烟。

**2. 血压**　目标：< 140/90mmHg，对糖尿病和肾病患者< 130/80mmHg。

措施：在强调改善生活方式的同时，建议初始的治疗药物为 β 阻滞剂和 / 或 ACEI，必要时加用其他药物如噻嗪类利尿剂；对有强适应证的高血压患者，建议参考 JNC7 的治疗建议。

**3. 血脂异常的处理**　目标：LDL-C < 103mg/dL；如果甘油三酯 ≥ 200mg/dL，非 HDL-C 应< 130mg/dL。

措施：在强调对所有患者进行常规生活方式改善和饮食治疗的同时，推荐增加 ω-3 脂肪酸的摄入（鱼或药物，1g/d），在治疗高甘油三酯血症时，通常需要采用更大剂量。

**4. 体力活动**　目标：每天 30 分钟，每周至少 5 天。

措施：对所有患者，根据以往体力活动的情况和 / 或运动试验决定体力活动的强度，最好每天进行 30 ～ 60 分钟中强度的有氧运动，鼓励每周两天进行耐力训练。对心力衰竭、ACS 或血运重建后的高危患者，应在医疗监护下进行有计划的运动。

**5. 体重**　目标：体重指数（BMI）：18.5 ～ 24.9kg/m$^2$；腰围：男性< 102cm，女性< 88cm。

措施：每次就诊时对 BMI 和腰围进行评估，不断鼓励患者通过体力活动、控制热量摄入和正规的行为规范保持和降低体重。如果腰围超过上述范围，开始进行生活方式改善，并采取针对代谢综合征的治疗策略；最初降低体重的目标应为基础体重的 10%，达到最初目标后，再考虑进一步降低体重。

**6. 糖尿病**　目标：HbA1c < 7%。

措施：开始生活方式和药物治疗，使 HbA1c 接近正常范围；积极干预其他危险因子（如体力活动、降低体重、控制血压、控制胆固醇等）；与社区医生和内分泌专科医生协调患者糖尿病的治疗方案。

**7. 合理应用药物治疗**

（1）抗凝/抗血小板药物。

（2）肾素–血管紧张素–醛固酮系统阻断剂。

（3）β受体阻滞剂。

（4）流感疫苗。

## （三）健康管理

冠心病（CHD）病程长、治愈率低、复发率高、预后差、致残率高，其卫生服务需求和昂贵的医疗费用已成为家庭和社会沉重的负担。CHD健康管理是CHD二级预防的重要手段，因此，做好CHD健康管理工作，不仅有利于维护居民的健康，而且也有利于降低医疗费用，合理利用卫生资源。目前我国的CHD健康管理模式主要包括以社区卫生服务中心（站）为基础的健康管理模式和以综合性医疗机构为基础的健康管理模式两种形式。

**1. 以社区卫生服务中心（站）为基础的健康管理** 通过开展健康查体、健康教育与促进、心理调节、患者的自我管理等方式对CHD患者进行健康管理。①健康查体：社区卫生服务中心通过对CHD患者每年2次健康查体了解患者的疾病情况，每次的查体结果存入档案，及时掌握患者疾病的控制及并发症的发生情况。②健康教育与促进：根据研究对象对冠心病保健知识掌握的情况，制订有针对性的健康教育计划，通过定期开展冠心病专题知识讲座、举办社区宣传栏和发放健康教育材料对患者进行宣讲、示范和讲解，并进行个性化辅导。③心理调节：积极与患者进行愉快的沟通，取得患者的信任与合作，针对其心理问题进行放松训练及心理调节，强调冠心病坚持长期治疗和综合治疗的有效性，增强患者战胜疾病的信心。④患者的自我管理：基于社区、重视家庭、强调个人责任，充分发挥个人及家庭的主观能动性，让患者自己承担起维护健康的责任，积极争取患者家属的配合和支持，监督并协助患者执行健康管理计划。

**2. 以综合性医疗机构为基础的健康管理** 综合性医疗机构应用网络医疗对冠心病进行健康管理已成为冠心病健康管理的有效方法与手段。①建立健康档案：具体内容主要包括个人的生活习惯、过敏史、既往病史、诊断治疗情况、家庭病史及历次体检结果等。它是一个动态连续且全面的记录过程，通过详细完整的记录，为每个人提供全方位的健康服务。②建立健康管理信息平台：健康管理信息平台可以与因特网和手机联机，健康信息可以实时共享、随时查询。③建立冠心病患者就医绿色通道：从社区卫生服务机构到医院，为冠心病患者建立一个就医绿色通道，可保证冠心病患者能够方便、及时地就医，与此同时还应积极探索建立预防–保健–医疗一条龙的服务模式，最大限度地利用医疗资源，促进对冠心病患者的管理。

# 第六节　脑卒中的健康管理

## 一、脑卒中的流行病学特征及危害

### (一) 定义

脑卒中是一组急性脑血管病的统称，也称为"脑血管意外"，是指供应脑部血液的血管疾患所致的一组神经系统疾病，主要包括脑血栓形成、脑栓塞、脑出血（ICH）、蛛网膜下腔出血（SAH）。由于脑卒中具有反复发作的特点，研究者又提出了首发脑卒中和脑卒中事件的概念。脑卒中主要分为"出血性卒中"和"缺血性卒中"两大类。"缺血性卒中"（IS）包括脑血栓形成和脑栓塞，统称脑梗死，均是由于血管堵塞造成脑组织缺血性损伤所致。"出血性卒中"（HS）包括 ICH 和 SAH，均表现为血管破裂出血。

### (二) 危害

脑卒中是常见的心脑血管病，具有高发病率、高死亡率和高致残率的特点，目前是世界第三大死因。依据 2010 年全球疾病负担研究（GBD 2010）结果显示，脑卒中作为一个全球性的健康问题，是影响伤残调整寿命年第 3 位的原因。脑卒中是致死率最高的神经系统疾病之一，是造成 60 岁以上人群死亡的第 2 位原因，15～59 岁人群死亡的第 5 位原因。2/3 以上的脑卒中患者死亡发生在发展中国家。在中低收入国家，脑卒中死亡率尤为严重，因脑卒中所导致伤残而损失的调整寿命年（DALYs）是高收入国家的 7 倍。在中国脑卒中已经成为主要的死亡原因，为患者家庭乃至全社会造成了沉重的经济负担。脑卒中对我国的经济与人民健康带来的冲击很大，WHO 预计 2005～2015 年我国为心脑血管病和糖尿病所支付经费将居世界之首。

### (三) 流行病学研究

**1. 研究标准**　由于脑卒中的高发病率及对人类健康及社会经济的巨大影响，近年来世界各国政府及学术组织都在进行脑卒中的流行病学研究。研究主要涉及脑卒中的发生率、死亡率、患病率和并发症的调查和相关危险因素分析，脑卒中的三级预防及社会经济负担的研究等方面。世界各国开展脑卒中的流行病学研究已有几十年的历史，但由于研究质量评价标准之间存在差异，影响了研究结果之间的横向比较，因此，1987 年由 Malmgren 提出，经过 1995 年、1996 年的两次修订，最终形成了世界认可的脑卒中流行病学研究标准。具体标准：①必须"以社区为基础的人群研究，脑卒中病例的收集通过多渠道包括医院、门诊和死亡记录（证明）获得"。②脑卒中的诊断采用 WHO 的脑卒中诊断定义。③以首发脑卒中计算发病率、死亡率和病死率。④研究人群无年龄上限。⑤研究社区样本足够大，以确保每年有足够的新发病例数。⑥研究设计为前瞻性研究。⑦以每 5 ～岁为年龄组报告各种关于脑卒中发病率、死亡率和病死率的流行趋势研究的质量评价标准要求。除满足上述第①～③和第④、⑥～⑦条外，还要具备以下条件：①必须有一定的观察时间。②每年的发病率或死亡率均经过年龄标准化。并且，由于考虑发达国家与发展中国家的医疗资源的差异，对影像学的确诊率的要求存在一定的差异。

**2. 我国的流行状况**　脑卒中在世界各国的发病率、死亡率分布不均衡，总体讲发达国家流行状况要优于发展中国家。自 20 世纪 80 年代以来，世界大多数国家和地区，脑卒中的发病率和死亡率均有下降，减少最显著的是日本。随着日本脑卒中预防对策的实施及不断改善，脑卒中的死亡率逐年下降，1990 年降到了 96.2/10 万。日本脑卒中死亡率的降低归结于日本经济的快速复兴、治疗的进步和普及、高血压的管理。在中国，总体脑卒中年龄标准化发病率类似于发达国家，不同地区的脑卒中年龄标准化患病率从 260/10 万到 719/10 万人。我国大多数脑血管病流行病学研究都提出了地理差异，呈现"北高南低"的特点。

针对脑卒中的发病率，自 1980 年以来进行了 3 项大规模的回顾性入户调查。第 1 项于 1983 年完成了首个以社区为基础的中国 6 座城市居民神经系统疾病的流行病学调查，调查对象来源于 6 座城市的 63195 例样本，结果脑卒中的发病率为 219/10 万人。第 2 项于 1985 年完成调查，调查范围覆盖了 21 个省份的 22 个农村地区，样本总数为 246812 例，调查结果显示脑卒中的发病率为 185/10 万人。第 3 项于 1987 年进行的最大规模的回顾性流行病学调查研究报道显示，最低的平均总脑卒中发病率为 115.61/10 万人，大大低于上述 2 项研究报道。流行病学调查显示，脑卒中的发病率随着年龄的增长而上升，75 岁以上年龄组的发病率是 35 ～ 44 岁年龄组的 30 倍。

中国第 3 次死因调查（2004 ～ 2005 年）显示，脑卒中已经超过心脏病，成为首位死因。根据中国人群脑卒中发病率、病死率的研究结果，脑卒中在城市人口死亡中所占比例为 20%，农村为 19%，农村地区脑卒中病死率从 1990 年至 2000 年逐渐增加，21 世纪初开始逐渐下降。中国脑血管病粗病死率男、女性分别为 148.6/10 万人、124.1/10 万人；标化病死率分别为 144.2/10 万人和 98.2/10 万人，男性组病死率为女性组的 1.5 倍。脑血管病导致的死亡多发生在 40 岁之后，50 岁之后病死率明显上升。

从 1980 年开始，脑卒中的流行病学研究中才开始广泛引用发病率、患病率和病死率的数据，世界范围内的脑卒中研究才开始趋于统一化、标准化。中国脑卒中的流行病学特点随着近 30 年社会经济的发展有所改变，了解这些变化，并建立及时有效的脑卒中预防策略将是未来脑卒中防治工作的重中之重。

## 二、脑卒中的危险因素

### （一）针对危险因素的研究情况

缺血性脑卒中发生的原因是脑部供血的血管内壁上有小栓子，脱落后导致血管栓塞。出血性脑卒中发生的原因是由于脑血管或血栓出血而造成的。调查研究显示，目前，中国心脑血管疾病发病的危险因素已类似于发达国家，主要包括高血压、糖尿病、高胆固醇血症、吸烟、冠心病、心房颤动、缺乏运动和肥胖。在这些危险因素中，高血压仍是各类型脑卒中最重要的危险因素。也有研究者经过大规模调查发现，高血压、糖尿病、脂代谢异常、吸烟等是目前脑卒中发生的主要危险因素，但不同地区脑卒中发生的相关因素有所不同。因此，要根据本地区居民健康情况及主要流行疾病谱，对脑卒中发生的危险因素进行调查研究，以制定出具有针对性的防治措施。如张秀清等运用数据挖掘 ReliefF 的算法对徐州地区 500 余名脑卒中患者及 500 余名健康人群进行研究，发现在危险因素方面，相对于健康人群，脑梗死病史在脑卒中发生中占的权重值最大。其次为饮酒，而高血压、糖尿病、吸烟、TIA 病史在区分健康人群及脑卒中人群所占的权重值并不大。在实验室检查方面，血尿素氮水平、血尿酸水平、胆固醇水平及血同型半胱氨酸水平在区分脑卒中与健康人群所占权重值较大，其次是高密度脂蛋白、低密度脂蛋白及甘油三酯。因脑卒中目前还没有较好的治疗方法，因此预防及对危险因素的干预、降低脑卒中的发病率及患病率成为脑卒中研究的热点之一。

### （二）主要危险因素

**1. 高血压**　高血压是脑卒中主要的危险因素。在 40～69 岁年龄组，收缩压每增加 20mmHg（或舒张压增加 10mmHg）都会导致脑卒中病死率增加 2 倍。一项临床试验的 Meta 分析指出，高血压降压治疗能将脑卒中风险降低 32%（95% 置信区间）。高血压的危险因素如肥胖、高乙醇摄入、高钠盐摄入都增加了脑卒中的风险。

**2. 年龄、性别**　年龄、性别也是脑卒中发生的危险因素，据流行病学研究显示，脑卒中发病率随着年龄的增长而增加，75 岁以上年龄组的发病率最高，是 35～44 岁年龄组的 30 倍，并且男性的发病率及死亡率明显高于女性。1980～1995 年世界卫生组织监控的心脑血管疾病趋势和决定因素项目的研究显示，北京地区的年龄调整脑卒中发病率在女性为 175/10 万人，男性为 247/10 万人。第 3 次中国死因调查显示，脑血管病导致的死亡多发生在 40 岁之后，50 岁之后病死率明显上升，且各年龄组的病死率（随年龄增长）依次升高，各年龄组男性脑血管病粗病死率均明显高于女性。脑血管病的平均死亡年龄为 72.3 岁，其中男性为 70.9 岁，女性为 74.0 岁。

**3. 生活方式**　吸烟、饮酒、肥胖等不良生活方式是脑卒中发生及复发的危险因素。王雪梅对 48 例脑卒中复发患者进行调查，探索脑卒中复发的危险因素，发现吸烟饮酒 23 例、肥胖 18 例、高血压 31 例，由此推断，引起脑卒中患者病情复发的主要危险因素为吸烟、饮酒、高血压和肥胖等。组织因子为一种重要的凝血因子，影响着脑卒中的发生。吸烟者血液黏稠度明显增高，易形成血栓，长期吸烟会影响血管内皮细胞的结构以及功能，而导致患者动脉粥样硬化发生发展。血浆组织因子在动脉粥样硬化的早期以及发展期均有表达，吸烟引起组织因子的异常改变，加速了动脉粥样硬化的形成与发展，成为脑卒中的发病基础。肥胖是高血压、高尿酸血症、糖尿病、冠心病的危险因素，而以上疾病又成为脑卒中发生的血管性危险因素性疾病，因此肥胖也间接成为脑卒中发生的危险因素之一。

**4. 血脂异常** 尽管高的低密度脂蛋白和低的高密度脂蛋白水平已经明确是冠状动脉疾病的危险因素，但血脂异常和脑卒中缺少明确的联系。虽然缺乏整体的相关性，但难掩其与缺血性脑卒中呈正相关，与出血性脑卒中呈负相关。此外，不清楚血脂异常与缺血性脑卒中之间的联系，可能是因为缺血性脑卒中发病机制的异质性。

## 三、脑卒中的诊断及临床表现

脑卒中的评估和诊断包括病史和体格检查、影像学检查、实验室检查、疾病诊断和病因分型等，临床应结合以上项目进行综合判断，以确定防治措施。

### （一）病史采集

询问症状出现的时间最为重要，若在睡眠中起病，应以最后表现正常的时间作为起病时间。其他包括神经症状发生及进展特征、血管及心脏病危险因素、用药史、药物滥用、偏头痛、癫痫性发作、感染、创伤及妊娠史等。

### （二）一般体格检查与神经系统检查

评估气道、呼吸和循环功能后，立即进行一般体格检查和神经系统检查。

### （三）用卒中量表评估病情严重程度

常用量表有中国脑卒中患者临床神经功能缺损程度评分量表、美国国立卫生研究院卒中量表、斯堪的纳维亚卒中量表。

### （四）脑病变与血管病变检查

脑病变检查包括 CT 平扫、多模式 CT、标准 MRI、多模式 MRI，血管病变检查包括颈动脉双功超声、经颅多普勒（TCD）、磁共振脑血管造影（MRA）、CT 血管造影（CTA）和数字减影血管造影（DSA）等。

### （五）实验室检查

包括血糖、肝肾功能和电解质，心电图和心肌缺血标志物，全血细胞计数及血小板计数，凝血酶原时间（PT）/国际标准化比值（INR）和活化部分凝血活酶时间（APTT），氧饱和度。

### （六）急性缺血性脑卒中诊断标准

1. 急性起病。
2. 局灶神经功能缺损（一侧面部或肢体无力或麻木，语言障碍等），少数为全面神经功能缺损。
3. 症状或体征持续时间不限（当影像学显示有责任缺血性病灶时），或持续 24h 以上（当缺乏影像学责任病灶时）。

4. 排除非血管性病因。

5. 脑 CT/MRI 排除脑出血。

### （七）病因分型

对急性缺血性脑卒中患者进行病因 / 发病机制分型有助于判断预后、指导治疗和选择二级预防措施。当前国际广泛使用急性卒中 Org10172 治疗试验（TOAST）病因 / 发病机制分型，将缺血性脑卒中分为大动脉粥样硬化型、心源性栓塞型、小动脉闭塞型、其他明确病因型和不明原因型等五型。

### （八）急性缺血性脑卒中的诊断步骤

第一步，是否为脑卒中？排除非血管性疾病。

第二步，是否为缺血性脑卒中？进行脑 CT/MRI 检查排除出血性脑卒中。

第三步，卒中严重程度？根据神经功能缺损量表评估。

第四步，能否进行溶栓治疗？核对适应证和禁忌证。

第五步，病因分型？参考 TOAST 标准，结合病史、实验室、脑病变和血管病变等影像检查资料确定病因。

## 四、脑卒中的预防与健康管理

减少脑卒中的发生率、患病率可以节约大量的医疗资源，减轻社会经济负担。同时，由于脑卒中在世界范围内的高发病率、存在多种危险因素以及缺乏相关治疗，预防仍是最可行的途径。

### （一）脑卒中的一级预防

脑卒中的一级预防即对脑卒中风险人群进行监控及危险因素干预。卫生部脑卒中筛查与防治工程委员会制定脑卒中 8 项危险因素，包括高血压、血脂异常、糖尿病、心房颤动、吸烟、体重超重、缺乏运动、卒中家族史，满足其中 3 项及以上即为风险人群。

风险分层采用氟明翰卒中风险评估量表，对风险人群进行分层评估，划分为三层，其中低危 10 年内卒中风险低于 6%，中危 10 年内卒中风险 6% ～ 10%，高危 10 年卒中风险高于 10%。干预方法包括药物治疗，生活方式改变，戒烟，减重，健康教育等方面。目前，由于我国医疗资源有限，脑卒中发病率及风险人群基数大，广大研究者及临床医生已侧重于把一级预防放在社区进行，并已取得了很好的结果。

### （二）缺血性脑卒中的二级预防（危险因素预防）

缺血性脑卒中是常见的脑血管病类型，我国脑卒中亚型中，近 70% 的患者为缺血性脑卒。最新数据显示，我国缺血性脑卒中年复发率高达 17.7%。有效的二级预防是减少复发和死亡的重要手段。

**1. 高血压**　高血压是脑卒中重要的危险因素，在近期发生过缺血性脑卒中的患者中，高血压的诊断率高达 70%。目前我国约有 3.25 亿高血压患者，但高血压的知晓率、治疗率及控制率均较低（分别为 42.6%、34.1% 和 9.3%）。降压治疗减少脑卒中发病风险的获益主要来自降压本身，常用的各类降压药物都可以作为控制脑卒中患者血压的治疗选择，应结合脑卒中领域的 RCT 研究证据、不同降压药物的药理特征以及患者的个体情况恰当地选择降压药物。多数脑卒中患者需要降压药物的联合使用，应结合药物机制和患者的耐受性及经济状况和愿望，恰当组合或选择新型的复方制剂。

**2. 脂代谢异常**　胆固醇水平是导致缺血性脑卒中发生或复发的重要因素。降低胆固醇水平可以减少缺血性脑卒中的发生、复发和死亡。强化降低胆固醇预防脑卒中研究是迄今为止唯一一针对非心源性缺血性脑卒中二级预防的 RCT，其结果显示强化降低胆固醇治疗，5 年可使脑卒中的相对风险降低 16%。

**3. 糖代谢异常和糖尿病**　在缺血性脑卒中患者中，60%～70%存在糖代谢异常或糖尿病。我国缺血性脑卒中住院患者糖尿病的患病率高达 45.8%，糖尿病前期包括空腹血糖受损和（或）糖耐量受损的患病率为 23.9%，其中餐后高血糖是主要类型。同时，糖尿病是缺血性脑卒中患者临床预后不良的重要危险因素，中国国家卒中登记数据显示，糖尿病是缺血性脑卒中患者发病 6 个月发生死亡或生活依赖的独立危险因素。因此，临床医师应重视对脑卒中患者糖代谢异常的管理。

**4. 吸烟**　多项研究证实，吸烟和被动吸烟均为首次脑卒中的明确危险因素。在我国不吸烟的女性中，发生脑卒中的风险与其丈夫吸烟所带来的被动吸烟密切相关，另一项研究显示，中国不吸烟的女性中，被动吸烟与缺血性脑卒中和周围动脉病的发生密切相关。研究已证实，戒烟有助于脑卒中风险的下降。

**5. 睡眠呼吸暂停**　阻塞性睡眠呼吸暂停是脑卒中的危险因素，一项荟萃分析结果显示脑卒中患者合并睡眠呼吸暂停的比例为 43%～93%，其中最常见的是阻塞性睡眠呼吸暂停。脑卒中患者合并睡眠呼吸暂停时死亡率及残疾率均显著增加。因此，推荐对合并有睡眠呼吸事件的脑卒中患者进行多导睡眠图的监测。

**6. 高同型半胱氨酸血症**　高同型半胱氨酸血症可增加脑卒中的风险，已发表研究显示高同型半胱氨酸血症可使脑卒中的风险增加 2 倍左右。所以，指南推荐对近期发生缺血性脑卒中且血同型半胱氨酸轻度到中度增高的患者，补充叶酸、维生素 $B_6$ 以及维生素 $B_{12}$，可降低同型半胱氨酸水平。尚无足够证据支持降低同型半胱氨酸水平能够减少脑卒中复发风险。

## （三）脑卒中患者的健康管理

脑卒中患者的健康管理对预防再次卒中发作和提高生活质量有着重要意义，因此，对脑卒中患者加强健康管理显得尤为重要。健康管理内容主要包括心理疏导、药物、营养、功能锻炼的指导等内容。

**1. 心理疏导**　脑卒中患者多伴有不同程度的偏瘫和语言障碍，生活能力下降使其很容易出现心理变化，大部分患者会出现焦虑、抑郁、否认、依赖等心理问题，这些因素对疾病转归将产生重要的影响。美国脑卒中后抑郁发病率为 20% ～ 45%，我国脑卒中后抑郁发病率为 44% ～ 67%。因此，对脑卒中患者进行心理疏导，是一项十分重要的工作。医护人员在对脑卒中患者进行心理护理时，应建立良好的医患关系，培养患者对医护人员的信任感，耐心细致、不急不躁，逐渐建立患者战胜疾病、适应疾病后生活状态的自信心。

**2. 提高药物使用依从性**　脑卒中患者发病诱因很多，多数患者合并有高血压、糖尿病、心血管疾病等慢性病。因此，脑卒中患者服用的药物种类多且复杂，经济负担也相对较重。由于患者同时服用多种药物，难免存在服药后的不适感等原因导致患者服药依从性较低。医护人员应针对药物的使用方法、服药时间、服药注意事项等内容，对脑卒中患者及家属进行定期的健康教育，增强其对药物使用的依从性。

**3. 合理膳食**　脑卒中患者多合并高血压、高脂血症、糖尿病等基础疾病，应根据患者的具体情况指导患者低盐低脂糖尿病饮食。对于合并吞咽障碍的脑卒中患者，应正确评估患者的吞咽功能，选择有效营养支持方法及进行吞咽功能的训练，可使肺部感染及营养不良性低蛋白血症的发生率明显下降。由于脑卒中患者长期卧床，肠道蠕动减慢，易造成排便困难或便秘，故应在饮食中增加膳食纤维及能够调节肠道菌群的营养素，以缓解便秘。

**4. 尽早进行康复性功能锻炼**　脑卒中患者病情平稳后，应积极鼓励患者下床活动，适当地进行锻炼，根据患者情况，可使患者采取主动运动与被动运动相结合、床上锻炼和床下锻炼相结合、全身锻炼和局部锻炼相结合的锻炼模式，并辅助理疗、按摩、针灸等措施，促进肢体功能的恢复。

# 第七节　慢性阻塞性肺疾病的健康管理

慢性阻塞性肺疾病（chronic obstructive pulmonary disease，COPD）的概念在 20 世纪中期被首次提出，但一直以来定义并不十分明确，随着医学技术的发展其定义一直在更新。2014 年慢性阻塞性肺疾病全球倡议（GOLD）定义，COPD 是一种可以预防、可以治疗的疾病状态，以慢性、进行性气流受限为特征，多与肺部对有害颗粒物或有害气体的异常炎症反应有关。慢性阻塞性肺疾病可进一步发展为肺心病和呼吸衰竭，致死率和致残率均很高。慢性阻塞性肺疾病主要分为肺气肿型和支气管炎型两种。肺气肿型的患者常体形消瘦，年龄偏大，有轻度低氧血症，但血细胞比容正常，在疾病后期会发生肺动脉高压。支气管炎型的患者一般体重正常或超重，低氧血症较明显，血细胞比容升高，较早出现肺动脉高压。

## 一、慢性阻塞性肺疾病的流行病学特征及危害

慢性阻塞性肺疾病是一种严重危害人类健康的常见病、多发病，严重影响患者的生命质量，病死率较高，并给患者及其家庭以及社会带来沉重的经济负担。据"全球疾病

负担研究"估计，2020 年慢阻肺将位居全球死亡原因的第 3 位。世界银行和世界卫生组织的资料表明，至 2020 年慢阻肺将位居世界疾病经济负担的第 5 位，是全球亟待解决的公共卫生问题。

目前，我国 COPD 的流行情况在各地存在差异，但由于环境污染、人口老龄化、吸烟人口众多等因素，COPD 的发病率逐年升高。我国对 7 个地区 20245 名成年人进行调查，结果显示 40 岁以上人群中慢阻肺的患病率高达 8.2%。COPD 的流行已成为我国的重大公共卫生问题之一。

**1. COPD 的患病率**　目前，中国全人群 COPD 的患病率约为 2.9%，世界各地 COPD 的患病情况各不相同。根据 GOLD 标准，一项奥地利的研究显示，40 岁以上人群 COPD 患病率为 26.1%，其中 GOLD1 级占一半以上，其患病率为 15.4%，男女人群基本相同。韩国也有类似的报道，其 45 岁以上人群中 COPD 患病率为 27.2%。在中国，钟南山教授等主持的调查显示，40 岁以上人群 COPD 患病率为 8.2%，其中男性 12.4%，女性 5.1%。日本的调查数据与中国相似。经调查研究发现，COPD 的发生率与地区差异、城乡差异、性别差异、年龄差异、职业差异等因素之间存在相关性。研究者对我国北部及中部地区农村 102230 名成年人的调查发现，我国 15 岁以上人群 COPD 患病人数约为 2500 人。2012 年对湖南城乡的 8269 名调查对象的调查显示，农村 COPD 患病率为 5.3%。2013 年对上海市嘉定区的调查发现，高危人群的 COPD 患病率达 11%。2011 年我国七省（市），包括北京、上海、广东、辽宁、天津、重庆和陕西，40 岁以上人群 COPD 的患病率为 8.2%，且各地患病率存在差异，最高达 13.7%，最低为 3.9%。不同职业对 COPD 的患病率也有一定的影响。刘朔等对辽宁省大棚作业农民调查发现，COPD 的患病率为 17.5%，其中男性为 18.1%，女性为 16.9%，患病率男性高于女性，大棚作业等特殊职业人群的患病率高于我国七省市 40 岁以上普通人群的患病率。

**2. COPD 患者死亡情况**　鉴于目前的诊疗技术，许多 COPD 患者甚至在严重致残致死后，诊断尚不明确。2013 年《中国卫生统计年鉴》中，2012 年呼吸系统疾病（主要是 COPD）位居城市人口死亡原因第 4 位，农村人口死亡原因第 4 位。现阶段我国 COPD 的死亡率仍有逐年上升趋势，但目前我国尚缺乏较全面的 COPD 死因分析资料，总体死亡率男性高于女性，农村高于城市。欧洲各国 COPD 的死亡率不尽相同，其中希腊、瑞典、冰岛及挪威的死亡率较低，约 20/10 万；乌克兰和罗马尼亚的死亡率相对较高，约 80/10 万；其余各国介于两者之间。

## 二、慢性阻塞性肺疾病的危险因素

慢性阻塞性肺疾病（COPD）危险因素众多、发病机制复杂，但尚未有明确定论。因此，目前国内外学者致力于对 COPD 危险因素及发病机制的研究，希望有助于预防 COPD 的发病及降低 COPD 的严重程度和发作频率。一般认为与慢支和阻塞性肺气肿发生有关的因素都可能参与 COPD 的发病，主要包括宿主因素（内因）和环境因素（外因）两大类。

## （一）宿主因素

**1. 遗传因素**　COPD 患者体内存在遗传易感基因，α1- 抗胰蛋白酶缺乏被认为是目前唯一明确的遗传因素，但在我国尚未有正式报道的 α1- 抗胰蛋白酶缺乏而导致的肺气肿。从基因多态性角度研究发现，COPD 非易感人群与易感人群之间有一定差异，但差异并不明显，不能证明是 COPD 易感的主要原因，还有待进一步研究。

**2. 气道高反应性**　气道高反应性是 COPD 的危险因素之一，气道高反应性如何影响发生 COPD 的机理目前尚不清楚，但气道高反应性的个体更容易受环境因素的危害，而气道高反应性也可能是环境因素危害的结果。

**3. 肺部发育、生长不良**　研究显示，在怀孕期、新生儿期、婴儿期或儿童期由于各种原因导致肺脏发育或生长不良的个体在成年后容易罹患 COPD。儿童时期患呼吸疾病的人群患 COPD 的危险性增加。对于已经罹患 COPD 者，呼吸道感染是导致疾病急性发作的一个重要因素，可以加剧病情进展。

**4. 体质指数（BMI）与其他宿主因素**　文献研究显示，吸烟的 COPD 患者 BMI 下降更明显。在非 COPD 人群中，吸烟者的 BMI 较不吸烟者低，这提示 COPD 早期就可能已经存在 BMI 下降。COPD 分级越高，BMI 越低；BMI 越低，COPD 的患病率越高。低 BMI 者患 COPD 的危险性是正常 BMI 者的 2.12 倍，吸烟且 BMI 低者患 COPD 的危险性更大。说明低 BMI 是 COPD 的危险因素之一，动物实验也验证了这一事实。此外，性别、年龄也是 COPD 发生的危险因素，调查显示，老年人较年轻人、男性较女性更易发生 COPD。社会经济地位和文化程度也与 COPD 的发生有一定的相关性，社会经济地位低、文化程度低者患病率相对较高，这可能与所从事的职业类型与对健康的重视及健康知识的掌握程度有关。

## （二）环境因素

**1. 吸烟**　吸烟可导致支气管痉挛、增加气道阻力，是引起 COPD 的主要危险因素。研究表明，吸烟年龄越早、吸烟量越大，患 COPD 的危险性越大，并且女性吸烟者相较于男性吸烟者，更易患 COPD。烟雾中的有害物质可直接或间接损伤气道组织细胞，使气道局部中性粒细胞聚集、巨噬细胞凋亡以及激活并释放多种炎性介质和蛋白酶，导致并产生异常炎性反应。目前认为吸烟引起的肺组织的异常炎性反应是 COPD 发病的中心环节。吸烟还能通过增加体内氧化负荷及活化炎性细胞释放内源性氧化剂，从而打破体内氧化 – 抗氧化系统的平衡，来进一步促进 COPD 的进展。香烟中的有害物质还可诱导中性粒细胞释放蛋白酶，导致蛋白酶 – 抗蛋白酶系统的失衡，损害肺组织弹力纤维，从而进一步导致肺气肿的形成。

**2. 空气污染**　室内外空气污染与 COPD 的发生，日益受到中外研究者的关注，汽车尾气、工业排放、生物燃料、居室环境的灰尘污染、取暖造成的污染，是 COPD 发生的重要危险因素。生物燃料是我国农村地区 COPD 发生的主要危险因素，农村地区使用的燃料烟尘中含有诸如一氧化碳、碳氧化物、含硫氧化物及氮氧化物等有害物质。

已有动物实验表明，长期暴露于生物燃料中的大鼠可出现慢性支气管炎及肺气肿的表现，同时其肺泡灌洗液中的白细胞计数以及中性粒细胞的比值升高。其机制可能与生物燃料通过氧化 – 抗氧化失衡、蛋白酶 – 抗蛋白酶失衡、细胞凋亡、炎症反应等多种机制诱发 COPD 的发生和进展有关。

**3. 与职业相关的粉尘和理化刺激因子**　职业相关的粉尘和刺激因子主要包括二氧化硫、氧化氮、煤尘、棉屑等刺激因子，其作用机制可能是刺激物损伤支气管黏膜，使肺纤维组织增生、清除功能遭受损害而导致肺功能异常。我国 COPD 流行病学调查发现，职业接触粉尘和烟雾可增加人群发生 COPD 和呼吸道症状的危险性，职业暴露与吸烟对患呼吸道症状存在协同作用，其中采石、铸造和谷尘为 COPD 的危险因素，采矿、采石、铸造、水泥粉尘、油漆、化工和其他职业暴露可增加患呼吸道症状的危险性。

张龙举等使用 Meta 分析的方法，对国内 8 篇有关 COPD 发病主要危险因素的病例 – 对照研究结果进行定量综合分析，发现吸烟、职业暴露、呼吸疾病家族史、煤及生物燃料、低 BMI、文化程度及儿童期慢性呼吸道感染史是目前大陆人群 COPD 发病的危险因素。

## （三）发病机制

**1. 氧化 – 抗氧化失衡**　目前认为机体内氧化 – 抗氧化失衡是 COPD 发生的主要机制，氧化 – 抗氧化失衡导致气道上皮细胞受损、抗蛋白酶失活、中性粒细胞在肺内浸润增多及活化、炎症因子的基因及调控基因的转录调控因子活性增强、黏膜出现高分泌状态，进一步引起肺部炎症反应，是 COPD 慢性损伤的机制。

**2. 蛋白酶 – 抗蛋白酶失衡**　蛋白酶相对偏剩和抗蛋白酶相对缺乏在肺气肿的发展过程中起重要作用。吸入有害气体或有毒颗粒可加重肺组织的炎症反应，使蛋白酶释放增多，体内的抗蛋白酶相对缺乏，肺组织将被大量蛋白酶分解消化。其中基质金属蛋白酶（MMPs）能降解呼吸道和肺的细胞外基质（ECM）、基底膜及其他蛋白成分，参与肺气肿的形成，与 COPD 的发生、发展密切相关。

**3. 炎性机制**　多种炎性细胞（主要包括中性粒细胞、巨噬细胞等）、细胞因子（IL–8、肿瘤坏死因子 α 等）和炎症介质（白三烯 $B_4$）也参与了 COPD 的形成和发展。其中，中性粒细胞是参与 COPD 发生的主要炎性细胞。

**4. 细胞凋亡**　COPD 肺内细胞凋亡异常包括肺内炎症细胞凋亡异常和肺实质细胞凋亡异常。肺内浸润的炎症细胞在活化增殖的同时会发生适量的细胞凋亡，从而维持肺部炎症细胞数目稳定。COPD 患者气道中性粒细胞凋亡明显减少，导致中性粒细胞堆积使炎症持续，加重肺组织内结构细胞、内皮细胞和肺泡上皮细胞等的凋亡，细胞再生及繁殖能力相对不足，维持肺正常结构及功能的能力下降，导致肺气肿形成。

**5. 感染**　感染是诱发 COPD 急性加重的常见原因，包括病毒、细菌和支原体感染，慢性感染还可使稳定期 COPD 的慢性炎症反应持续存在并扩大化。

此外，COPD 的发生还与自身免疫异常与基因突变相关。目前，研究发现许多参与肺组织损伤、氧化应激、感染、细胞凋亡和自身免疫的特异性因子、酶和基因等。

COPD 危险因素及发病机制的研究为疾病的预防及新的治疗方法的出现提供了基础。

### 三、慢性阻塞性肺疾病的临床诊断

慢性阻塞性肺疾病的诊断应根据临床症状、体征、实验室检查、危险因素接触史等资料，综合分析而确定。任何有呼吸困难、慢性咳嗽或咳痰，且有暴露于危险因素病史的患者，临床上需要考虑慢阻肺的诊断。

**1. 症状** COPD 的特征性症状是慢性和进行性加重的呼吸困难、咳嗽和咳痰。慢性咳嗽和咳痰常先于气流受限多年而存在，然而有些患者也可以无慢性咳嗽和咳痰的症状。①呼吸困难：这是慢阻肺最重要的症状，也是患者体能丧失和焦虑不安的主要原因。患者常描述为气短、气喘和呼吸费力等。②慢性咳嗽：通常为首发症状，初起咳嗽呈间歇性，早晨较重，以后早晚或整日均有咳嗽，但夜间咳嗽并不显著，少数病例咳嗽不伴有咳痰，也有少数病例虽有明显气流受限但无咳嗽症状。③咳痰：咳嗽后通常咳少量黏液性痰，部分患者在清晨较多，合并感染时痰量增多，常有脓性痰。④喘息和胸闷：这不是慢阻肺的特异性症状，部分患者特别是重症患者有明显的喘息，听诊有广泛的吸气相或呼气相哮鸣音，胸部紧闷感常于劳力后发生，与呼吸费力和肋间肌收缩有关。⑤其他症状：在慢阻肺的临床过程中，特别是程度较重的患者可能会发生全身性症状，如体重下降、食欲减退、外周肌肉萎缩和功能障碍、精神抑郁和（或）焦虑等，长时间的剧烈咳嗽可导致咳嗽性晕厥，合并感染时可咳血痰。

**2. 体征** 慢性阻塞性肺疾病早期体征不明显，随着疾病的进展可出现肺部过度充气的体征表现，如胸廓过度膨胀、肺部叩诊呈过清音、心浊音界缩小、双肺呼吸音减低、心音遥远等。

**3. 实验室检查** 诊断 COPD 需要进行肺功能检查，吸入支气管舒张剂后 $FEV_1/FVC$ < 70% 即明确存在持续的气流受限，除外其他疾病后可确诊为 COPD。因此，持续存在的气流受限是诊断 COPD 的必备条件。肺功能检查是诊断 COPD 的金标准。凡具有吸烟史和（或）环境职业污染及生物燃料接触史，临床上有呼吸困难或咳嗽、咳痰病史者，均应进行肺功能检查。COPD 患者早期轻度气流受限时可有或无临床症状。胸部 X 线检查有助于确定肺过度充气的程度及与其他肺部疾病鉴别。COPD 早期 X 线胸片可无明显变化，以后出现肺纹理增多和紊乱等非特征性改变；主要 X 线征象为肺过度充气：肺容积增大，胸腔前后径增长，肋骨走向变平，肺野透亮度增高，横膈位置低平，心脏悬垂狭长，肺门血管纹理呈残根状，肺野外周血管纹理纤细稀少等，有时可见肺大疱形成。并发肺动脉高压和肺源性心脏病时，除右心增大的 X 线特征外，还可有肺动脉圆锥膨隆，肺门血管影扩大及右下肺动脉增宽等。

### 四、慢性阻塞性肺疾病的预防与健康管理

#### （一）预防

COPD 的预防应坚持三级预防策略，一级预防即为病因预防，劝导戒烟及开展禁烟

活动；二级预防为三早预防，早发现、早诊断、早治疗，防止和延缓 COPD 的进程进展；三级预防为临床预防，及早对有症状的 COPD 患者采取措施，减少症状，提高生活质量。具体的预防措施主要有以下几方面。

**1. 戒烟** 戒烟是目前认为减少肺功能下降唯一经济有效的干预措施。研究发现，我国吸烟者的归因死亡以 COPD 为最高，故 COPD 患者戒烟可有效减少吸烟人群的归因死亡，是 COPD 的主要预防措施。戒烟不仅是医学问题，还是社会和心理问题，需要全社会的积极参与。

**2. 健康教育** 通过对全人群的健康教育，可提高 COPD 高危人群及患者认识和处理疾病的能力，增强戒烟意识和行为，使得他们自愿采取健康的行为和生活方式。研究表明，健康教育可提高 COPD 患者的戒烟率、提高家庭氧疗效率、提高药物的正确使用率，减少发病次数。

**3. 疫苗接种** 目前，预防 COPD 的常见疫苗为肺炎疫苗和流感疫苗，疫苗对年轻患者有效率可达 91%。流感疫苗可预防 COPD 的发生，有效减少 COPD 的严重程度及死亡率，2013 的 COPD 防治指南中建议每年接种 1 ～ 2 次流感疫苗以预防 COPD 的发病及死亡。

**4. 避免危险因素暴露** 接触职业性粉尘暴露和吸烟对 COPD 的发病起相乘的交互作用。非吸烟的 COPD 患者，其发病原因可能与这类人群的职业暴露有关。南非的一项研究发现，暴露于生物粉尘、矿尘及有毒气体和蒸汽的环境中，与 COPD 发病相关的 OR 值分别为 2.1、1.1 及 1.8。职业暴露因素为 COPD 发生的主要危险因素之一，而减少职业性暴露对 COPD 患者的具体保护作用有待进一步研究。

**5. 高危人群筛查与管理** COPD 是一种可以预防的疾病，对 COPD 高危人群的早检测、早发现、早治疗，能有效减少疾病的发生。对长期吸烟者、职业性暴露人群、有家族史的人群和有慢性咳嗽咳痰症状的人群定期进行筛检，对筛检出的人群开展健康教育，并对其存在的危险因素进行干预，可以有效减少 COPD 的发病和死亡。COPD 属于常见慢性疾病，慢性病的健康教育与管理是控制和延缓其病程进展的方法之一。近年来有研究发现，自我管理与健康教育可有效提高 COPD 患者的自我护理能力，进而采取健康的行为改善生活质量。同时，患者的自我管理被认为是控制 COPD 的关键因素。

## （二）管理

**1. COPD 稳定期的管理** 稳定期的管理目标包括缓解症状、改善运动耐量和改善健康状况，防止疾病进展、防止和治疗急性加重和减少病死率。管理内容涉及教育、控制职业性或环境污染、药物、氧疗、通气支持、康复治疗、外科治疗七大方面。通过教育可以提高患者和有关人员对 COPD 的认识及自身处理疾病的能力，更好地配合管理，加强预防措施，减少反复加重，维持病情稳定，提高生命质量。药物治疗用于预防和控制症状，减少急性加重的频率和严重程度，提高运动耐力和生命质量。根据疾病的严重程度，逐步增加治疗，如没有出现明显的药物不良反应或病情恶化，则应在同一水平维持长期的规律治疗。根据患者对治疗的反应及时调整治疗方案。COPD 稳定期患者进行长期家庭氧疗，可以提高有慢性呼吸衰竭患者的生存率，对血流动力学、血液学特征、运动能力、肺生理和精神状态都会产生有益的影响。无创通气已广泛应用于 COPD 患者，无创通气联合长期氧疗对某些患者，尤其是在日间有明显高碳酸血症的患者或许有一定益处。康复治疗对进行性气流受限、严重呼吸困难而很少活动的 COPD 患者，可以改善其活动能力，提高生命质量，这是 COPD 患者一项重要的治疗措施。康复治疗包括呼吸生理治疗、肌肉训练、营养支持、精神治疗和教育等多方面措施。营养支持的要求应达到理想体重，同时避免摄入高碳水化合物和高热量饮食，以免产生过多二氧化碳。外科治疗包括肺大泡切除术、肺减容术等手术治疗方法。科学而持续的健康管理是慢性阻塞性肺疾病的重要治疗手段，可缓解病情、减少发作、降低致残致死率。

**2. COPD 急性加重期的管理**　　COPD 急性加重期的管理目标为最小化本次急性加重的影响，预防再次急性加重的发生。根据 COPD 急性加重和（或）伴随疾病的严重程度，患者可以院外治疗或住院治疗，多数患者可以使用支气管舒张剂、激素和抗生素在院外治疗。COPD 急性加重可以预防，减少急性加重及住院次数的措施有戒烟，接种流感和肺炎疫苗，掌握吸入装置用法等与治疗有关的知识，吸入长效支气管舒张剂或联合应用吸入激素，使用 PDE-4 抑制剂等。

# 第八节　常见肿瘤的预防和筛检

## 一、恶性肿瘤的流行病学特征

恶性肿瘤作为全球较大的公共卫生问题之一极大地危害人类的健康，2000 年全球新发癌症病例 1010 万，死亡 620 万，到 2008 年恶性肿瘤的发病率和死亡率就分别为 2000 年的 1.25 倍和 1.22 倍，发病人数和死亡人数分别上升到 126 万和 756 万。同时，恶性肿瘤已不再只是发达工业国家的严重疾病，发展中国家面临着更大的疾病负担。2008 年恶性肿瘤发病人数发展中国家占 56%，2009 年 80% 的癌症患者集中在中低收入国家。

随着社会经济的发展，我国城乡居民的生活方式、饮食结构、环境状况等发生了巨大变化，尤其是人口城市化、老龄化、环境污染和生活方式的变化等因素导致了城乡居民健康行为和疾病谱的变化。与之相关的呼吸系统、消化系统、血液系统、生殖系统的恶性肿瘤发生率与死亡率也逐年升高，成为我国居民的主要死因之一，并给人民生活及社会经济带来了巨大的影响与损失。2008 年我国第三次死因回顾抽样调查报告显示，全国恶性肿瘤的发病率以年均 3% ～ 5% 的速度递增，突出表现在消化道肿瘤。同期，我国恶性肿瘤的病死率高于全球平均水平。近年来我国恶性肿瘤的发病呈现年轻化、职业相关化、地区相关化的特点，了解我国恶性肿瘤发生的流行病学特点，是制定肿瘤防治策略的基础。

## （一）时间分布特征

我国恶性肿瘤的发生总体上呈上升趋势，发病率以年均 3% ～ 5% 的速度递增，部分登记地区 1988 ～ 2007 年间恶性肿瘤发病率无大的波动，但呈现一定的上升趋势。

## （二）癌谱分布特征

我国癌谱呈现新的特征，既有发达国家又保留发展中国家的双重特征，即出现恶性肿瘤发病的"双重负担"局面。综合近 10 年恶性肿瘤发病率的资料，可以看出肺癌一直处于癌谱首位，胃癌一直处于癌谱较高位置，即 2004 年后一直居第 2 位，结直肠癌的癌谱位置不断攀升，而肝癌在癌谱中位置逐年下降。但是，恶性肿瘤在不同性别间的发病癌谱的变化趋势不同。综合近 10 年的调查资料发现，男性高发的恶性肿瘤为肺癌、胃癌、肝癌、结直肠癌、食管癌，女性高发的恶性肿瘤为乳腺癌、肺癌、结直肠癌、胃癌、肝癌。2000 年后肺癌和乳腺癌分别是男性和女性恶性肿瘤的首位病因。

## （三）区域分布特征

2005 ～ 2007 年，我国城市恶性肿瘤发病率居前 3 位的依次是肺癌、结直肠癌和胃癌，农村恶性肿瘤发病率居前 3 位的依次是胃癌、食管癌和肺癌。此外，我国恶性肿瘤的发生还存在地区分布特征。肺癌主要高发于大城市，如北京、上海、广州；结直肠癌和乳腺癌高发于上海，2006 年上海市结直肠癌和乳腺癌的发病率分别居全国的首位和第 2 位，达到每 10 万人 53.92 人和 35.64 人。鼻咽癌多发于南方，以广东省的发病率最高。胃癌的地区间分布差异较大，高发地区主要集中于苏中里下河及长江以北区域。区域分布差异主要与居民基因易感性、生活方式、饮食方式、社会习俗、自然及经济环境等因素相关。

## （四）人群分布特征

我国恶性肿瘤发病率男性高于女性，2000 年男性恶性肿瘤发病率为 209.2/10 万，女性为 133.6/10 万，2005 年男性恶性肿瘤发病率为 210.8/10 万，女性为 140.6/10 万。据世界卫生组织统计，2008 年中国恶性肿瘤男性年龄标化率为 211.0/10 万，女性 152.7/10 万。

恶性肿瘤的发生与机体衰老有关，其发病率随年龄的增长而升高，是影响老年生命和健康的重要因素。65 岁以上人群最容易患癌症，其发病率与死亡率最高。我国老年恶性肿瘤患者中 60 ～ 69 岁占 16.6%，70 ～ 79 岁占 68.9%，80 岁以上占 14.6%。

近年来儿童恶性肿瘤的发病率、死亡率也呈现增高趋势，引起研究者及社会的广泛关注。周艳玲等根据 2009 ～ 2012 年发布的"中国肿瘤登记年报"及 GLOBOCAN2012 数据库中 0 ～ 14 周岁儿童恶性肿瘤的发病和死亡数据为基础资料，分析我国儿童恶性肿瘤的发病率和死亡率的流行病学情况。结果表明：我国儿童恶性肿瘤的发病率随时间呈小幅波动，而死亡率基本稳定；我国儿童恶性肿瘤的发病率低于世界平均水平，且明显低于美国和日本，而我国的死亡率却高于美国和日本，我国城市地区的发病率约为农村的 2 倍，而死亡率相差不大；随着年龄的增加我国儿童恶性肿瘤的发病率和死亡率总体呈下降趋势；我国儿童恶性肿瘤的发病率和死亡率男性大于女性。我国儿童恶性肿瘤的发病率和死亡率在时间、地区、年龄、性别等方面均呈现出特定的分布特点。

## 二、恶性肿瘤的危险因素

### （一）环境及生活方式

从发病机制讲，恶性肿瘤是名副其实的分子病或基因病，如果若干关键基因的变异发生在生殖细胞阶段，此种癌症即为遗传性。大多数癌症呈散发，各种关键基因的变异均发生在体细胞，这些癌症的发生与环境因素及生活方式密切相关。癌症的发生 1/3 与吸烟有关，1/3 与营养因素有关，其余 1/3 则与感染、职业暴露及环境污染等有关。

**1. 肺癌**　吸烟、体质指数、心理因素、既往呼吸系统疾病史、家族肿瘤史可以解释我国城市约 78% 的肺癌发病的原因。矿粉和炼厂烟尘中高浓度的放射性气体氡及其子体和含垢中矿尘多种金属、非金属元素的协同作用是肺癌高发的原因。

**2. 乳腺癌和结直肠癌**　以上海市为例，乳腺癌和结直肠癌发病率上升主要与经济发展带来的生活方式的改变有关，如趋向西方化的生活方式、静坐生活方式、高脂低纤维饮食、运动量降低，并且由此导致的超重肥胖等。大量流行病学研究发现，西方的高脂肪低纤维饮食与肠癌的发生有密切关系，晚婚、晚育、生育数量的减少甚至不育也增加乳腺癌的发病风险。30% 以上的上海居民采取静坐生活方式，超重率达 31%，肥胖率达 9.2%。20 年来上海市居民的膳食结构也发生了很大变化，畜肉类等动物性食物在食物中所占的比重越来越大，谷类食物在膳食中的比重逐渐减少，油脂和盐消费过多，蔬菜、水果消费仍不高。

**3. 鼻咽癌**　鼻咽癌高发主要与 EB 病毒感染有关，EB 病毒为疱疹病毒科嗜淋巴细胞病毒属的成员，95% 以上的成人皆携带此病毒。它是传染性单核细胞增多症的病原体，还与鼻咽癌、儿童淋巴瘤的发生有密切关系，被列为可能致癌的人类肿瘤病毒之一。EB 病毒感染、遗传因素、吸烟、厨房与居室未分开均是鼻咽癌发病的危险因素。此外，进食含有亚硝酸胺类致癌物的食物也与鼻咽癌的发生具有一定的相关性，而且在儿童期越年幼进食相对危险性越大。

**4. 食管癌**　食管癌高发与食用长时间浸泡的霉烂泡菜、饮用不清洁的地面水有关，因为这类食物中硝酸盐和亚硝酸盐含量高。同时与饮酒、吸烟、饮茶及热食嗜好也有关。

**5. 胃癌**　年龄和性别等人口学因素是胃癌的危险因素。随着年龄增长，胃癌发病率和死亡率也随之增加，我国患者在 40 岁后发病率明显上升，达到峰值后逐渐缓慢下降，30 岁以下发病病例较为少见；如 30 岁胃癌死亡病例很少见，40 岁以后胃癌死亡明显增加，并随年龄增长死亡率亦上升。世界范围内胃癌的发病率均呈现出男性多于女性的趋势。高盐饮食、过多摄入烟熏煎烤炸食品、不吃早餐、饮食不规律、用餐速度快、暴饮暴食、吃剩饭剩菜等不良饮食习惯均是胃癌的危险因素。吸烟、幽门螺杆菌感染、遗传因素也是胃癌发生的危险因素。

**6. 肝癌**　目前研究显示，原发性肝癌的发病与肝炎病毒感染（HBV、HCV）、黄曲霉毒素 $B_1$ 污染、饮酒、肥胖、糖尿病、肠道菌群失调等因素相关，也与精神压抑等情绪因素相关。

**7. 宫颈癌**　乳头状瘤病毒（HPV）是一种嗜上皮性病毒，在人和动物中分布广泛，有高度的特异性。HPV 的宿主为人类，HPV 可引起人类良性的肿瘤和疣，如生长在生殖器官附近皮肤和黏膜上的人类寻常疣、尖锐湿疣以及生长在黏膜上的乳头状瘤。HPV 感染是宫颈癌发病的主要危险因素，定期筛查是防治宫颈癌的主要手段。

## （二）年龄、性别

疾病分布性别差异的主要原因是生活方式、职业差异及社会支持不同导致的暴露和接触致病因素机会大小不同。老年人恶性肿瘤的高发主要由于老年人身体内环境出现了变化，其特征是集体实质脏器的萎缩伴有功能降低，还表现为免疫衰退的 T 淋巴细胞活化受损、细胞免疫功能缺陷，所以老年人易患肿瘤。老年癌症患者是癌症患者中一个特殊的群体，而且随着老龄化的加速，这个群体还将不断扩大。年龄已成为恶性肿瘤发生的最大危险因素。

## 三、恶性肿瘤的预防和筛检

恶性肿瘤的防治不但要提倡"三早"还要提倡"三前"，即癌前发现、癌前诊断、癌前治疗。对癌症而言"三早"加"三前"是提高肿瘤治愈率、生存率的关键。目前，具有有效一级预防措施的癌症并不多，因而开展早诊、早治、积极进行二级预防是中国癌症防治重点。

### （一）预防原则

（1）对生活、工作中的各种导致恶性肿瘤发生的环境危险因素采取控制措施，减少或避免接触环境中的致癌物质如电离辐射、有害化学物质、粉尘、烟雾等。

（2）采取健康的生活方式，戒烟、戒酒，作息规律，增加体育锻炼，提高机体免疫力。

（3）保证营养，多吃新鲜水果和蔬菜，不要过多摄入脂肪和胆固醇，减少腌制及深加工食品的摄入，饮食保证新鲜卫生。

（4）培养乐观的生活态度，避免精神刺激和精神创伤，学习调控和管理压力，培养良好的社会及生活适应性。

（5）定期进行体格检查及癌症风险筛查，早发现、早治疗。

### （二）常见恶性肿瘤的筛查与评估

**1. 肺癌的风险评估与筛查**　美国国立综合癌症网络（NCCN）指南中提出的肺癌筛

查风险评估因素包括吸烟史（现在和既往）、氡暴露史、职业史、患癌史、肺癌家族史、疾病史（慢阻肺或肺结核）、烟雾接触史（被动吸烟暴露）。风险状态分3组：①高危组：年龄55～74岁，吸烟史≥30包/年，戒烟史<15年；或年龄≥50岁，吸烟史≥20包/年，另外具有被动吸烟除外的1项危险因素。②中危组：年龄≥50岁，吸烟史或被动吸烟接触史≥20包/年，无其他危险因素。③低危组：年龄<50岁，吸烟史<20包/年。NCCN指南建议高危组进行肺癌筛查，不建议低危组和中危组进行筛查。目前的研究数据不支持在整体人群中进行大范围的肺癌筛查，因此相关机构一般只建议对特定的高危人群进行定期检查。

低剂量CT（LDCT）发现早期肺癌的敏感度是常规胸片的4～10倍，可以早期检出早期周围型肺癌。国际早期肺癌行动计划数据显示，LDCT年度筛查能发现85%的Ⅰ期周围型肺癌，术后10年预期生存率达92%。美国全国肺癌筛查试验证明，LDCT筛查可降低20%的肺癌死亡率，是目前最有效的肺癌筛查工具。我国目前在少数地区开展的癌症筛查与早诊早治试点技术指南中推荐采用LDCT对高危人群进行肺癌筛查。此外，还可以通过临床表现、体格检查、影像学检查、内窥镜检查、实验室检查等手段对具有高危肺癌风险的人群进行进一步的筛查与检查。

**2. 胃癌的风险评估与筛查** 根据我国国情和胃癌流行病学，符合以下任一项者均应列为胃癌高危人群，建议作为筛查对象：年龄40岁以上，男女不限；胃癌高发地区人群；幽门螺杆菌（Hp）感染者；既往患有慢性萎缩性胃炎、胃溃疡、胃息肉、手术后残胃、肥厚性胃炎、恶性贫血等胃癌前疾病；胃癌患者一级亲属；存在胃癌其他高危因素（高盐、腌制饮食、吸烟、重度饮酒等）。常用筛查方法包括以下几种。

（1）血清胃蛋白酶原（PG）检测 PG浓度和（或）PG/PG比值下降对于萎缩性胃炎具有提示作用，通常使用PG浓度≤70g/L且PG/PG≤3.0作为诊断萎缩性胃炎的临界值，国内高发区胃癌筛查采用PG浓度≤70g/L且PG/PG<7.0。

（2）促胃液素-17 血清促胃液素-17检测可以反映胃窦部黏膜萎缩情况，血清促胃液素-17水平取决于胃内酸度及胃窦部G细胞数量。

（3）上消化道钡餐 如果X线钡餐检查发现可疑病变，如胃腔直径减小、狭窄、变形、僵硬、压迹、龛影、充盈缺损、黏膜褶皱变化等，则行进一步内镜检查。

（4）内镜筛查 内镜及内镜下活组织检查是目前诊断胃癌的金标准，尤其是对平坦型和非溃疡性胃癌的检出率高于X线钡餐等方法。然而内镜检查依赖设备和内镜医师资源，并且内镜检查费用相对较高、具有一定痛苦，患者接受程度较差，即使对于日本等发达国家而言，也尚未采用内镜进行大规模胃癌筛查。因此，采用非侵入性诊断方法筛选出胃癌高风险人群，继而进行有目的的内镜精查是较为可行的诊断策略。

**3. 原发性肝癌的风险评估与筛查**

中国原发性肝癌发生率在常见的恶性肿瘤中居第三位，病死率在所有恶性肿瘤中居第二位。肝癌起病隐匿，因此对高危人群的筛查也非常重要。目前国际上已有可供借鉴参考的肝癌治疗指南，主要包括：美国国家综合癌症网（NCCN）的肝癌临床实践指南、美国肝病研究协会（AASLD）肝癌临床治疗指南、英国胃肠病学会（BSG）治疗指南、美国外科学院（ACS）制定的共识；中国专家也根据国情制定了《原发性肝癌规范化诊治专家共识》。这些指南均强调肝癌的早期筛查和监测。

根据上述指南建议，应对所有肝癌高危人群进行筛查。肝癌高危人群包括乙肝、丙肝病毒感染者及嗜酒者等。由于肿瘤体积平均每 6 个月要加倍，因此对于高危人群一般每 6 个月进行一次检查。由于女性发病相对较晚，中国癌症筛查及早诊早治指南认为可在男性 35 岁、女性 45 岁时开始高危人群的筛查。理想的筛查方案是联合应用甲胎蛋白（AFP）和腹部超声（US），可以极大地降低漏诊率。但如果经济条件不允许，可以单独用腹部超声筛查。超声检查（US）被公认为肝癌较好的筛查方法。一项 Meta 分析表明，US 监测早期肝癌的敏感性为 63%，特异性大于 90%。这相对较低的敏感性主要是由于利用 US 发现微小病变依赖于技术操作人员的专业技能和超声仪器的性能。但 US 对于发现有肝硬化背景的肝癌存在一定问题，肝硬化的特点是纤维膜加再生结节，对于小肝癌的鉴别有一定的困难。由于这些限制，特别的培训对于 US 操作者来说是必要的。AFP 是肝癌监测中应用最广的血清生物标记物，它的水平受肿瘤的大小、侵袭性，以及肝脏疾病活动性的影响。这些影响限制了 AFP 作为肝癌监测方法的实用性。AFP 只在少数早期肝癌患者中升高，其特异性也较低，其水平升高同样见于 HBV、HCV 感染者肝炎活动期。

**4. 乳腺癌的筛查建议**

（1）对 40 ~ 49 岁、无特异性发病风险的女性，告知、讨论个体乳房 X 线筛查的获益和危害；对告知后仍要求筛查者，行两年一次的乳房 X 线检查。

（2）对 50 ~ 74 岁女性，鼓励行两年一次的乳房 X 线检查。

（3）对 < 40 岁或 75 岁的女性，或健康状态欠佳、预期寿命少于 10 年的女性，不鼓励行乳腺癌筛查。

（4）对任何年龄、无特异风险的女性，不使用 MRI 或层析成像进行筛查，取消每年一次的乳房 X 线检查。

**5. 宫颈癌的筛查建议**

（1）对 < 21 岁的女性，不进行宫颈癌筛检。

（2）对 21 ~ 29 岁（已有性生活）的女性，每 3 年进行 1 次宫颈细胞涂片检查（我国为每年 1 次）。

（3）对 30 ~ 65 岁的女性，每 5 年进行 1 次宫颈细胞涂片 + HPV 检测。

（4）对 < 30 岁的女性，不建议行 HPV 检测。

（5）在 > 65 岁的女性中，有连续 3 次细胞学检查阴性，或连续两次细胞学检查阴性，且近 10 年 HPV 检测阴性（要求最近一次检测在 5 年内）者，可停止筛检。

（6）在任何年龄，因宫颈癌行子宫切除术和宫颈切除者，不再行宫颈癌筛检。

（7）不使用骨盆双手检查进行宫颈癌筛查。

**6. 结直肠癌的风险评估与筛查** 结直肠癌是起源于结直肠黏膜上皮的恶性肿瘤，是临床最为常见的恶性肿瘤之一。我国每年结直肠癌新发病例超过 25 万，死亡病例约 14 万，新发和死亡病例均占全世界同期结直肠癌病例的 20%。

　　根据危险因素对不同人群进行个体化风险分层可以筛选出高危受检者，具有重要临床意义。高危因素问卷是一项经济可行的筛查方法，可通过病史、症状、家族史等识别出高危人群，已在我国部分地区使用。我国一项研究发现年龄、性别、吸烟史、糖尿病以及绿色蔬菜、腌制食品、油炸食品和白肉的摄入是结直肠癌的独立预测因素。2014年亚太结直肠癌筛查共识指出，年龄、男性、有结直肠癌家族史、吸烟和肥胖是亚太地区结直肠癌和进展期腺瘤的危险因素，亚太风险评分可作为进展期结直肠肿瘤高危人群的筛选工具，适用于亚太无症状人群的结直肠癌筛查。后续研究提示基于我国无症状人群年龄、性别、吸烟、结直肠癌家族史、BMI 和自诉糖尿病的评分系统可预测结直肠肿瘤的风险（包括腺瘤、进展期腺瘤和结直肠癌），有助于筛查方案的选择。

　　常用的筛查方法包括粪便潜血试验、血浆 septin9 基因甲基化检测、乙状结肠镜检查及全结肠镜检查几种方法。①粪便潜血试验（FOBT）是结直肠癌无创筛查的重要手段，目前常用方法为愈创木脂法和免疫化学法。②血浆 septin9 基因甲基化检测主要用于寻找外周血结直肠癌特异性分子标志物，对于提高受检者筛查依从性有重要意义。septin9 基因甲基化是结直肠癌早期发生发展过程中的特异性分子标志物，血浆 septin9 DNA 甲基化检测已经过国内外多中心临床试验验证，第一代检测方法已在部分西方国家应用。第二代检测方法在技术方面有所改善，检出结直肠癌敏感度高于一代技术（79.3%～95.6%），特异度为84.8%～99%。③乙状结肠镜筛查可显著降低平均风险人群结直肠癌的发病率与死亡率。但由于乙状结肠镜自身的局限性，其对近端结直肠癌发病率无明显降低作用。37.9%的结肠腺瘤和42.4%的结肠癌位于近端结肠，提示单纯乙状结肠镜检查会遗漏大量结肠病变。对需要进行下消化道内镜检查的患者，建议行全结肠镜检查。④结肠镜下病理活检是目前诊断结直肠癌的金标准，根据患者年龄、FOBT检查结果、结直肠癌家族史等危险因素筛选出结直肠癌高风险人群，继而进行有目的的结肠镜筛查是较为可行的诊断策略。

# 第九章　场所健康管理 ▷▷▷

## 第一节　学校健康管理

### 一、学校健康管理的概念

学校健康管理是指对学生的生长发育与健康状况指标进行检测，根据检测结果对健康状况进行评估，在对学生进行健康教育与健康咨询的基础上，采取系列健康干预措施和健康促进活动，最终达到提高学生健康水平的目的。

按照健康管理的概念，学校健康管理应该是在获得学生健康信息的基础上，针对学生的健康危险因素，进行有目的、有计划、有措施、有反馈和不断修正的全面管理的过程。其宗旨是调动学生的积极性，有效地利用学校有限的资源达到最大的健康效果。学校健康管理是以预防和控制学校疾病发生与发展，降低学校医疗费用，提高学生生命质量为目的，针对学生个体及群体进行健康教育，重点提高学生的自我管理意识和水平，并对其生活方式相关的健康危险因素，通过健康信息采集、健康体检、健康风险评估、制订个性化管理方案和实施健康干预等手段，持续加以改善健康的过程和方法。

学校是专门为社会化目的而设立的学习机构。通过学校、家长和学校所属社区内的所有成员的共同奋斗，给在校学生提供完整的积极的经验和知识结构，创造安全健康的学校环境，提供合适的健康服务，让家庭和社区参与，以促进学生健康。

### 二、学校健康管理的意义与任务

#### （一）学校健康管理的意义

当前，由于儿童、青少年的不良生活方式日益泛化，许多慢性非传染性疾病患病率上升，发病时间提前，因此，在儿童、青少年时期寻找一条早期预防路径，成了学校卫生工作的重要任务。学校作为推行健康管理的理想载体有着巨大的意义。首先，学校是推行各种教育的直接场所，其健康管理就是保证学生全面发展的重要条件。其次，学校与家庭的紧密联系，是扩大健康管理宣传力度的有力保证，是实现全民基础保健的有效途径，也是影响家庭、社会和整个人群的治本措施；家庭与社区的广泛参与，有利于健康管理的宣传和普及，对于深化细化学校卫生工作具有重要意义。同时，学校也肩负起了提高健康知识知晓率及通过健康干预提升学生健康状况的使命，学生健康习惯等的培养无疑是对未来健康的一种巨大投资。最后，将健康管理纳入学校教育结构体系是对学校教育的完善，使得学校教育具有更加深远的意义。

青少年学生是我国的一个特殊群体，增强青少年体质，促进青少年健康成长，是关系到国家和民族未来的大事。广大青少年身心健康、体魄强健、意志坚强、充满活力是一个民族旺盛生命力的体现，是国家综合实力的重要方面。青少年健康水平的高低直接关系到全民的健康素质。学校为学生提供基于学生电子健康档案的健康管理，通过"医教结合"有效对接，建立政府为主导，部门合作、学校负责、家庭配合的学生健康管理联动机制，借助信息技术手段，逐步实现家庭、学校、社区医疗卫生机构及管理部门的信息资源互换、互通、互享，实现学生健康校内校外的全程管理，从而不断提高学生的健康素养和健康水平。

### （二）学校健康管理的任务

**1. 收集健康信息** 收集在校学生的个人基本情况（性别、年龄等）、目前的健康状况、疾病家族史以及生活方式相关的信息，发现各种健康问题（包括膳食习惯，吸烟，锻炼，学习，工作，娱乐，性，家族遗传病，精神压力，环境的应激等），为评价和干预管理提供依据。学校健康管理的主要产物就是健康信息。

**2. 建立健康档案** 建立学校学生基础档案库，为学校卫生工作提供基础信息。合理利用电子健康档案，落实学生健康档案，建立"一人一档"。

**3. 健康危险因素评估** 开展学生健康危险因素监测，掌握和评价危险因素的分布情况，对学生的健康状况及发展趋势做出预测，以达到健康预警示作用，并为干预管理和干预效果的评价提供依据。

健康危险因素评估的内容包括紧急程度评估、身体和生理评估、心理测验评估、心理危机水平评估等。

**4. 健康促进干预管理** 即实施健康规划，通过学生健康改善的行动计划，对不同的危险因素实施个性化的健康指导，改善健康状况。

### 三、学校健康管理的实施

学校健康管理是学校管理的一部分。学校管理者应以大健康观为指导，充分利用现有资源，全面、统筹思考学校的健康管理工作。健康是一个广泛的概念，涉及生活的方方面面，学校健康管理就应该体现在管理过程的各个环节。学校在组织实施过程中，要注意健康管理与其他相关管理，如安全管理、环境管理等的有机结合。

以中国目前的医疗卫生发展阶段，实施以个体健康服务为对象的健康管理，难度是相当大的。而针对青少年学生的健康管理，是相对固定的群体，较易实现。学校健康管理是一项庞大的社会工程，也是一项长期和持续的管理过程，包含健康体检在内，进行健康教育、健康维护、健康干预等管理工作。

## （一）学校健康体检

学校需成立专门健康体检工作小组，定期对学生进行体格检查，并纳入学生健康档案。学校健康体检既要按技术规范进行体检，又要进行质量控制，这是健康管理的基础，也是最关键的一步。

通过体检获得学生个人的生理、生化信息，如身高、体重、视力、血压、血脂等。准确的健康体检信息的采集是学校健康管理的重要基础。

## （二）学校健康教育

学校健康教育是通过课堂教学和健康教育活动，使学生掌握常见病防治和卫生保健知识，增强学生自我保健意识和能力，建立健康的生活方式和行为习惯，从而达到预防疾病、增进健康、提高学生个体和群体健康水平的目的。

根据儿童、青少年不同的生长发育阶段，学校健康教育的实施采取的内容不同。

**1. 小学健康教育**　小学阶段是学校健康教育的关键时期，这一时期的儿童求知欲高、可塑性强，接受能力最强。小学健康教育的重点是：生长发育知识、良好行为和生活习惯的养成、儿童常见病预防知识、预防意外伤害知识、膳食与营养知识等。

**2. 中学健康教育**　初、高中青少年大多已进入青春期，是一个迅速走向成熟而又尚未完全成熟的过渡期，从依赖走向独立，生理功能逐步增强，内分泌机制逐步完善，心理状态也随着时间发生改变。中学健康教育的重点是：青春期生长发育知识、性知识、心理健康知识、人际沟通和交往的知识和技能、急救与互救、预防意外伤害、不吸烟、不酗酒、预防艾滋病知识与技能、环境保护等。

**3. 大学健康教育**　大学生是青少年向成年人过渡的时期，也是生活方式和行为习惯的定型期。大学生健康教育的重点是：除了日常卫生保健知识外，还包括如何处理人际关系、安全性行为、预防艾滋病知识与技能等。

## （三）学校健康维护

学校要不断加强食品卫生安全、环境安全、传染病防控等工作，加大监督检查力度，对学校存在的危险因素定期检查与认定，早期制订预防计划，如及早预防可能发生的食物中毒、传染病、流行病等，以维护学校师生的身体健康和生命安全。

现代青少年应具备关爱生命、追求健康的基本素养。学校通过健康教育，帮助学生树立现代健康意识，养成良好的生活规律，督促学生坚持进行体育锻炼，控制体重，防治肥胖，保证学生在校拥有良好的睡眠和合理的膳食，加强学生对戒烟、禁毒和节制饮酒的认识等。

## （四）学校健康干预

学校健康干预是学校健康管理的核心，目的就是调动学生的主动性、自觉性，有效利用有限资源以达到对健康的最大改善效果，保护和促进人类的健康，达到预防控制疾病的发生、提高生命质量、降低疾病负担的目的。简言之，健康干预是解决健康问题的过程。

根据健康风险评估的结果，学校为学生制订个体健康干预指导方案，包括营养、体育、心理和其他生活方式干预方案，通过具体实施健康干预，并进行跟踪监测与指导，定期随访，建立动态的个人健康档案，最后进行效果评价与方案修正，形成管理循环，最终达到促进健康的目的。一旦明确了某学生患有慢性病的危险性，以及疾病危险因素的情况后，健康管理服务就可以通过对个人健康改善的行动计划，对不同危险因素实施个人化的健康指导。由于每个学生有不同的危险因素，因此也会针对每个学生的自身危险因素，制订出相应的健康干预措施。

## 四、学校健康管理的效果评价

学校健康管理的效果评价，即学校通过健康状况复测、健康管理过程评价等方法评价该次健康管理效果，并及时发现问题、调整计划。

### （一）评价的原则

**1. 评价角度**　学校健康管理评价具有合作性，参与者包括学生、领导、教师、医务人员、家长和社区代表等，所以在进行效果评价时要根据参与的有关人员选择恰当的评价角度。

**2. 评价内容**　学校健康管理评价的内容包括健康方案实施的时间、地点、对象、目标、方法、步骤、内容、结果等，通常都应围绕着学校卫生计划中所有重要的方面。

**3. 评价依据**　学校健康管理评价必须恰当合理，遵循科学性。评价必须连续、长期，并与整个计划同步，且重点着眼于其计划的目标和目的上。

### （二）评价的方法与指标

学校健康管理的效果评价是学校健康管理的最终产出，也是学校健康管理工作成败的评价指标，主要从以下几个层面评估。

**1. 健康知识与信念**　对健康知识与信念的评价，最常用的方法就是问卷法，即围绕着干预的内容及有关的健康知识与保健知识等进行书面测试。对于年龄小的儿童，尚不完全具备文字表达能力的，可选择座谈会、个别访谈或非文字的测验。为激发学生参与的兴趣和热情，学校可以采用健康知识竞赛、演讲等方式，以个人、小组以及班级为单位开展活动，对优胜者予以一定奖励。关于健康知识的评价指标，对群体可比较得分的及格率；对个体可衡量自身前后对照得分情况。

健康信念是学生对健康知识、卫生设施与保健行为所持有的认识、观点和态度的概括，拥有各种各样的表现形式，所以关于信念的评价指标也多种多样，例如：对某些正确及不正确卫生行为的肯定或否定等。

**2. 健康行为与习惯**　通过学生日常的学习生活，以及与学生家庭的联系，老师可以了解每位学生健康行为与习惯的改变。

反映这种改变的指标较为客观、可靠，应作为对学校健康促进效果评价的主要依据，比如正确健康习惯的形成率、各类群众性健康活动的参与率等。前者主要通过干预前、后健康习惯形成率的比较，反映学生在健康行为方面的转变情况；而后者则是根据一些群众性的爱国卫生运动及健康宣传教育活动在计划前、后学生自愿参与率的比较或干预人群与非干预人群之间的比较来进行效果的评价。

**3. 生理（体检）指标**　学校通过定期的体格检查及生理素质的测试，与当地的生理标准进行比较，在开展健康促进的学生中，用等级评价法计算出不同发育水平的学生所占比例的多少；用百分数位法衡量出常用生理指标在该群学生所属年龄与性别的百分位数表上的上升或下降情况。例如：体重超标的学生经过干预后，体重所处的百分位数位置会有所下降。

**4. 未来患病/死亡危险性**　健康状况的改善与否是衡量学校健康促进效果的客观指标，常用指标如下。

①患病率：如近视眼的患病率、胃病的患病率、龋齿的患病率等。②发病率：如腮腺炎等急性传染病、食物中毒、外伤等。③月病假率：某月病假总人日数占同月授课总人日数的百分比。④死亡率：从长远效果来看，一般应用死因区别死亡率，即按照各种死亡原因分别计算的死亡率。

# 第二节　医院健康管理

## 一、医院健康管理的概念

医院健康管理是从医疗和保健的专业角度，提供医疗保健信息给服务对象，弥补信息不对称，合理地把服务对象分流到适当的科室就诊，这样就能有效减少各种诱导需求和过度消费，缓解"看病难、看病贵"的问题。作为医疗服务的提供主体，医院擅长干预，如何解决既能为个人制定膳食、运动、心理以及环境改善等方面的特定干预措施，维持或恢复个人的健康状态，又能弥补医患信息不对称，合理引导服务对象就诊，是值得医疗机构探讨的问题。

医院健康管理同样包括提供健康检查、评价和干预的服务内容，此外更是已从传统的医疗服务扩展到了预防保健、健康咨询等与健康相关的多个领域，客观上改善服务对象的健康状况。

由于医疗机构在其服务行业中的特殊角色，决定其开展健康管理的目的是稳定固定的病源和拓展医疗服务市场。医院开展健康管理的目标在于追求经济效益，在健康公平性上有一定的负面意义，同时在追求经济效益时更忽略了对医疗服务及医疗费用的监督。当然，从长远来看，医疗机构仍有必要寻求其在健康管理市场中的合理定位，真正参与到这个服务项目中来，并最终获益。

## 二、医院健康管理的意义

### (一) 开展健康管理可提高医院的品牌效应

医院开展健康管理，强调了以人为本的服务模式，对服务对象给予了更多的人文关怀。在个性化的服务中，会及时发现医疗服务中的问题和群众需求的变化；同时依托医疗资源优势，以预防保健知识和技术服务于更多健康或亚健康人群，不仅有利于维护和改善人民健康，减少卫生资源耗费，体现公立医院社会公益性的职责，更有利于增加人民群众对医院的理解和满意度，提高医院的品牌声誉，扩大其市场影响力。

### (二) 开展健康管理有效地控制了医疗费用的增长

2002 年中国居民营养和健康调查表明：我国 18 岁以上人群高血压患病率为 18.8%，1991 ～ 2000 年，高血压患病率上升了 31%；大城市 18 岁以上人群糖尿病患病率为 6.1%，与 1996 年相比，仅仅 6 年时间，大城市人群患病率上升 40.0%。据资料统计，2003 年我国仅缺血性脑卒中一项总费用负担为 198.87 亿元；而目前我国每年用于癌症患者的医疗费用也已近千亿元。医疗费用的上涨给个人、家庭、集体和政府都造成了沉重的经济负担。近年来，国外由于健康风险评价及健康管理技术的发展，已经可以在早期鉴别高危人群，然后有的放矢地进行早期的预防性费用控制。例如美国夏威夷医疗保险服务公司实施的健康通行证计划 10 年（1990—2000 年），降低了总的医院花费、减少了住院时间、个人健康危险因素减少，不仅人群的健康指标有了很大的改善，最有说服力的是经济指标：开展高血压干预后，每花费 1 美元可以收到 4.29 美元的效益；高血脂干预后，每花费 1 美元可以收到 5.25 美元的效益，可见健康管理服务的收效非常明显。

### (三) 开展健康管理有利于拓展医院的服务功能

随着人民生活水平和健康状况不断改善以及医学模式的转变，医院功能已经不是传统意义上的诊断治疗疾病，为达到世界卫生组织提出的"21 世纪人人享有卫生健康"的目标，医院的功能内涵应该完成"以患者为中心"向"以人为中心"的创新服务理念的转变。医院的服务对象不仅是要面对患者，还要涵盖占人群 90% ～ 95% 的亚健康和健康人群。满足健康、亚健康人群的健康需求，可使医院形成一个新的经营领域，不仅可以开发医疗服务市场的潜在需求，拓展医院功能，而且也提高了医院的社会效益和经济效益。

### (四) 开展健康管理可以降低患病风险

世界卫生组织指出，在影响健康的四个因素中，遗传因素占 15%、环境因素占 17%、医疗服务条件占 8%、生活方式占 60%。所以，不良生活方式是影响和导致各种疾病和早死的最主要原因。大型综合性医院开展专业的健康管理服务，能够对健康风险因素进行评估和及时预警，提高民众对风险行为的认识程度，帮助纠正不良生活方式和行为习惯，从而降低患病风险，最大程度减少医院就诊人数，切实缓解"看病难"问题。

## 三、医院健康管理的实施

### （一）健康体检

按照早发现、早干预的原则来选定体格检查的项目，针对不同年龄的群体制订不同的体检套餐，有针对性地进行疾病筛查，把健康服务的对象涵盖到健康、亚健康人群，服务范围也由治疗延伸到预防。健康体检项目可以根据个人的年龄、性别、工作特点等进行调整。健康体检的目的是为健康风险评估收集资料，而不是单纯为诊断搜集资料。客户到中心进行体检的过程中，医生耐心详细地询问客户的既往病史、家族史、日常生活习惯、预防接种史及近期做过的各项检查等，从中发现可能危害其健康的不良因素等，提出指导性建议和治疗方法。在与客户交流的过程中，医生要耐心、细心、洞悉客户内心世界，从细节中发现问题。

### （二）健康评估

通过分析个人健康史、家族史、生活方式和从精神压力等问答获取的资料，以及各项实验室检查结果，可以为客户提供详尽的个体健康分析报告。包括体质评估、心理分析评估、营养状况评估，以及影响健康的不利因素分析、已有疾病的治疗和随访、应警惕的身体信号、定期检查计划等，并给出详细的健康知识、健康建议以及饮食和运动指导。

对于收集到的资料首先应进行分类，可按照人群确定分类标准，可分成健康、亚健康、高风险、已知疾病、特殊疾病等。对于特殊人群如老、弱、病、残、孕及儿童，尤其要注意合理分类记录其现有疾病及治疗史。其次确定好分类后安排专家对所有人员进行逐个排查，找出不同人群的健康危险因素，提出指导性的意见和建议，为其制定人性化的健康保健策略。再次针对高危人群及已患疾病人群，着重提出治疗注意要点，观察并详细将其治疗后的并发症等记录在案，为以后提出新的治疗方案提供参考。同时鉴于现代社会压力的增大，部分人群的心理健康问题日益凸显，因此需要加大对部分人群进行心理健康状况评价，主要根据其所处的社会关系、生活方式、日常行为、性格特征等，由精神科专家给出大致结果，并详细记录在案。

### （三）健康干预

**1. 检后分流**  针对不同的情况采取不同措施。对于发现重大疾病者，依托医院强大的医疗优势，开放绿色通道，方便重症患者治疗。针对慢性病患者，制订针对个体控制和降低危险因素的健康促进计划，调动患者的积极性，教会患者自我监测，并实行追踪服务与干预。对于处于亚健康状态者，对亚健康状态实施有效控制和管理追踪，建立医院独特信息管理，从亚健康产生的源头上切断致病因素。

**2. 健康教育**

（1）宣传网站　建立医院网站平台，提供常见病如高血压、糖尿病、慢性肝炎、妇科常见病等疾病的主要症状、治疗时机、日常注意事项等特色健康资讯服务，并且对体检的误区进行解释指导。

（2）宣传板报　根据常见病和多发病的预防、治疗、保健，采用图文并茂，通俗易懂的板报形式，对客户进行宣传。客户在候检时可以随时学习到健康知识。

（3）体检报告　个人的体检报告是最个性化的健康指导。报告中针对体检中的异常情况和不同的危险因素有针对性地提出个体化的健康管理方案，采取一系列干预措施，提供一整套健康服务。

（4）健康咨询　在体检报告发放后，个人可以得到一对一的健康咨询和其他健康管理服务。个人可以去健康检查中心接受咨询，也可以通过电话与健康管理师进行沟通，并且可以登录健康检查中心的网站，进行网上答疑。内容包括以下几方面：解释个人健康信息、健康评估结果及其对健康的影响，制订个人健康管理计划，提供健康指导，制订随访跟踪计划等。在这里，客户可以听取主检医生的报告分析，包括查出什么问题，有什么健康危险因素，还有最可能是什么原因造成了这个结果，需要怎么做，需要预防什么病。对常见的心血管、呼吸系统、消化系统的慢性病，配有专科医生进行指导，采取以全科医生为主，专科医生为辅的医生梯度配置。

（5）健康讲座　针对不同的客户，定期采取不同的健康讲座。对团队进行群体评估后，有针对性地对常见病进行上门健康讲座及咨询，进行群体干预；对于个体，通过专门的现代化示教室，运用多媒体手段进行常见病的普及教育，使客户意识到不良生活方式的影响，进而培养建立有益于健康的行为和生活方式。如针对目前白领中颈椎病发病率上升的趋势，有针对性地推广办公室简易保健操，对白领长期久坐生活方式进行调整。

（6）健康计划　为服务对象制订个体化的健康管理方案，提供系统健康干预措施，最重要的是个人付出行动来实施，包括慢性病的管理、定期健康体检、生活方式干预、膳食营养指导、心理健康指导等。例如，国外对很多疾病采用自我管理的模式，对一些慢性疾病如糖尿病，患者参与管理决策取得了肯定的效果。

## （四）追踪随访

医院可以为每位客户发放健康卡，同时建立计算机管理的健康档案，历次的体检情况可进行动态比较，并提供检后跟踪服务。客户足不出户即可随时登录医院网站进行个人健康档案查询。全方位的健康管理，不仅让客户了解自己的健康状态，还能够改变不良的生活习惯，接受健康教育、健康生活方式指导，融健康检查、健康咨询和健康促进为一体。

## 四、医院健康管理的效果评价

医院健康管理的效果评价可以引入相关评价量表，比如生命质量测定量表，对患者的健康相关生命质量进行综合测量，同时采用模糊综合评价法对健康管理效果进行评估。另外根据一般自我效能感量表、幸福度量表、家庭功能评估表、社会支持评定量表和卫生服务利用率情况等前后对照，特别是干预组与对照组的比较，对健康管理的效果进行定量评价，分析包括疾病控制率、药物治疗依从率、发病率、服药率、降低并发症率、致残率、死亡率、健康知识知晓率、机体健康相关指标等在内的各个指标。

## 视野拓展 9-1　常用生命质量测定量表

目前已报道的生命质量测定量表有数百种，其适用的对象、范围和特点各异。这里按时间先后简介一些较有代表性的量表。

1. KPS 量表　Karnofsky（1948）的行为表现量表，是医学领域中使用较早的测定量表。由医务人员根据病情变化对癌症患者的身体功能状况进行测评。

2. ADL 量表　Kats（1963）的日常生活独立活动指标。经修正和扩充后的 ADL 分两大部分：躯体活动和日常家务活动。主要应用于慢性疾病患者和老年人。

3. GHQ 量表　Berwick 等（1966）的总体健康状况量表。该量表原来主要用于精神心理评定，后来推广于一般的医学评定。GHQ-28 含四个方面：焦虑/失眠、严重压抑、社会功能障碍和躯体症状。

4. NHP 量表　McEwen（1970）建立的诺丁汉健康调查表，目的是评价个人对卫生保健的需求和保健的效果，内容包括 6 个方面的个人体验和 7 个方面的日常生活活动。

5. IMH 量表　Grongono（1971）的健康测定指数。选择了有关患者工作、娱乐、身体疾患和心理疾患等方面的 10 个项目，以 10 个项目的平均分为综合指标评价生命质量。

6. SIP 量表　疾病影响程度量表，包括 136 个问题，测定身体、心理、社会健康状况、健康受损程度、健康的自我意识等。

7. LASA 量表　Prestman（1976）的线性模拟自我评价量表，用于乳腺癌患者生命质量测定。

8. QWB 量表　Kaplan 等（1976）的生命质量指数，以指标定义清楚和权重合理而广为应用。

9. QL-Index 量表　Spitzer（1981）的生命质量指标。该量表包括五个方面：运动、日常活动、健康意识、家庭和朋友的支持、生命观，用于帮助医生估计严重疾病治疗效果和疾病减轻程度。

10. SF-36 量表　该量表是美国医学结局研究组（The Medical Outcome Study, MOS）研制的通用型简明健康状况调查问卷，适用于一般人群的生命质量测量、临床试验研究和卫生政策评价等。

11. WHOQOL-100 量表　该量表是 WHO 组织 20 余个国家和地区共同研制的跨国家、跨文化并适用于一般人群的普适性量表。

# 第三节　职业人群健康管理

近年来，职业病、慢性病对劳动力的危害引起了社会和企业的关注。职业病（occupational disease）是指企业、事业单位和个体经济组织等用人单位的劳动者在职业活动中，因接触粉尘、放射性物质和其他有毒、有害物质等因素而引起的疾病。我国职业病危害主要以粉尘为主，其次为中毒。目前，中国职业病分为10类115种。中国职业病有以下五个特点：①危害人群多、数量大。②分布行业广，中小型企业危害严重。③危害流动性大、转移严重。④隐匿性、迟发性，容易被忽视。⑤造成的经济损失大。中国是世界最大的发展中国家，由于长期以来的作业环境和生产模式，导致患职业病的人群居于世界首位。除了职业病会导致劳动者健康受到损害，工作相关疾病以及工伤同样对健康产生影响。职业人群健康管理的概念较广泛，包含职业健康和工作风险管理、员工健康促进和推广管理以及企业的医疗应急管理等三大方面，以实现职业人群健康价值的最大化。职业人群是富有生命力、创造力和生产力的宝贵社会资源，他们的身心健康将直接影响企业的生产效率和国民经济的发展，保护和促进职业人群的健康是"实现人人享有基本医疗卫生服务的目标"的重要内容。

## 一、职业人群健康管理的意义

随着中国职业病防治工作法制建设，职业病防治工作逐步走上正轨，职业人群的健康管理同时取得较大进展。2002年5月1日起正式实施的《中华人民共和国职业病防治法》为职业病的防治提供了法律保障，其中划定了企业的责任，主要内容包括建立职业健康管理组织机构、管理制度及操作程序，定期进行职业病危害因素检测与评价，开展职业卫生培训，组织劳动者进行职业健康检查等。除《中华人民共和国职业病防治法》，职业病防治规划、健康管理工作指导等相关法律法规也多次出台和修正。尽管如此，在工业化发展、经济转型时期，中小型企业的快速成长以及日益增长的竞争和压力的背景下，各种职业危害因素层出不穷，中国职业人群的健康状况仍不容乐观。如何在复杂的社会、工作环境中加强、改善职业人群的健康管理工作是政府及相关组织机构需要考虑的问题。

良好的职业人群健康管理是企业发展的重要核心竞争力之一，可以显著降低企业的总医疗保健费用；使员工精力充沛，显著提高劳动生产率；帮助企业吸引和留住高端人才而为企业的发展注入更多的创新思路。通过实施健康管理，职业人群的患病率、住院率会得到明显降低，职业人群的身心健康将会得到提高，进而提高企业的劳动生产率。在健康日益成为人们追求的重要目标之一的时代，职业人群健康管理方案的实施可以很好体现企业以人为本的管理理念，增加员工组织认同感和归属感，提高企业的凝聚力。此外，有效的职业人群健康管理也可以降低疾病风险，降低社会医疗费用，对提高社会劳动力都是大有裨益的。因此实施有效合理的职业人群健康管理计划必不可少。

## 二、职业人群健康管理的内容

### （一）职业健康和工作风险管理

职业健康和工作风险具有可预测性、可控制性，指的是职业活动中存在的各种危害健康的化学、物理、生物因素及在作业过程中产生的其他职业危害因素。用人单位应积极改善劳动条件，控制危害因素，防止或减少劳动者职业病的发生。职业健康和工作风险因素按照来源可分为以下几类。

**1. 生产环境危害因素** ①化学因素：第一类是有毒物质如铅、汞、苯、氯、一氧化碳、二氧化硫、有机磷农药等。第二类是生产性粉尘如铁尘、铝尘、石棉尘、煤尘、水泥尘、玻璃纤维尘等无机粉尘；皮毛尘、谷物尘、烟草尘、棉尘、合成纤维尘等有机粉尘。②物理因素：不良的物理因素或异常的气象条件如高温、低温、噪声、振动、高低气压、非电离辐射（如紫外线、红外线、微波、高频电磁场等）与电离辐射（如 α 射线，β 射线或中子流等）等，这些都可以对人体产生危害。③生物因素：生产过程中使用的原料、辅料及在作业环境中都可存在某些致病微生物和寄生虫，如蘑菇孢子、霉菌、布氏杆菌、炭疽杆菌、动物分泌物及羽毛等；医务工作者接触的传染性病源，如 SARS 病毒等。这些危害因素的强度或者浓度必须符合国家职业卫生标准。

**2. 劳动过程危害因素** ①劳动组织和制度的不合理：劳动休息制度不健全或不合理、劳动时间过长等。劳动中的心理（精神）过度紧张。②劳动安排不当或强度过大：劳动者的生理状况和安排的作业不适应或超负荷的加班。③个别器官或系统过度紧张：由于光线不足而引起的视力紧张等。④不良体位：使用不合理的工具设备或长时间处于某种姿势等。

**3. 工作场所危害因素** ①生产布局问题：生产场所设计不符合卫生标准或卫生要求，如厂房过矮、过窄，车间布置不合理等。②卫生设施问题：单位缺乏必要的卫生工程技术设施，如没有照明或通风换气设备，或未加净化而排放污水；缺乏防尘、防毒、防暑降温、防噪声等措施或设备不完善。③安全防护问题：可能发生急性职业损伤的有毒、有害工作场所未配置冲洗设备和现场急救用品，如携气式呼吸器、全封闭式化学防护服、给氧器、现场止血用品等。

### （二）员工健康促进和推广管理

企业对其所有员工应促进和坚持高质量的"人人享有卫生保健"，预防由于不安全和不卫生的工作条件所致危害健康的后果，通过组织员工定期体检，开展健康知识宣传等健康教育活动，促进员工身心健康，全面提高员工对健康的认识，提升员工自我保健和防病意识，倡导健康生活方式，培养良好生活习惯，树立正确健康理念。

**1. 健康体检** 建立员工健康档案，依据每年的体检结果及时对比与分析；根据行业特点和人员构成，选择有针对性的体检项目，进行全面体检；需出具翔实的员工体检报告，并发至员工本人；根据员工体检情况，可由体检中心进行综合对比与分析，建立健康评估模型，提供企业团体评估报告，以此建立员工多发疾病库。针对体检过程中有阳性结果的员工，必须第一时间通知单位及本人，发出预警信息，并向其介绍身体状况及疾病危害，有效指导就医。

**2. 健康教育**　企业可以与体检中心联合，采取不同形式对员工进行健康教育与宣传发动。如制定并下发《员工健康手册》，做到人手一本、适时更新；由体检中心指派专家，前来为员工提供多形式的健康讲座与健康咨询服务；在企业网站或杂志上分别开设"员工健康"专栏，定期发布和推广健康管理、健康知识等动态信息；利用工会活动等，通过联欢会、知识竞赛等多种方式，传播健康知识。

### （三）企业的医疗应急管理

企业的医疗应急管理，旨在建立快速反应和应急处置机制，以最大程度降低突发公共卫生事件造成的影响和损失，维护企业正常的生产经营秩序和企业稳定，保护广大投资者的合法利益，促进和谐企业建设。上述所称突发公共卫生事件是指突然发生，造成或者可能造成企业员工健康严重损害的重大传染病疫情、群体性不明原因疾病、重大食物和职业中毒、严重水灾、火灾、特大车祸、爆炸事故以及其他严重影响公众健康的事件。企业医疗应急工作实行预防为主、预防与应急处置相结合的原则。

**1. 应急预案**　为加强对突发事件的组织与领导，企业需成立突发事件应急处理领导小组及各类急救小组，抓好突发事件应急处理专业队伍的建设和培训。有关部门和小组在各自职责范围内做好突发事件应急处理工作。企业建立突发事件信息的收集、分析、报告、通报制度，建立突发事件预防控制体系，制定突发事件监测与预警制度，对早期发现的潜在隐患以及可能发生的突发事件做到及时报告。重点要配备相应的医疗救治药物、技术、设备和人员，提高应对各类突发事件的救治能力，把健康损害尽可能降到最低。

**2. 应急处理**　突发事件发生后，企业突发事件领导小组以最快速度对突发事件进行综合评估，以判断是否启动突发事件应急预案。若启动，各小组应当根据预案规定的职责要求，服从突发事件应急领导小组的统一指挥，立即到达规定岗位，履行职责。根据应急处理的需要，领导小组有权紧急调集人员、储备的物资、交通工具以及相关设施、设备；必要时配合政府部门进行人员疏散或者隔离，对传染病疫区实行封锁。参加突发事件应急处理的人员，应当按照突发事件的要求，采取防护措施，并在专业人员的指导下进行工作。

## 三、职业人群健康管理计划的实施与效果评价

### （一）职业人群健康管理计划的实施

职业危害因素预防控制的目的是预防、控制和消除职业危害，防治职业病，保护劳动者健康及相关权益，促进经济发展；利用职业卫生与职业医学和相关学科的基础理论，对工作场所进行职业卫生调查，判断职业危害对职业人群健康的影响，评价工作环

境是否符合相关法规、标准的要求。

职业危害防治工作，必须发挥政府、生产经营单位、工伤保险、职业卫生技术服务机构、职业病防治机构等各方面的力量，由全社会加以监督，贯彻"预防为主，防治结合"的方针，遵循职业卫生"三级预防"的原则，实行分类管理，综合管理，不断提高职业病防治管理水平。

**1. 第一级预防**  即病因预防，是从根本上杜绝职业危害因素的作用，通过改进生产工艺和设备，合理利用防护设施及个人防护用品，以减少工人接触的机会和程度。将国家制定的工业企业设计卫生标准、工作场所有害物质职业接触限值等作为共同遵守的接触限值或"防护"的准则，可在职业病预防中发挥重要的作用。

**2. 第二级预防**  即发病预防，指的是早期检测和发现人体受到职业危害因素影响所致的疾病。其主要手段是定期监测环境中职业危害因素和定期对接触者体格检查，评价工作场所职业危害程度，控制职业危害，加强防毒防尘，防止物理性因素等有害因素的危害，使工作场所职业危害因素的浓度（强度）符合国家职业卫生标准。对劳动者进行职业健康监护、职业健康检查，早期发现职业性疾病损害，鉴别和诊断。

**3. 第三级预防**  指对患有职业病的劳动者合理进行康复处理。主要包括对职业病患者的保障，对疑似患者的诊断，并保障患者享受应有的待遇，安排治疗、康复和定期检查活动，对已受损害的接触者应调离原工作岗位并妥善安置。

### （二）职业人群健康管理计划的效果评价

职业人群健康管理效果评价是汇总收集的主要健康信息（包括血压、血糖、尿酸、血脂等），对收集到的信息与正常值或正确的方式逐一对比的过程。如通过对管理组和对照组进行健康管理比较，观察健康管理有效性，对不同人群进行分组，观察不同组间健康管理效果；通过分析管理组不同健康管理频率的健康管理效果，了解健康管理频率与健康管理的相关性等。

实行职业人群健康管理计划，旨在改变职业人群的不良行为生活方式，降低危险因素，提高生活质量和改善人群健康水平。通常此项研究为期至少一年，根据流行病学资料、人口发病率或死亡率资料以及运用数理统计学方法，对职业人在工作中存在的与健康相关的危险因素进行测评，估计个体患病或死亡的危险性，预测个体降低危险因素的潜在可能性及可能延长的寿命的程度，并向个体进行反馈。

**1. 健康危险因素评价内容**  根据职业人群死因登记报告、职业病监测、职业人群健康档案等，获取当地性别、年龄和疾病分类的发病率或死亡率。采用自填式问卷调查、一般体格检查、实验室检查的方法收集行为生活方式、环境因素、生物遗传因素、医疗卫生服务和疾病史等内容。将危险因素转换为危险分数，危险分数 =1，表示评价对象所具有的危险因素相当于当地人群平均水平；危险分数 < 1，表示个体发生某病死亡的概率小于当地人群平均水平；危险分数 > 1，表示个体发生某病死亡的概率大于当地人群死亡率平均水平。危险分数越高，死亡率越大。

**2. 健康危险因素评价步骤**  收集的资料主要包括流行病学资料、职业人群死亡率资料等，按照数理统计的方法，计算危险分数有关资料，提出改变不良行为的建议，将结果告知被评价者，目的是为了促进职业人群改变不良的行为和生活方式，以提高生命质量。

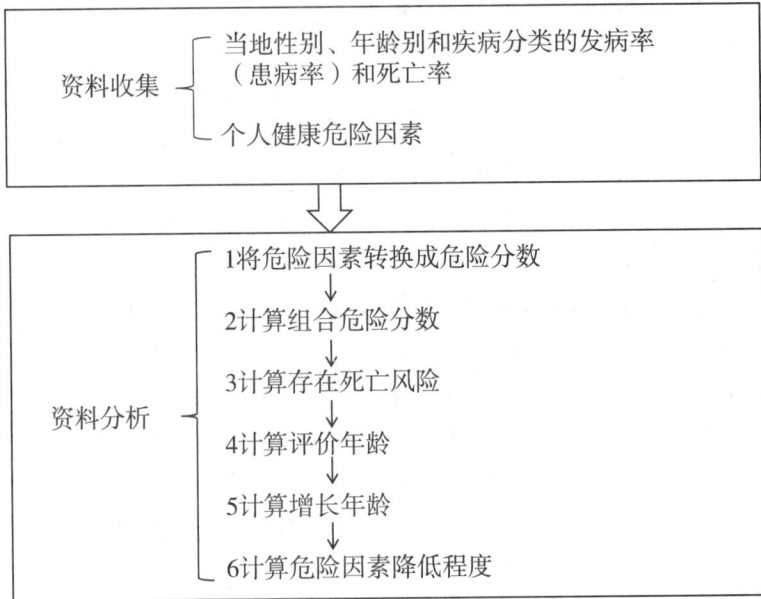

图 9-1　健康危险因素评价的步骤

# 第四节　社区健康管理

## 一、社区健康管理概述

社区（community）通常是由一定数量的社会群体或社会组织聚集在某一地域里所形成的一个生活上相互关联的大集体，是现今社会的基本单位，是有组织的社会实体。

社区健康是在限定的地域内，以需求为导向，维持和促进群体、整个社区的健康，包括健康教育、家庭计划、计划免疫、心理卫生、弱势人群的照顾等。

当前，慢性病已成为社区居民最主要的疾病负担，防治工作刻不容缓。健康管理作为全面干预可控危险因素的手段，是国际上公认的对慢性病防治具有显著效果的卫生措施。因此，建设以社区为主体的健康管理，是受益人群最多、最经济、最有效、最直接的方法。

长期的社区健康管理，既可以有效降低慢性病的发病率，又能控制慢性病居民病情的发展，是防治慢性病最为有效的手段。相比医疗高新技术对人群健康投资的回报率，健康管理具有更高的经济效益。有数据表明，现在在健康管理上每投入 1 元，未来就可获得 3～6 倍的回报；若加上由此产生的劳动生产力提高的回报，实际效益可达到投入的 8 倍。

## 二、社区健康管理的对象、基本内容和形式

### （一）社区健康管理的对象

社区健康管理主要以社区、家庭和居民为对象，主要承担疾病预防等公共卫生服务和一般常见病、多发病的基本医疗服务与管理。

**1. 个人** 一个人从出生到死亡的整个过程中，其健康状况的发展变化情况以及所接受的各项健康服务记录的总和。

**2. 家庭** 以家庭为单位，家庭成员和家庭整体在医疗保健活动中产生的有关健康基本状况、疾病动态、预防保健服务利用情况等的资料信息的总和。

**3. 社区** 以社区为范围，通过入户居民健康调查、现场调查和现有资料搜集等方法，收集、记录和反映社区主要健康特征、环境特征、现有资源以及其利用状况的信息，并在系统分析的基础上做出的社区健康诊断。

### （二）社区健康管理的基本内容

**1. 健康体检管理** 健康体检管理是以社区居民的健康需求为基础，本着早发现、早诊断、早治疗的原则，根据个人的年龄、性别、工作特点等选择体检项目。检查的结果对后期的健康干预活动具有明确的指导意义。

一般的体检项目：身高、体重、腰围、常规内外科检查、血压、心率、心电图、心脏彩超、颈动脉彩超、血脂6项检查、空腹血糖、血常规、尿常规、血黏度等。

**2. 健康状况评估** 健康状况评估是根据居民个人的健康史、既往史、家族史、行为生活方式、精神压力问卷调查等情况，为其提供反映各项检查指标的个人健康体检报告、个人总体健康评估报告、心理健康评估报告、精神压力评估报告、疾病危险度评估报告、运动状况评估报告的过程。

### 案例 9-1 POMR 健康问题记录方式 SOAP 书写范例

案例：女，68岁，2015年4月13日初次就诊。自诉患糖尿病12年，近2年来两小腿麻木，有时出现针刺样跳痛，上肢发麻，全身乏力，体检结果是：身高163cm，体重76kg，血压16/10.7kPa，心率82次/分，四肢"手套袜套"样对称性感觉障碍，双膝腱反射减弱，心电图正常，其余无异常表现。

| 日期<br>年 月 日 | 问题1 | 糖尿病 |
|---|---|---|
| | S<br>（主观资料） | 糖尿病12年，近两年来小腿麻木，时有针刺样跳痛。上肢发麻，全身乏力 |
| | O<br>（客观资料） | 身高163cm，体重76kg，血压120/80mmHg，心率82次/分，四肢"手套袜套"样对称性感觉障碍，双膝腱反射减弱，心电图正常，其余无异常表现 |
| | A<br>（评估） | 根据糖尿病病史，对称性周围神经病变，下肢比上肢严重，分布如"手套袜套"样的特点。诊断为糖尿病末梢神经病变；肥胖。鉴别诊断：应与营养缺乏性和代谢性周围神经炎、中毒性周围神经炎鉴别 |

续表

| 日期<br>年 月 日 | 问题1 | 糖尿病 |
|---|---|---|
| | P<br>（计划） | 1. 诊断计划<br>①血糖及肾功能检查<br>②肌电图检查<br>③查眼底<br>2. 治疗计划<br>①控制糖尿病<br>②缓解疼痛；止痛药<br>③维生素 $B_{12}$、$B_6$、$B_1$<br>④控制体重：避免食入高糖、高脂食物，限制热量摄入，规律锻炼<br>3. 病人指导计划<br>①饮食治疗的重要性<br>②强调遵循医嘱的重要性 |

**3. 健康管理咨询** 针对上述评估结果，社区应开展不同层次的个人健康咨询。

咨询方式包括：居民个人前往社区卫生服务中心健康管理科室或健康教育科室接受咨询；健康管理师通过电话、E-mail 提供咨询以及上门服务进行面对面交流沟通。

咨询内容包括：解释个人体检信息、健康评估结果及其对健康的影响，制订个人健康管理方案，提供健康指导，制订随访跟踪计划等。

**4. 健康管理跟踪服务** 社区个人健康管理跟踪服务的内容主要取决于被服务者的健康情况和现有资源的多少。

服务形式包括：通过互联网查询健康信息、接受健康指导、提供个性化的健康管理计划、定期寄送健康管理通讯、发送健康提示短信、监督随访等。

服务内容包括：检查健康管理计划的实施情况、检查主要危险因素的变化以及服务对象所遇到的问题等。

**5. 专项及疾病健康管理服务** 专项及疾病健康管理服务主要有精神压力缓解服务、戒烟服务、体育运动指导、营养及膳食管理、糖尿病管理、心血管疾病管理，以及疾病相关危险因素管理等。

**6. 健康教育讲座服务** 健康教育讲座也是健康管理服务的一项重要措施，对社区居民健康理念和卫生观念树立、营养改善、生活方式改变和疾病控制等都具有很好的效果。

### （三）社区健康管理的形式

**1. 建立健康档案** 以社区为单位，通过入户居民卫生调查、健康记录和现场资料搜集等方法，收集和记录反映其主要健康特征、环境特征、资源及其利用状况的信息，分别建立个人、家庭和社区健康档案。

通过对健康档案的建立，可以帮助社区医务人员了解服务对象，帮助他们建立新的健康观念，使社区医务人员真正成为社区健康知识的传播人，将过去坐堂应诊变为主动上门服务，互联网或电话的提前预约，进一步融洽了医务人员与社区居民的关系，也使广大居民能够支持与配合。

**2. 构建社区网络系统** 在国家推进信息化建设的大潮中，智能社区的构建成为信息化建设不可忽视的一部分。利用信息网络系统节省人力资源，输入居民身份证号、编号、姓名等即可查阅个人和家属信息，了解健康情况。由社区卫生服务机构统一规划，建立社区健康信息网络数字化平台，打造惠及基层的诊疗网络与档案库等。

**3. 设立社区健康管理中心** 健康管理不仅是一个概念，也是一种方法，更是一套完善、周密的服务程序，其目的在于使患者以及健康人群更好地恢复健康、维护健康、促进健康。社区卫生服务中心／站是开展健康管理的主要阵地，通过创建社区健康管理实验基地，将现有的所有社区卫生服务机构打造成"健康管理中心"，并在有条件的生活社区及功能社区中开展覆盖全人群的健康管理，从而更好地促进群体与个体的健康发展。

## 三、社区健康管理计划的实施与效果评价

### （一）社区健康管理计划的实施

社区健康管理计划的实施目标主要是解决社区里已经存在的或即将发生的健康问题，其中涉及在多长时间内，在什么地方，由谁来组织，针对哪些人，采用什么方法或手段，通过什么途径，达到什么效果等。

社区健康管理计划一般由社区卫生服务机构负责项目的组织实施工作。从不同的机构或人群出发，社区健康管理计划不尽相同，计划的实施也有所不同。

**1. 按不同健康管理者角色分**

（1）社区卫生服务机构 社区卫生服务机构的家庭医生被认为是卫生服务系统的"守门人"，是社区健康管理得以实现的关键。其职能可以概括为：健康服务的提供者；健康管理的教育者；健康管理计划的设计者；健康管理方案的协调者；健康信息的评估者。

（2）区域大型医院 区域大型医院往往给区域内社区的健康管理提供跟进式的服务，是解决社区居民生理健康问题的重要载体之一。其中参与社区健康管理较频繁的部门有如体检中心、保健科、健康服务中心等。

（3）社区志愿者 社区志愿者是社区健康问题中的一个非常重要的角色，通常我们称为义工，他们主要参与和解决与社区相关的各种健康问题，调动社区居民积极性，以更好实现社区健康管理的全覆盖。

（4）家庭保健员 家庭保健员，即协调健康管理角色，承担着实施自我健康管理的重任。在专业健康管理团队的指导下，对自身及家庭成员的健康状态或亚健康状态、疾病状态进行评估，根据医生提出的健康指导建议和方案有效执行，并对健康状态进行维护和控制，对亚健康状态实施一系列的健康管理对策，尤其是预防为主的干预对策，促

进亚健康状态向健康状态转化。

**2. 按不同疾病人群分**

（1）健康人群管理　针对健康人群，主要实施预防性的健康管理服务，包括健康生活方式指导、免疫接种等。

（2）慢性病管理　对社区重点慢性病和高危人群定期筛查，掌握慢性病的患病情况，一方面对慢性病进行分类监测、登记、建档、定期抽样调查，做好慢性病体检和防治管理工作；另一方面为慢性病患者建立健康档案，实行规范化、精细化的管理，做好跟踪随访工作并详细记录在案。

根据社区常见慢性病，又可见高血压的健康管理、糖尿病的健康管理、高脂血症的健康管理、冠心病的健康管理、肥胖的健康管理等。

①高血压的健康管理：查明高血压居民个体的健康危险因素是健康管理的第一步。首先要收集基本健康信息，包括一般情况调查，现在健康状况、既往史、家族史调查，血压测量，身高、体重、腰围的测量，生活习惯调查，血脂、血糖检查等。其次，对收集到的基本资料进行分析与评估。然后，针对引发高血压的主要危险因素进行健康干预。最后就是在开展生活方式指导后的一定期间，对其实际效果进行评估。

②糖尿病的健康管理：基本健康信息收集、对生活习惯进行评估以及对糖尿病的风险预测与评估。针对主要危险因素而开展糖尿病干预，包括三项关键内容：合理的营养与膳食指导、减肥、增加体力活动及运动。

③高脂血症的健康管理：基本健康信息收集；对收集到的基本资料进行分析；对高血脂疾病绝对风险预测与评估：通常结合年龄、性别、BMI，对血压、血脂、血糖的检查结果等进行高血脂疾病综合风险评估；针对主要引发血脂异常的危险因素进行健康干预，开展膳食、运动和戒烟等生活方式的指导。

④冠心病的健康管理：一级管理针对有心血管病危险因素存在，但尚未确诊冠心病人群采取预防措施，如戒烟、减重、适量运动、心理干预、血压控制、调脂治疗等，控制或减少心血管疾病危险因素，并维持稳定，以减少冠心病的发病率、死亡率与致残率。二级管理针对慢性稳定性心绞痛，有心肌梗死的病史、血管重建病史和或心电图缺血的证据，有冠状动脉造影异常或负荷试验异常而无相应症状者，进行预防干预、追踪督促、病后咨询等健康管理外，还要在专科门诊指导下进行药物治疗，以防止疾病复发或加重。三级管理是对急性冠脉事件的抢救，以及预防再次梗死与死亡危险，其中还包括康复治疗。对于不稳定心绞痛和急性心肌梗死发病期，需积极抢救和院内治疗。

⑤肥胖的健康管理：一级肥胖健康管理是针对一般人群的群体预防，把监测与控制超重与预防肥胖发展以降低肥胖症患病率作为预防慢病的重要措施之一，定期监测抽样人群的体重变化，了解其变化趋势。二级肥胖健康管理是针对高危人群的选择性干预。对高危的个体或人群重点预防其肥胖程度进一步加重，积极预防相关的并发症。三级肥胖健康管理是对肥胖症和伴有并发症的患者进行干预，预防其体重进一步增长，最好使其体重有所降低，并对已出现并发症的患者进行疾病管理，如自测体重，制定减重目标，指导相应的药物治疗方法，通过健康教育提高患者对肥胖可能进一步加重疾病危险

性的认识，监测有关的危险因素等。

（3）**传染性疾病管理** 对社区传染病进行有效管理，可以降低传染病发病率，并提高基础免疫接种率。对社区突发的公共卫生事件，通过监测预警、信息分析，发现异常，启动应急预案，采取相应措施，控制疫情传播、流行与蔓延，从而减少对社区居民及社会的影响与危害。

**3. 按不同管理人群分**

（1）**妇女健康管理** 妇女健康管理计划主要是为月经期妇女、孕产妇、中老年妇女、更年期妇女等提供规范化、综合性的健康管理。通过控制女性疾病的社会和个体风险，早诊断、早治疗，减少女性疾病经济负担，提高患者自我管理和家庭督导能力。

社区妇女健康管理项目如早孕建册，孕中期访视和重点孕妇管理，产后家庭病床访视，孕妇健康教育，流动人口孕产妇管理，妇保信息化管理，乳腺检查与保健，计划生育咨询等。

（2）**儿童健康管理** 儿童健康管理计划主要是为儿童和家属提供个体或群体的规范化、综合性的管理，其社区服务项目包括：新生儿访视，新生儿满月、婴幼儿和学龄前儿童健康管理，儿童体格检查与健康评估等。

（3）**老年人健康管理** 老年人健康管理计划主要是为社区老年人提供个体或群体的规范化、综合性的管理，为老年人提供疾病预防、自我保健及伤害预防的指导，减少健康危险因素，有效预防和控制慢性病。

社区老年人健康管理服务项目主要有：老年人健康生活方式和健康状况评估，体格检查（包括血压、体重、皮肤、淋巴结、心脏、四肢肌肉关节等），辅助检查（包括血常规、尿常规、血脂、血糖、肝功、肾功、心电图等），老年人健康教育（如慢性病危险因素、流感疫苗接种知识、骨质疏松预防及防跌倒措施、意外伤害和自救等）。

## （二）社区健康管理计划的效果评价

健康管理计划是一个长期、持续的管理过程，在开展生活方式等指导与干预后的一定时间，应对其实际效果进行评估。一般以2个月为宜，因为无论是营养指导或是身体活动指导，2个月都应该显示其健康效应。这时一方面应询问被检查者生活习惯的改善情况，另一方面检查其血压、血脂、血糖、体重等的健康变化，并与上一次进行比较、分析，总结成功的经验和失败的教训，修正干预计划与指导方法，以更好地继续下一步的健康管理与健康促进。要强调的是，即使被检查者仅有较小的改善（生活习惯或体检指标），也要充分予以肯定并大加鼓励，以便被管理者坚持下去，最终取得较大的健康效应。

社区健康管理计划的效果评价内容主要包括健康管理目标人群覆盖率、满意率，目标人群行为改变（包括健康知识知晓率、健康行为形成率、健康技能掌握率）、患病率及健康管理计划实施情况等。

**1. 目标人群覆盖率** 指健康管理覆盖社区范围和覆盖人数的总称。对社区相关健康管理部门提供的目标人群覆盖率真实性的管理，是社区对居民健康管理实施规范化管理的内容之一。

**2. 目标人群满意率**　指在一定数量的健康管理社区居民中表示满意的居民所占的百分比，是用来测评居民满意程度的一种方法。满意是一种心理感受程度，居民满意与否，取决于居民接受健康管理与服务的感知同居民在接受之前的期望相比较后的体验。

**3. 健康知识知晓率**　通过社区健康管理后或在健康管理过程的某一阶段中，居民已经知道的健康知识占应知道的健康知识的比率，以此考核健康管理计划带来的成效，衡量社区健康管理实施的价值情况。

**4. 健康行为形成率**　指在健康行为调查中，某种健康行为形成的人数占被调查的总人数的百分比，或针对某个人的调查，已形成的健康行为数占被调查健康行为总数的百分比。

**5. 健康技能掌握率**　指在健康技能调查中，某项健康技能掌握的人数占被调查的总人数的百分比，或针对某个人的调查，已掌握的健康技能数占被调查健康技能总数的百分比。

**6. 患病率**　也称现患率，是指某特定时间内总人口中某病新旧病例之和所占的比例。患病率可按观察时间的不同分为期间患病率和时点患病率两种。对慢性病进行现况调查，最适宜计算的指标即为患病率。

**7. 计划执行率**　顾名思义，计划执行率就是执行的项目数与计划项目数之比。此处也代表对社区健康管理计划执行情况的一个反馈。

# 第十章　健康管理在健康保险中的应用 ▷▷▷▷

## 第一节　健康保险基本知识

人们的日常生活中存在诸多的健康风险，它们的发生有很大的随机性、不确定性和不可避免性。健康保险最初从伤害保险开始，发展至今已经涵盖了医疗保险、疾病保险、收入保障保险等多个领域，保障人们在遭遇健康风险时可以得到基本的医疗服务，减轻经济负担。健康保险是我国医疗保障体系的重要组成部分，从 2006 年 9 月 1 日起正式实施《健康保险管理办法》（简称《保险法》）。

### 一、健康保险的概念、特点和分类

#### （一）健康保险的概念

健康保险（health insurance）是以被保险人的身体为保险标的，对被保险人因疾病或意外伤害所发生的医疗费用或导致的损失进行补偿的一种保险，还包括因为年老、疾病或伤残导致需要长期护理给予经济补偿的保险。健康保险的概念有广义和狭义之分。狭义的健康保险通常是指医疗保险，即对被保险人医疗费用损失进行补偿的保险。广义的健康保险是指对被保险人因疾病、意外伤害、残疾等所造成的经济损失进行补偿的保险，其中经济损失包括直接经济损失（如诊疗费、药费等因就医直接支付的医疗费用所带来的经济损失）和间接经济损失（如工资损失、疾病所致失能、家属陪护等因就诊而间接带来的损失），以及提供预防、保健、康复等服务。

#### （二）健康保险的特点

健康保险和社会经济、政治制度以及医学的发展、卫生服务状况、卫生事业在国民经济中的地位和作用等因素有关。我国健康保险呈现以下几个特点。

**1. 健康保险具有法律和商品双重属性**　从存在的自然形态来看，健康保险具有法律和商品双重属性。我国的健康保险主要包括社会医疗保险和商业健康保险。其中，社会医疗保险是国家通过立法形式强制执行的保险，商业健康保险是保险双方依据《保险法》的规定签订合同来明确各自权利与义务。另外，健康保险中，被保险人的健康风险作为一种特殊商品，以小额的保费支出转嫁给了保险人，这种等价交换的关系体现了健康保险的商品属性。

**2. 健康保险具有互助共济和社会经济性质**　健康保险是自助和他助相结合的行为。健康保险是按照大数法则，在整个社会范围内筹集和调剂使用资金，当少数人发生健康风险时，由多数人分担其危险，形成一种互助共济的关系，达到均衡负担和分散风险的目的。

健康保险是一种社会制度，也是一种分配制度，必然具有其社会经济性质。健康保险在健康风险发生后对被保险人给予经济补偿，减轻了个人的经济负担，保护生产力，对用人单位、社会生产和国民经济发展有重要意义。健康保险在提供健康保障的同时，还可以化解健康风险的危害，进行国民收入的再分配，促进社会公平，维护社会稳定。

**3. 健康保险具有社会福利性和公益性**　社会医疗保险是由国家和政府直接承办，它体现社会和政府的责任，不以营利为目的，具有福利性。它在被保险人出现健康风险时给予补偿，帮助其恢复健康，有益于家庭生活保障，生产和再生产社会劳动力，维护社会再生产的正常进行，有利于社会生产的繁荣发展，因而具有公益性。

### （三）健康保险的分类

健康保险的分类没有统一标准，根据各自研究角度、参照标准的差异，健康保险分类方式繁多。在本教材中，以组织形式的差异作为分类标准，将健康保险分为社会医疗保险、商业健康保险、管理式医疗和自保计划四类。

**1. 社会医疗保险**　社会医疗保险是国家通过立法形式强制实施，由政府、公司、员工及自雇者按照法定比例强制缴纳社会医疗保险费，构成医疗保险基金，用于支付疾病预防、医疗服务计划及部分公共医疗服务的一种医疗保险制度。社会医疗保险是我国医疗保障体系的主要组成部分。

**2. 商业健康保险**　商业健康保险是指对被保险人在疾病或意外事故致伤害时的直接费用或间接损失获得补偿的保险，包括疾病保险、医疗保险、收入保障保险和长期看护保险。它是被保险人与保险公司双方自愿签订合同。

**3. 管理式医疗**　管理式医疗起源于20世纪60年代的美国，即蓝盾与蓝十字计划。它是把提供医疗服务与提供医疗服务所需资金（保险保障）结合起来，通过保险机构与医疗服务提供者达成的协议向投保者提供医疗服务。管理式医疗是一种集医疗服务提供和经营管理为一体的医疗保险模式，目标是以尽可能低的成本提供尽可能高质量的服务，关键在于保险公司直接参与医疗服务体系的管理，从而有效控制风险，降低费用。

**4. 自保计划**　自保计划是指雇主通过部分或完全自筹资金的方式为其雇员提供医疗费用保险或残疾收入补偿保险，并因此而承担部分或全部的理赔风险。

## 二、健康保障体系

### （一）健康保障体系简介

医疗保障制度是指国家和社会团体在劳动者或公民因疾病或其他自然事件及突发事件造成身体与健康损害时对其提供医疗服务或对其发生的医疗费用损失给予经济补偿而

实施的各种制度的总称。它是健康保障的一项重要内容。健康保障是在医疗保障的基础上发展起来的，它将预防保健、疾病治疗、护理康复、心理咨询、健康教育等作为保障服务的内容，形成了健康保障制度。

健康保障体系包括社会医疗保险、商业健康保险和个人负担。健康保障体系具有很高程度的本地化特点，而各国在政治、经济、文化等诸多方面均存在差异，因此每个国家所建立的健康保障体系是不同的。各国所采取的健康保障制度中最具代表性的为以下四种。

**1. 国家医疗保险模式**　国家（全民或政府）医疗保险模式（national health service）是政府直接举办医疗保险事业，政府在老百姓纳税后拨款给公立医院，医院直接向居民提供免费（或低价收费）的医疗预防保健服务。这是一种福利型模式，覆盖面一般是本国全体公民，保险基金主要由国家财政提供，医疗资源按照计划方式进行配置。目前采用这种模式的有英国、瑞典、丹麦、加拿大等国家。

**2. 社会医疗保险模式**　社会医疗保险模式（social health insurance）是由国家通过立法形式强制实施的一种健康保障制度，健康保障基金社会统筹、互助共济，主要由雇主和雇员按照一定比例缴纳，政府酌情补贴。目前采取这种模式的主要有德国、日本、法国、意大利等国家。

**3. 商业医疗保险模式**　商业（市场）医疗保险模式（private health insurance）也称自愿医疗保险，按照市场自由法则自由经营，参保自由，自愿入保，缴纳保费，适合于满足需方的多层次需求。采取这种模式的代表性国家是美国。

**4. 储蓄医疗保险模式**　储蓄医疗保险模式是依据法律规定，强制性以家庭为单位储蓄医疗基金，把个人消费的一部分以个人公积金的方式储蓄转化为保健基金。目前采取这种模式的代表性国家是新加坡。

### （二）中国健康保障体系

我国正在努力构建一个多层次的健康保障体系，它是以社会医疗保险为主体，以商业健康保险为补充，同时也纳入了医疗福利和医疗救助。但是，作为一个发展中国家，我国的经济发展水平仍不高，医疗福利和医疗救助的保障范围和保障程度有限，人们的医疗保障尚由社会医疗保险和商业健康保险构成。我国的社会医疗保险包括基本医疗保险（个人账户、统筹基金）、补充医疗保险（公务员医疗补助、企业补充医疗保险）和大额医疗费补充保险三部分。

**1. 基本医疗保险**　它是医疗保险体系的基础，实行个人账户与统筹基金相结合，能够保障广大参保人员的基本医疗需求。

**2. 补充医疗保险**　它是基本医疗保险的补充形式，是由用人单位和个人自愿参加的。补充医疗保险是在单位和职工参加统一的基本医疗保险后，由单位或个人根据需求和可能原则，适当增加医疗保险项目，来提高保险保障水平的一种补充性保险。

**3. 大额医疗费补充保险**　它属于基本医疗保险的补充形式，保险金由用人单位缴纳或由用人单位与其职工（包括退休人员）共同缴纳，主要用于支付基本医疗保险统筹基金最高支付限额以上部分的医疗费用。

## 三、社会医疗保险的特点和基本原则

### （一）社会医疗保险的特点

**1.承保对象的普遍性** 每个公民都有获得医疗保障的权利，疾病风险又是每个人都无法回避的，因此，原则上社会医疗保险的覆盖对象应该是全体公民。

**2.涉及面的复杂性** 医疗保险涉及医疗机构、患者和保险服务提供方，甚至有时会涉及用人单位等多方之间复杂的权利和义务关系；不仅与国家经济发展水平和医保政策有关，而且受到医疗服务供方和医疗服务过程的影响。

**3.保险期限的短期性** 疾病的发生往往是随机的、突发的，使得社会医疗保险提供的补偿也是短期的、不可预测的。

**4.医疗给付的补偿性** 社会医疗保险基金筹集和使用的目的是有明确规定的。为确保其基金专款专用，国家相关管理部门主要采取医疗给付的形式补偿医疗服务享受者。

**5.费用控制的困难性** 每个人都会遇到疾病风险，甚至会遇到多次疾病风险，加上疾病本身的复杂性，社会医疗保险的赔付率较高，费用难以控制。同时，社会经济的发展，人口老龄化严重，诸多新医疗设备和医疗技术的使用，再加上人们对健康的需求越来越高，都使得医疗费用在不断地增加。

### （二）社会医疗保险的基本原则

**1.强制性原则** 社会医疗保险是国家立法强制实施的社会保障制度。在国家相关法律规定范围内应该投保的单位和个人必须参加保险，按照规定缴纳医疗保险费用，不允许自愿。

**2.社会性原则** 社会医疗保险的对象是全体劳动者和社会成员。它遵循社会共同承担责任和分担风险的原则，国家通过对医疗保险基金的筹集和再分配，分摊各被保险人的治疗费用，谋求社会多数人的利益。

**3.保障性原则** 参加社会医疗保险的成员具有获得基本医疗保障的权利，同时也有相对应的义务。

**4.补偿性原则** 参加社会医疗保险的成员在遭受疾病风险时，可以及时获得符合医保政策规定的、合理的经济补偿。

**5.共济性原则** 社会医疗保险是通过社会力量举办，大家共同筹集保险费用，由社会保险机构统一调剂，互助共济，支付保险金和提供服务。

**6.专项基金原则** 社会医疗保险的基金来源于专项保险费收入，按照"现收现付"的原则筹集，并根据"以收定支，收支平衡"的原则进行支付。

## 四、商业健康保险的分类和特点

### （一）商业健康保险的分类

商业健康保险种类繁多，根据不同的分类标准划分的种类也不同。

1. 根据保险责任的不同，商业健康保险可以分为：疾病保险、医疗保险、失能收入损失保险和护理保险。其中，疾病保险是指以保险合同约定的疾病的发生为给付保险金条件的保险；医疗保险是指以保险合同约定的医疗行为的发生为给付保险金的条件，为被保险人接受治疗期间支出的医疗费用提供保障的保险；失能收入损失保险是指以保险合同约定的疾病导致工作能力丧失为给付保险金的条件，为被保险人在一定时期内收入减少或者中断提供保障的保险；护理保险是指以因保险合同约定的日常生活能力障碍引发护理需要为给付保险金的条件，为被保险人的护理支出提供保障的保险。

2. 根据保险金给付的性质，商业健康保险可以分为：费用补偿型、住院津贴型和定额给付型保险。费用补偿型医疗保险是根据被保险人实际发生的医疗费用支出，按照约定的比例报销，但总金额不能超过该险种的保险金额；住院津贴型保险是保险公司根据被保险人的住院天数给付保险金的保险品种；定额给付型保险指保险金额是投保双方在签订合同时已经确定，被保险人初次患合同中规定的疾病并确诊，保险公司按照合同规定向被保险人一次性给付保险金。

3. 根据保险期限长短的不同，商业健康保险可以分为：长期健康保险和短期健康保险。长期健康保险指保险期限超过 1 年或者保险期限虽不超过 1 年但含有保证续保条款的健康保险；短期健康保险指保险期限在 1 年及 1 年以内，且不含有保证续保条款的健康保险。

4. 根据投保对象的不同，商业健康保险可以分为：个人健康保险和团体健康保险。个人健康保险是指投保人以自然人的身份，向保险公司投保健康保险的一种方式；团体健康保险是指企事业单位以法人身份，为本单位成员投保健康保险并因此与保险公司签订健康保险合同的一种方式。

5. 按照险种性质的不同，商业健康保险可以分为：主险和附加险。主险是指可以单独投保的险种；附加险是指不能单独投保，只能在投保某主险之后才可以投保的险种。

### （二）商业健康保险的特点

**1. 自愿性** 商业健康保险强调自愿性。商业健康保险产品作为一种商品，由投保人根据自身的需求和经济状况自行决定是否购买。

**2. 营利性** 商业健康保险完全是市场行为，保险公司追求的是利润最大化。

**3. 选择性** 商业健康保险的自愿性使得投保人可以选择保险公司和保险产品，同时商业健康保险的营利性使得保险公司可以选择投保人和被保险人。保险公司更愿意选择年轻的、健康状况较好的低风险人群承保，而对于年龄较大、非健康人群及从事危险职业的人群等高风险人群，保险人更倾向于拒绝承保或者加费承保。

# 第二节　健康保险对健康管理的需求与应用

## 一、健康保险对健康管理的需求

健康保险是以经营健康风险为核心内容的金融服务业，对其运营而言，一方面需要控制由于医疗技术、医疗服务提供方的欲望所造成的不可控医疗费用的发生；另一方面需要控制出险率和降低出险率，减轻保险公司的赔付负担。在保险业中，健康管理的核心内容是医疗保险机构通过对其医疗保险客户（包括疾病患者或高危人群）开展系统的健康管理，达到有效控制疾病的发生或发展，显著降低出险概率和实际医疗支出，从而减少医疗保险赔付损失的目的。由此可以看出，健康管理具备了健康服务与风险管控的双重功能，因此健康保险对健康管理的需求主要体现在以下两个方面。

### （一）健康保险对健康管理服务提供的需求

健康保险主要提供疾病及医疗费用的保障。随着我国经济和医学的快速发展，人们健康观念的转变与提高，保险公司仅提供一般性的投保、理赔、保全等服务，已经难以满足客户的多层次需求了。由于现阶段我国医疗服务体系尚不健全，缺乏健康维护方式与手段，参保人员在选择健康保险产品时，其内在需求已不仅仅局限于费用保障的范围，而是希望通过保险公司搭建的医疗服务网络与健康服务平台，获取更多的、更好的预防保健和诊疗服务。另外，健康保险业务的特殊性使其服务内涵已经逐步延伸到与参保人员关系密切、专业性很强的医疗、预防、保健服务等范畴。因此，通过提供全方位的健康服务与健康指导，不仅利于提高客户的忠诚度，增加收益，还有利于树立企业服务形象、形成专业品牌、创造差异化竞争优势，增强企业的竞争力。

### （二）健康保险对健康管理风险管控的需求

经营风险是保险行业的核心内容，为了追求利益最大化，必须有效地控制经营过程中各个环节的风险。健康保险在健康风险的防控局限于事前预防和事后补救，效果不理想。健康管理是健康保险的基础，是控制健康风险从而控制成本达到盈利的必不可少的手段和工具。健康管理强调事前和事中的风险控制，使健康保险向事前、事中、事后全程管理发展，通过医疗网络服务平台的搭建以及医疗保健服务的提供，主动为客户提供健康管理服务，有效介入参保人员的诊疗活动过程，充分发挥检测与管理作用，控制风险发生的概率及大小。

## 二、健康保险中实施健康管理的意义

健康管理与健康保险关系密切，互相促进，协调发展。健康管理概念最早由美国的健康保险业提出，健康保险对健康管理行业的产生与发展起到了重要影响。第一，健康保险业为控制医疗费用成本而开展的健康管理探索工作，直接促进了健康管理的产生和发展。第二，健康保险业成熟广泛的渠道和平台，有利于健康管理产品和服务的推广与应用。第三，随着健康保险的日益成熟，其完善的服务体系和较高的市场认可度与市场影响，有利于提高健康管理的认可度。而健康保险的发展则需要健康管理作为体现特色服务、实施风险控制的手段，将健康管理引入健康保险行业所产生的影响，主要体现在以下几个方面。

### （一）控制或减少健康风险的发生，有效降低医疗费用的支出

入保前，保险公司通过健康体检和健康告知等手段广泛收集客户的健康资料，通过健康风险评估，及早发现健康危险因素并对未来可能出现的健康风险进行预测，制定合适的费率标准，避免逆选择带来的损失。保险公司在承保后，可以通过主动为客户提供健康促进、预防保健、康复指导等专业化的多种健康管理服务，增强客户的健康意识，改善不健康的生活方式，减少或降低危险因素的影响，控制或降低疾病的发生。健康风险的降低不仅可以提高参保人的健康水平，还可以减少医疗费用的支出，提高客户满意度，促进销售，从而有效地增加保险公司的收益。

### （二）控制或规避道德风险的产生，避免医疗资源的过度消费

通过健康管理提供给参保人员专业性很强的医疗、预防、保健等服务，帮其建立良好的生活方式，减少健康风险的发生，可以有效地减少不必要的卫生资源消耗。另外，健康管理可以帮助参保人提高健康意识，强化健康常识，使其在诊疗活动中与医生进行良好的互动，提高诊疗的合理性，避免大处方和诊疗技术的滥用，减少因信息不对称导致的道德风险，同时也有利于缓解医患矛盾。

### （三）完善健康保障服务，拓展健康保险市场空间

将健康管理引入健康保险中，随着健康评价及健康管理技术的发展，健康保险形成了事前、事中、事后全面管理的模式，借助其广泛的平台，充分整合了卫生资源，为参保人员提供了充分而全面的健康服务。通过优质健康咨询与健康指导，解决了参保人员的部分医疗保健需求，提高满意度，增强客户对保险公司的信任与认可，有利于保险业务的发展。

## 三、健康管理在健康保险中的应用

### （一）健康保险业中健康管理的体系构建

构建完整的运营体系，主要包括3个方面：第一，搭建服务支持平台，确保健康服务与风险管控的顺利实施，如合作医院、医师队伍、其他服务机构、服务与管理技术、标准化体系等；第二，建立完善的服务体系，涉及健康、疾病、诊疗、康复全过程，包括咨询、指导、评估、干预等多种形式，有机组合形成完整的服务流程和服务计划；第三，建立健康诊疗风险控制模式，从疾病发生风险、就诊行为风险和诊疗措施风险等方

面，进行健康诊疗信息收集、风险分级评估和高危对象筛选，采取疾病管理、案例管理、第二诊断意见等手段，有针对性地实施风险防范与干预。

### （二）健康保险的健康管理运行模式

**1. 以家庭医生服务团队或初级保健医生服务网络为核心的运行模式**　该模式具有良好的投入产出比，服务的及时、便捷更加体现了效率原则。

**2. 与各类医疗保健机构协作的模式**　包括健康体检机构与家庭医生服务团队协作、专科医院和医疗中心与家庭医生服务团队协作。

**3. 管理式医疗保险**　即把商业经营管理的机制引入健康保险领域，以市场为导向，把医疗服务的提供与所需资金的供给结合起来加以经营。

# 第十一章 健康管理服务营销 ▷▷▷

## 第一节 健康管理服务营销概述

### 一、健康管理服务营销相关的若干概念

#### （一）营销的概念

对于市场营销的概念的表述有许多种。美国学者基恩·凯洛斯曾将各种市场营销的定义分为三类：一是将市场营销看作是一种为消费者服务的理论，二是强调市场营销是对社会现象的一种认识，三是认为市场营销是通过销售渠道把生产企业同市场联系起来的过程。美国市场营销协会将市场营销定义为：创造、传播、交付和交换那些对顾客、客户、合作伙伴和社会有价值的市场供应物的活动、制度和过程。美国营销学家菲利普·科特勒（Philip Kotler）将市场营销定义为：个人和组织通过创造并同他人交换产品和价值以满足需求和欲望的一种社会管理过程。营销主体必须抓住市场需求，针对市场开展各种经营活动、销售行为，最终实现有利交换。营销不等同于推销，是企业的核心职能，它不仅限于产品交换和流通的过程，也包括了产前及产后活动，核心思想是交换。

#### （二）服务营销的概念

健康管理营销属于服务营销。服务营销与市场营销具有一定的差别。服务营销，一般是指依靠服务的质量取得顾客的良好评价，以口碑的方式吸引、维护和增进与顾客的关系，从而达到营销的目的。

#### （三）健康管理服务营销的概念

结合健康管理及营销的概念，本教材将健康管理服务营销定义为：实施健康管理服务的个人或群体通过创造健康管理产品及价值，进行与市场有关的一系列管理活动或业务活动，变潜在交换为现实交换，在满足人们的健康需求的同时，实现健康管理营销者的目标和任务的一种社会与管理过程。

## 二、健康管理服务营销的观念

产业革命之后，手工业生产逐渐被社会化大生产取代，市场经济逐渐发展，市场营销实践活动取得实质性进步，市场营销工作起初以"生产观念"和"产品观念"为主，继而是"推销观念"，20世纪70年代后，又出现"整合营销""关系营销""文化营销"等观念。健康管理发源于保险产业，发展时间不长，需要现代营销观念指导，具体包括以下几个方面的具体内容。

### （一）整合营销观念

彼得·杜拉克曾指出："营销是如此基本，以致不能把它看成是一个单独的功能，从它的最终结果看，也就是从顾客的观点看，营销是整个企业的活动。"所以整合营销就是把健康管理机构的所有传播活动进行整合，使每一种传播方式都可以发挥优势，相互补充，又要保证消费者从不同渠道获得对健康管理机构的一致的信息，加深消费者对公司的认知，提升知名度或忠诚度。

### （二）关系营销观念

关系营销就是要与关键的利益相关者建立起彼此满意的长期关系，以便赢得和维持商务业务。健康管理机构要处理好与消费者、员工、营销合作伙伴、财务团体、竞争者、社区公众、政府部门、大众传媒的关系，与他们建立起密切、持久的关系，最终建立起营销网络，从而有利于健康管理机构营销活动的开展。

### （三）文化营销观念

传统营销以有形产品为中心，而文化营销是有意识地通过发现、甄别、培养或创造某种核心价值观念来达成企业经营目标的一种营销形式。强调健康管理机构要通过创造某种价值观或顺应顾客的价值观需求，从产品服务、品牌文化、企业文化层面开展文化营销，引导新型消费观念和消费方式，赋予品牌丰富内涵，塑造企业良好形象，从而实现成功的营销。

### （四）绩效营销观念

在市场经济体制下，健康管理机构需要了解营销活动为公司和社会带来的财务回报和非财务回报，不仅要在营销活动中降低成本、减少消耗、提高销售收入，还要关注市场占有率、顾客满意度、顾客流失率等绩效指标，同时考虑法律、道德、社会等因素的影响，尽可能取得最大的社会效益和经济效益。

### （五）内部营销观念

内部营销是指雇佣、培养、激励那些想要为顾客提供优质服务而且也有能力这样做的员工。内部营销能够使全员坚持适当的销售准则，避免在没有准备好优质服务之前向顾客做出承诺，每一名员工都是营销主体，保证销售目标和销售质量，共同努力实现顾客目标。

## 三、健康管理机构的营销管理过程

健康管理机构的营销管理过程是指健康管理机构发现、分析评价、选择和利用市场机会，以实现健康管理机构运营任务和目标的过程。

健康管理机构的营销管理过程主要包括：健康管理服务信息的收集和处理—健康管理机构自身经营的优势和劣势、机会和威胁分析—健康管理机构目标市场的确定—健康管理机构营销目标的确定—健康管理机构营销组合的策划—营销计划的组织、实施和控制—营销方案的评估、检讨与调整。

### （一）健康管理服务信息的收集与处理

健康管理机构不可能对所有的环境要素都进行分析，通常只是分析对本健康管理机构有影响的因素。

**1. 微观因素** 微观因素主要包括内部员工状况、目标消费者动态和竞争者战略等。内部员工的情绪状况和工作态度，直接影响着健康管理机构的运行效率和运行效果。健康管理机构需要通过建立制度、采用相应的方法来与内部员工进行沟通，了解员工的想法和态度。目标消费者的需求变化左右着健康管理机构的营销方向，健康管理机构必须开展调查，追踪消费者需求动向，及时调整营销活动。

**2. 宏观因素** 宏观因素主要包括健康管理机构所在地区的人口状况，如人口规模、结构、教育水平、地理分布和人口流动等，它直接影响着该地区的市场容量和特点；国家有关立法部门和政府部门有关法令、法规的颁布和修改，给健康管理机构带来新的市场机会或造成发展障碍等。此外，还需要分析社会文化环境、自然环境等。

### （二）健康管理机构自身经营的优势和劣势、机会和威胁分析

分析健康管理机构内外环境形成的优势（strengths）、劣势（weakness）、机会（opportunities）、威胁（threats），通常称其为SWOT分析法。其分析过程如图11-1所示。

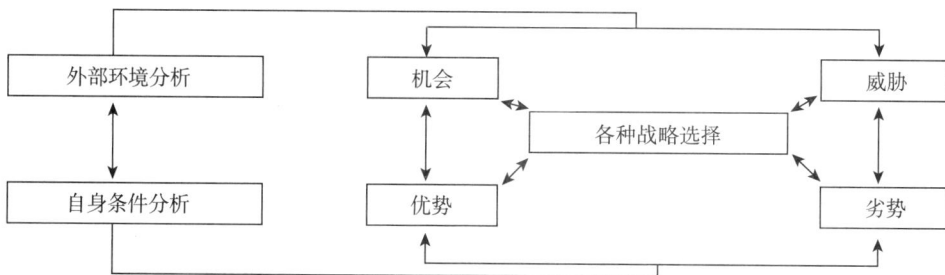

图 11-1 SWOT 分析示意图

**1. 健康管理机构的优势和劣势分析** 健康管理机构的优势和劣势分析一般从以下几

个方面展开。

（1）健康管理机构在行业中的地位。

（2）健康管理机构在目标市场中的信赖度、忠诚度。

（3）健康管理机构的资本状况及融资能力。

（4）健康管理机构服务产品进入市场的难易度。

（5）健康管理机构竞争对手的状况。

（6）健康管理机构决策者、管理者和员工的素质。

（7）健康管理机构与社会有关部门的关系。

（8）健康管理机构服务产品开发空间的大小。

**2. 健康管理机构的机会和威胁分析**　健康管理机构的机会和威胁分析一般从以下几个方面入手。

（1）各类环境的变化对健康管理机构的发展是利还是弊。

（2）国际、国内市场的变化是否有利于健康管理机构的发展。

（3）是否有新的商机或新的竞争对手出现。

（4）健康管理机构的定位是否得当。

**3. 健康管理机构可以选择的战略**　SWOT 分析法为健康管理机构提供了四种可以选择的战略（图 11-2）。

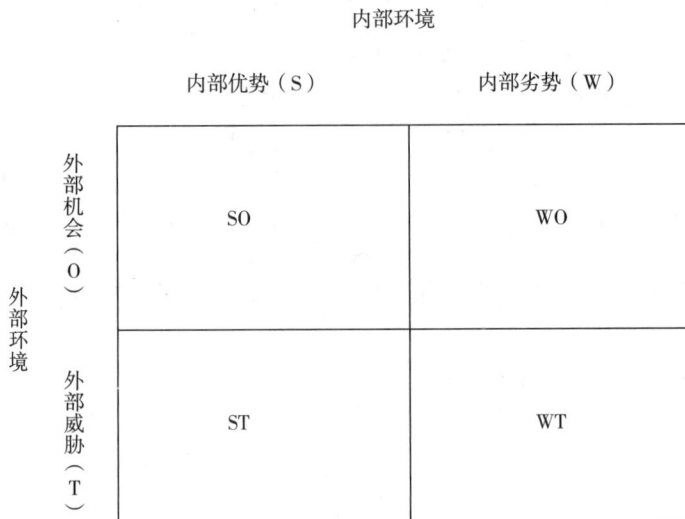

内部环境

| | 内部优势（S） | 内部劣势（W） |
|---|---|---|
| 外部机会（O） | SO | WO |
| 外部威胁（T） | ST | WT |

（外部环境）

**图 11-2　SWOT 分析法下的四种战略**

（1）SO 战略　即利用健康管理机构优势去抓住外部机会，这是理想状态。

（2）ST 战略　即利用健康管理机构的优势去回避或减少外部威胁。

（3）WO 战略　即利用外部机会改进内部弱点，健康管理机构对此要趋利避害。

（4）WT 战略　即克服健康管理机构内部弱点，避免外部威胁。

### （三）健康管理机构目标市场的确定

要对健康管理机构的市场内容和市场结构做进一步分析，选择准备为之服务的目标市场。内容包括以下几点。

1. 市场需求的测定和预测。
2. 市场细分。
3. 选择目标市场。健康管理机构根据自己的经营目标和经营优势及拥有的资金数量，选择一个或几个细分市场作为自己的服务对象。
4. 进行市场定位。树立特色，形成差异。

### （四）健康管理机构营销目标的确定

健康管理机构营销目标既包括经济效益目标，也包括社会目标。经济效益目标指健康管理机构的营业收入额、毛利率、利润额、利润率、市场占有率、资金周转率、重要客户开发等。

### （五）健康管理机构营销组合的策划

这是指健康管理机构针对目标市场和环境状况，把营销所涉及的健康管理机构内部和外部有关因素有机地优化组合起来，并制订相关的营销组合方案，制订出营销策划书及更为详细的营销计划或方案。

### （六）营销计划的组织、实施和控制

为了成功地实施营销目标和营销计划，健康管理机构必须有相应的组织保证，营销计划的设计包括评价健康管理机构的组织观念、组织结构、人员设置及必备的技能要求、健康管理机构的激励机制和资源配备等。设计营销组织时必须坚持服务导向文化，强调倾听消费者需求与主动挖掘和识别消费者需求的有机结合。

### （七）营销方案的评估、检讨与调整

营销计划实施过程中，可能发生结果与目标的偏差，因此还必须强调控制系统对计划实施情况进行评估，不断检讨发生的问题及其产生的原因，必要时采取改正措施以改善实施过程，或者修订计划本身使之更接近营销实际。

## 四、健康管理服务营销的意义

### （一）健康管理服务营销对健康管理产业的意义

健康管理的理论与实践最早出现在美国，至今仅有20多年的历史，还未形成完整又系统的理论研究成果。在我国，健康管理的实践也仅有10年左右的发展时间，尚未

形成独立的学科体系，相关的专业人才队伍建设也在初步阶段。健康管理营销者通过市场营销研究，可以注意并了解到市场上的健康管理需求现状及变化，发现尚未满足的市场需求和市场机会，或者通过一系列管理和业务活动，影响需求，从而扩大健康管理的应用范围，满足个人、组织和社会的健康管理需求，更好地为个人、组织和社会服务，更好地发挥健康管理的积极作用。

### （二）健康管理营销对其营销主体的意义

**1. 树立健康管理提供商的良好的形象，提高健康管理产品的附加价值**　在健康管理提供者的技术差异日趋缩小的情况下，健康管理提供者的竞争逐渐从传统的价格、品质竞争转向非价格、附加利益的竞争。通过健康管理营销，可以更好地满足消费者的需求，提升消费者满意度和品牌忠诚度。而品牌作为一种无形资产，在这种竞争中起决定作用。健康管理营销的最终目的是使消费者得到保持或恢复健康的服务的满足，这种满足不仅依赖健康管理提供者的物质实体和技术手段，还包括各种附加服务。健康管理营销通过产品的创新、分销促销、定价、服务方便和加速相互满意的交换关系，使健康管理产品的价值和附加价值得到认可。因此，健康管理营销做得越好，健康管理产品的附加价值就越高。

**2. 提升产品提供者的竞争力，巩固其市场地位**　经营良好的健康管理提供者的基本目标应是提高市场地位。在传统经营理念中，采取的是低成本战略，即降低成本、采用新技术取得竞争优势，同时保持消费者满意度在最低可接受水平，然而随着市场环境的变化，低成本战略的前提条件之一：消费者需求的单一性和稳定性不复存在，通过各种手段最大限度满足顾客需求，最终提高人民生存质量和社会总体生活水平成了健康管理提供者的奋斗目标，要想实现这个目标，必须利用营销手段，采取高消费者满意度战略，通过服务手段增加消费者价值，从而形成差别化优势，还要提高消费者满意度和忠诚度，扩大市场份额，减少广告投入，获得更多的利润，从而提升健康管理产品供应者的竞争力，获得并巩固其长期的竞争优势。

**3. 提高产品提供者的经营管理水平**　健康管理营销要求营销主体通过市场调查，分清潜在客户和他们所需要的健康管理产品种类和数量，然后制定市场策略，指导健康管理服务的提供，并要协调好与顾客的关系，实现顾客价值和企业效益。同时也要求企业营销者不断协调各种关系并建立不同利益主体间合作的新方式。此外，营销者还要进行资源整合管理，协调人、财、物等各部门资源，将其合理配置。所以，做好营销工作，可以非常大地提升企业的经营管理水平，提升企业的核心竞争力。

**4. 提升人员素质，吸引更多的人才**　上文提出，营销的过程可以提高营销部门人员和管理者的素质。而健康管理提供者对消费者服务是由健康管理师和医疗机构的专业人员提供，服务质量的好坏也是由他们在提供服务过程中的表现直接决定。健康管理营销观念的核心是消费者满意，而要做到这一点，根本上是要依靠人的工作。因此，为了实现服务效果的最优，使消费者满意，各机构就必须通过加强培训、聘请专家等方式提升人员素质，而对员工素质和能力的重视可以吸引更多的人才。此外，营销做得好，品牌形象好，也会吸引更多的人才，给健康管理提供商注入新鲜的血液，提高其竞争力。

# 第二节　健康管理服务营销战略与营销组合

## 一、健康管理服务营销战略

### （一）健康管理服务营销战略概述

健康管理服务营销战略是指健康管理机构在市场营销活动中，在综合考虑内外部环境的基础上，选择相应的市场营销策略组合，并予以有效实施和控制的过程，是健康管理机构为达到其营销目标的全盘的、总的计划。

健康管理服务营销战略在机构的经营活动中发挥着全局性、长远性、纲领性的作用，决定着健康管理机构的生存和发展。健康管理服务营销战略包括两个不同的层次：健康管理机构总体营销战略和健康管理服务部门营销计划。总体营销战略为健康管理机构规定了战略方向，服务部门营销计划是整个市场营销活动的前提和基础，是健康管理机构营销活动成败的关键。

### （二）健康管理服务营销战略的制定

健康管理服务营销战略的制定首先要细分健康管理服务市场，然后是选择目标市场，最后才是制定目标市场服务营销战略。

**1. 健康管理服务市场细分**　健康管理服务市场细分是指健康管理机构依据健康消费者在健康管理需求上的各种差异，把健康消费者全体划分为在需求上大体相近的群体，形成不同的服务细分市场。一般而言，每一个细分市场的需求具有很大差异，在细分健康管理服务市场时必须有科学合理的细分标准，包括地理标准、人口标准、影响健康管理服务利用的因素、健康管理保健知识、意识和态度标准、购买行为因素。

健康管理机构以适当的标准对选择的市场进行细分，最终将形成多个不同的细分市场。一般来说，健康管理机构在进行市场细分过程中遵循如下 4 个步骤：①初步选择适合本健康管理机构进行市场细分的标准。②对需要细分市场的健康消费者进行调查。③分析调查结果。④决定细分结果。

**2. 选择目标市场**　目标市场是指健康管理机构在健康管理服务市场细分的基础上，将要进入的那部分市场，为该市场提供服务，优先最大限度地满足的那部分健康消费者。目标市场的选择受到一些因素影响，例如：细分市场的规模和需求；在细分市场上的竞争能力；健康管理机构的目标和资源。

选择健康管理目标市场的程序主要有：① 明确目标市场范围：以消费者需要而不是服务本身特征加以确定。② 列出潜在健康消费者的需求：这类需求多半具有心理性、行为性等特征。③ 初步分析：分析消费者需求的具体内容，再按选定的细分标准进行细分。④ 筛选：将健康管理机构的实际条件同各细分市场做比较，筛选出最能发挥健康管理机构优势的细分市场。⑤ 评价：对筛选出的细分市场进行综合评价。⑥ 选择目标市场：最终确定本健康管理机构将要进入的目标市场。⑦ 制定经营战略。

**3. 目标市场营销策略**　目标市场营销策略包括无差异营销策略、差异营销策略和密集性营销策略。

（1）无差异营销策略（undifferentiated marketing）指健康管理机构不去区分组成目标市场的各细分市场上需求的差异性，而是针对各类健康消费者的相同需求，推出单一的健康管理服务，策划并实施一种营销组合计划，以服务来占领目标市场的营销策略。这种战略的优点是易于形成规模经营，有利于降低生产和营销成本，提高健康管理机构利润率；缺点是产品单一，不能适应复杂多变的市场需求，竞争能力薄弱，也容易丧失潜在的市场机会。

（2）差异营销策略（differentiated marketing）针对不同细分市场上需求的特点，分别策划和实施不同营销组合计划，利用健康管理服务与市场营销的差异化，占领每一个细分市场的营销策略。差异营销策略的优点是：健康管理机构通过提供差异性的产品，可以更好地满足各类健康消费者的不同需求，有利于提高健康管理机构的竞争力，增加健康消费者的数量。因此，越来越多的健康管理机构，特别是较大型的健康管理机构，采用了这种策略，取得了很好的效果。但是，推行差异营销策略必然会导致费用等大量增加。因此，这一策略的应用必须限制在一定范围内，即收入的增加要超过总费用的增加。同时，对于实力不强，特别是小型健康管理机构，应慎重采用这种战略，或者采取适中的差异性战略。

（3）密集性营销策略（concentrated marketing）又称集中性营销策略，它是指健康管理机构在目标市场范围内，选择一个或几个细分市场，集中有限的资源，实行专业化生产和营销组合方案的营销策略。无差异营销策略或差异营销策略都是以整个市场为目标的。健康管理机构面对若干细分市场，无不希望尽量占领全部健康管理服务市场，但是，如果健康管理机构资源有限，这种希望就难以实现。此时，明智的健康管理机构宁可集中全力争取一个或少数几个细分市场，在部分细分市场若能拥有较高的占有率，远胜于在所有的细分市场都获得微不足道的份额。在一个或几个细分市场占据绝对优势地位，不但可以节省市场营销费用，增加盈利，而且可以提高健康管理机构与健康管理服务的知名度，并可迅速扩大市场。通常，一些小型的健康管理机构和刚成立的健康管理机构为了在与大中型健康管理机构竞争中求得生存，他们往往采用密集性营销策略，实践证明是有效的。但是，采用这种策略时，应注意其风险性。由于市场比较单一和狭小，一旦市场情况发生突变，健康管理机构就有可能马上陷入困境，甚至难以为继。

## 二、健康管理服务营销组合

营销策略的一个基础要素便是营销组合。服务营销组合是服务机构依据其营销策略对营销过程中的构成要素进行配置和系统化管理的过程。健康管理服务营销组合策略是健康管理机构为了占领目标市场，针对接受健康管理服务对象的需求，在综合考虑外部环境、行业竞争以及健康管理机构自身资源和能力的基础上，对健康管理机构的可控因素进行优化组合，以实现健康管理机构的营销目标。

在市场营销理论中，4Ps营销组合的基本出发点是：为达到提高市场占有率的目标，从制定产品策略入手，同时制定价格、促销及分销渠道策略，组合后形成合适的策略整体。在服务营销理论中，4Ps显示出局限性，表现在市场份额对利润的影响逐渐减小，而以健康消费者忠诚度为标志的市场份额对利润有着更大影响，健康消费者满意度和忠诚度成为决定利润的主要因素。因此，在原先的4Ps基础上，服务营销学者们又增加了3Ps，即人员（people）、过程（process）、有形展示（physical evidence），共包含了7个要素，又称7P营销组合（表11-1）。这七项要素可以说是许多服务营销策略的核心，其中的任何一项要素都关系到健康管理机构整体营销战略的成败。

表11-1　服务业的扩展营销组合及内容

| 产品（product） | 价格（price） | 分销（place） | 促销（promotion） |
|---|---|---|---|
| 实体产品特性 | 灵活性 | 地点 | 广告 |
| 领域 | 价格水平 | 可及性 | 公关 |
| 质量 | 期限 | 分销渠道 | 销售促进 |
| 品牌 | 折扣 | 分销领域 | 宣传 |
| 服务项目 | 收费项目 |  | 口头传播 |
| 保证 | 付款条件 |  |  |
| 售后服务 | 差异化 |  |  |

| 人员（people） | 有形展示（physical evidence） | 过程（process） |
|---|---|---|
| 员工 | 设施设备 | 活动流程 |
| 招聘 | 标识标志 | 操作规范 |
| 培训 | 环境装潢 | 服务对象参与度 |
| 激励 | 色彩陈设 | 服务对象取向 |
| 奖励 | 员工着装 | 政策 |
| 教育 | 其他有形物 | 手续 |
| 消费者 | 文字资料 | 员工决断力 |

每一个健康管理机构所采用的独特营销组合应随条件（如需求水平、服务提供的时间）的变化而变化，其确定的健康管理服务营销组合过程也是随着变动的市场状况和需求不断修正和调整组合的构成要素。服务营销组合这些要素之下还包含若干变量。由于健康管理服务既具有一般服务的基本特征，同时又具有区别于其他服务业的独特之处，在运用服务营销组合策略时，必须结合健康管理服务行业的特点。

（一）产品

1. 服务产品生命周期理论　根据产品生命周期理论，每种产品都有自己从无到有、自盛而衰的演进过程（图11-3）。健康管理服务产品也不例外，在不同周期具有阶段性的特征，据此制订相应的营销策略和改进方案，是促进健康管理服务产品快速成长、保持服务长盛不衰的必由之路。

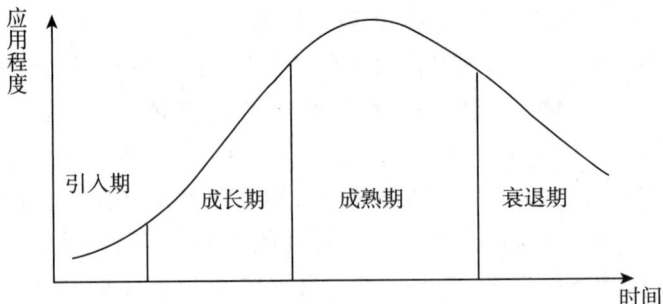

**图 11-3　健康管理服务产品生命周期图**

从图 11-3 中可以看出，根据曲线变化的特点，健康管理服务产品在市场中的整个发展过程可以分为四个阶段。第一个阶段是引入期，特点是销售额增长缓慢，在该阶段，产品需要大量的研发和推广成本，所以在该时期健康管理机构没有利润，甚至亏损。第二个阶段是成长期，销售量和销售额迅速增加，健康管理机构可以开始盈利。第三个阶段是成熟期，特点是销售额趋于平稳，虽然此时期不需要再加大投资，但由于竞争加剧，此时期投入的营销费用急剧上升，成长期的利润总体来说比较稳定，但在后期利润开始下降。最后一个阶段是衰退期，健康管理服务产品的销售额开始显著下降，利润也不断下降。

**2. 健康管理服务产品生命周期营销管理策略**

（1）产品引入期健康管理机构营销策略　健康管理服务机构在制定新产品引入期策略时要综合考虑各个营销变量，如果主要考虑价格和促销水平两个变量，有四种策略可以选择。

①高价高促销策略。在新的健康管理服务产品初次进入市场时，可以利用客户求新、求安的心理，采取高价高促销策略，让潜在客户迅速接收到服务产品信息，并产生一定的购买兴趣。

②高价低促销策略。高价低促销策略适合目标客户群体比较分散、比较小的健康管理服务产品。

③低价高促销策略。低价高促销策略适合大众化的健康管理服务产品。健康管理机构可以采用低价策略，通过高促销引起潜在客户的购买兴趣。

④低价低促销策略。低价低促销策略适合需求刚性的大众化服务产品。

（2）产品成长期健康管理机构营销策略

①健康管理机构在成长期要努力提高服务产品质量，以适应市场竞争，满足健康管理消费者需要。

②加强调查研究，积极寻找新的市场，开辟新的分销渠道，扩大产品影响力。

③宣传广告的重点应放在使广大消费者深信购买本服务产品能得到更多的利益，能够实现其他同类产品所不能实现的目标。

④在适当条件下，降低价格，以增强竞争力。

（3）产品成熟期健康管理机构营销策略

①改变市场。

②改善产品。

③改变市场销售手段。

（4）产品衰退期健康管理机构营销策略

①连续策略。不要仓促丢掉老产品，要尽可能保持原有的目标市场；要有计划地慢慢减少投入，转移到其他目标市场。

②放弃策略。如果该服务产品已经没有改进和重振的希望，只好采取彻底放弃策略，才能不丧失发展新服务的时机。

③收割策略。采取能赚一点是一点的方法，使投入不断降低直到不再投入。

## （二）价格

健康管理服务机构对各类健康管理服务产品有了定价目标，并选择了定价方法后所制定的健康管理服务价格通常不是该健康管理服务项目的最终价格，而只能是其基本价格。为了提高健康管理服务的竞争力，使该健康管理服务项目能获得合理利润，还应当考虑其他因素，将基本价格调整后作为健康管理服务项目的最终价格。这就需要考虑以下几种健康管理服务定价策略。

**1. 心理定价策略**　心理定价策略是指健康管理机构在确定健康管理服务价格时，针对消费者心理所采用的定价策略，包括尾数定价、招揽定价、声望定价。

①尾数定价。这是利用消费者的求廉心理制定的健康管理服务价格。例如定价 99 元而不定价 100 元，就是利用尾数定价给人以价低、准确、便宜的感觉。

②招揽定价。健康管理机构可以将某几种健康管理服务产品的价格定得偏低一些，以吸引消费者，从而带动其他高价服务产品的销售。

③声望定价。健康管理机构可以利用消费者仰慕该机构名望或对某项健康管理服务有偏爱的心理，制定健康管理服务价格，有意识地把价格定成整数或高价。

**2. 折扣与让价策略**　健康管理机构为了争取消费者，扩大服务量，直接减少一定比例或让出一部分利益的一种定价策略。如某健康管理服务机构规定凡单位体检人数在 50 ～ 100 人时，费用可优惠 5%，人数在 100 ～ 200 人时，费用可优惠 10%，凡住院健康消费者可报销往返车费等都属于折扣与让价策略。

**3. 地区定价策略**　地区定价策略是指由于健康管理机构所处的地理位置或服务对象的不同而制定的价格策略。比如地处城市与乡村、大城市与小城市、发达地区与欠发达地区的健康管理机构，其定价策略都应有所不同。

**4. 新产品定价策略**　健康管理服务新产品定价主要采取"撇脂"和"渗透"两种策略。①撇脂定价，撇脂定价是在健康管理服务产品生命周期的最初阶段，把价格定得比较高。这种定价策略主要是利用人们的求新心理，以最快收回投资并取得高额利润。②渗透定价，渗透定价指健康管理机构把新的健康管理服务价格定得相对较低，以吸引大量健康消费者，提高市场占有率。

## （三）渠道

营销渠道策略是健康管理服务机构市场营销组合策略中的重要策略。因为健康管理服务机构提供的健康管理产品或健康管理服务，只有通过一定的营销渠道，才能在适当的时间、地点，以适当的价格提供给消费者，满足消费者的需要，从而实现健康管理服务机构营销目标。怎样才能使营销渠道畅通无阻，并且以最高的效率、最低的费用在最短的时间和最少的环节内转移健康管理服务产品，这就是营销渠道策略所关注的问题。

由于健康管理服务具有无形性、不可分性、高技术性等特点，直销是健康管理服务销售的主要形式，即直接接触健康管理服务对象。随着健康管理服务范围及服务领域的扩展，除了直销的形式以外，健康管理服务也会通过一些中间组织来提供，形成服务网络。健康管理服务机构可以用直销和分销代理的方式销售它的健康管理服务产品，主要有以下一些方式：

**1. 直销**　健康管理服务机构通过健康消费者以直接购买的方式销售它的健康管理服务产品。这一方式是健康管理服务机构销售的主体，也是销售中的重点。

**2. 分销代理**　健康管理服务机构也可以通过社区保健网络、健康管理保险组织等形成自己的销售通路和网络。这些分销形式可以补充直销方式的不足，并且随着新的健康管理手段和信息技术手段的发展，一些新的销售渠道和工具也会扩大健康管理市场，例如健康管理服务机构网络营销、远程健康管理等。

健康管理服务机构在确定了营销渠道模式和具体的中间商之后，还应该对渠道进行管理，包括对健康管理服务的中间机构进行激励、评估和必要的调整。

## （四）促销

促销的实质是健康管理服务机构与现实或潜在消费者之间的信息沟通。通过信息沟通，缩短健康管理服务机构与消费者间的距离。促销的核心任务是信息沟通。通过向健康消费者传递健康管理服务机构和健康管理产品信息，使健康消费者了解并信赖健康管理服务机构。健康管理服务机构为促进健康管理产品销售，需要采用多种促销策略。健康管理服务机构服务促销组合包括广告、人员推销、公共关系、口头传播、销售促进等方式。

**1. 广告**　广告主要是通过大众传播媒体（电视电台、广播报纸、移动媒体等）宣传健康管理机构、服务项目和技术优势。

**2. 公共关系**　公共关系指健康管理机构利用各种传播手段，与内外部公众沟通和交流，塑造并保持组织良好形象，为健康管理机构的生存和发展创造良好环境。健康管理服务机构必须高度重视与新闻媒体、政府及社区的关系，加强健康管理服务机构向社会的宣传，以塑造健康管理服务机构长期良好的整体形象。主要的公关方式有健康管理机构的公开出版物、赞助公益活动、健康教育和义务咨询等。

**3. 口碑**　健康管理服务的无形性使客户很难准确把握健康管理服务质量的优劣，甚至有些健康管理服务在使用后仍无法对质量优劣做出评价。因此，在健康管理服务产品消费过程中，其他消费者对某健康管理机构的"口碑"（word of mouth）往往起着十分关键的作用。

**4.销售促进**　销售促进即运用一些短期诱因鼓励消费者购买服务的促销活动。通过人员面对面地向消费者陈述，可以加深消费者对健康管理产品的了解。如套餐式服务、健康管理保健优惠卡、某些健康管理服务项目的免费体检、抽奖和积分活动、与旅行社开展"度假－疗养"的联合促销等。

### （五）人员

**1.服务营销三角形**　考虑到人在服务营销中的重要性，格隆鲁斯提出服务业的营销实际上由三个部分组成（图11-4），健康管理服务的参与者包括健康管理机构本身、健康消费者与内部员工。任意两者之间，都包含一种健康管理服务营销的类型，分别是外部营销、内部营销和互动营销。从服务营销三角形中，我们可以看出员工因素在服务营销中的重要地位。

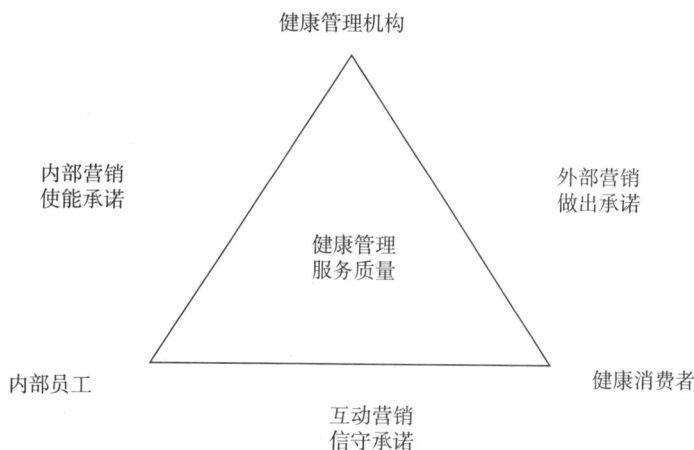

图 11-4　健康管理机构服务营销的战略三角形

外部营销是健康管理机构为满足顾客对健康的需求和欲望，包括健康管理服务机构提供的服务准备、服务定价、促销、分销等内容；内部营销是健康管理机构培训和激励员工，以使他们能够更好地服务于外部顾客；交互营销重点研究内部员工向顾客提供服务的能力。外部营销提供给顾客的服务承诺，必须通过内部营销来提升履行承诺的能力，以及互动营销来达成。外部营销、内部营销及互动营销的本质就是向健康管理服务消费者提供、传递并交付保障其健康的承诺。

**2.员工满意、消费者满意和利润**　满意的员工有助于产生满意的消费者。如果提供服务的员工在工作中感受不到快乐，消费者满意很难实现。服务利润链（图11-5）解释了员工满意度和忠诚度与消费者满意度和消费者忠诚度以及最终的利润影响之间的潜在逻辑关系。

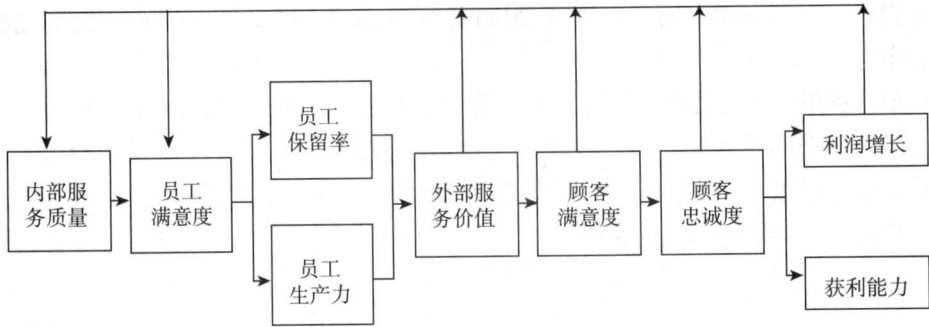

图 11-5 服务利润链

在健康管理服务营销组合中，人是比较特殊的一项。对健康管理服务机构而言，人的要素包括两个方面：健康管理服务机构员工与消费者。在对健康消费者进行健康管理服务的过程中，健康管理服务机构员工（服务提供者）和健康消费者（服务接受者）双方都对服务效果有直接的影响。一方面，健康管理服务机构要选拔优秀的员工，并要培训、激励和监督，向员工灌输服务理念，不断改善健康管理服务质量。另一方面，健康管理服务对象本身也会影响服务的提供，从而影响服务的效果和消费者满意度。比如好的治疗方案只有经过健康消费者施行后才能奏效，很多研究表明健康消费者依从性与治疗效果密切相关。此外，消费者之间的关系也会对健康管理服务机构服务效果产生影响。一位健康消费者对某项服务质量的感受，很可能影响其他健康消费者的看法。在健康管理服务过程中，健康管理机构要关注消费者的需求和感受，提高沟通交流能力。

### （六）有形展示

一切可向外界传达健康管理机构服务特色的有形要素，都构成服务营销中的有形展示。在营销过程中，能够为健康管理机构所控制并会为消费者重视的有形展示主要包括三个方面：实体环境、信息沟通和价格。

**1. 实体环境**　实体环境是由周围因素、设计性因素和社会性因素组成。周围因素主要指通风、声音、气味、卫生等因素。健康管理机构要提高实体环境因素的水平，提高健康消费者对健康管理机构的认知和评价，就必须做到经常通风和减少异味，保持环境清洁，减少噪声。

设计性因素主要指健康管理机构的建筑风格、指示牌标志、服务窗口的陈设位置等。健康消费者从这些细微的设计性因素就能感受到健康管理机构的管理水平和服务态度，并直接影响对健康管理机构的评价。因此，健康管理服务机构服务设施是健康消费者评价健康管理服务优劣的重要标准，健康管理服务机构在服务营销活动中必须充分考虑服务设施的重要性，要按照健康消费者的需求进行设计。

健康管理机构的社会性因素主要指各类服务人员的服务态度、服务技能等因素。服务人员的言行举止都可能影响健康消费者对服务质量的期望与感知。加强健康管理机构社会性因素建设的重点是健康管理机构全体人员的仪表、着装、行为、态度等。

**2. 信息沟通**　信息沟通是另一种服务有形展示形式，健康管理机构要实现服务有形化，就要把服务通过载体展示出来。信息沟通即沟通健康管理机构与外界的所有宣传，如健康管理机构对外的广告宣传、外界对本健康管理机构服务质量和形象的评论等。一方面，健康管理机构可以通过信息化建设增强健康消费者在消费过程中的信息交流，提高沟通效率和效果。另一方面，健康管理机构应该对自身的口碑进行管理。健康消费者经常会向他人了解机构技术水平、收费标准、服务质量，这种口头传播在健康消费者心目中的可信度远远超过健康管理机构自身的宣传。

**3.价格** 消费心理学表明，当消费者缺乏必要的专业知识来评价产品质量的优劣时，价格往往成为其判断质量优劣的重要指标，这也就是所谓的"按质论价心理"。在进行购买行为时，消费者通常把价格看作有关产品的一个线索。价格展示是一把双刃剑，有可能培养健康消费者的信任，也可能降低健康消费者信任。因此，在价格展示前要充分掌握目标健康管理市场的需求水平，提出性价比合理的健康管理服务价格。在健康管理服务价格方面，合理的收费可以为健康消费者传递准确的信息，透明的收费则能够让健康消费者更认同该健康管理机构。

## （七）过程

健康管理服务流程的设计与再造：在健康管理服务过程中，服务的提供者不仅要明确拟向哪些目标消费者提供服务，提供哪些服务，而且要明确怎样提供目标消费者所需要的服务，也即合理设计健康管理服务提供的过程。健康管理服务提供过程的设计涉及以下几方面的问题。

①服务应当以怎样的次序、步骤提供？在什么时间、什么地点提供？应当以怎样的速度向消费者提供？

②在最终向目标消费者提供服务的过程中，健康管理机构究竟担当什么职责？是由健康管理机构来完成整个过程的工作，还是将部分工作外包给其他健康管理机构来完成？

③在服务提供过程中，服务提供人员与消费者之间如何进行接触？是由服务人员上门提供服务，还是吸引消费者前来购买服务？

④以怎样的方式提供服务？是根据各个消费者的要求提供个性化的服务，还是向大批消费者提供标准化的服务？

⑤如何评价并不断改进服务提供过程？如是由消费者来评价，还是由管理人员评价？或是员工之间相互评价？

向消费者提供服务的过程也是一个价值增值过程。在这一过程中，不同部门都在不同程度地为最终更好地满足消费者的需要而做出各自的贡献。健康管理机构应围绕着以尽可能低的成本向消费者提供尽可能大的价值这一基本宗旨，优化整个价值增值的过程，确立自身在市场竞争中的优势。

现在很多健康管理机构的服务流程不是站在方便健康消费者的角度，而是为了方便内部管理而设计的，导致健康消费者不方便，整个就诊过程浪费了很多时间，健康消费者对此非常不满。因此，健康管理机构在设计服务流程时，应该从健康消费者角度出发，本着让健康消费者满意的原则，分析、制定、设计、管理健康管理服务的生产过程，抛弃以前那种仅仅从方便内部管理角度更多考虑生产效率、成本控制等因素的思维方式。

# 第三节　健康管理服务营销应用

## 一、健康管理服务产品的特性

健康管理服务作为一种服务产品，在营销过程中有很多区别于其他产品的地方，因此，在对健康管理产品进行营销活动时，必须深刻理解其作为产品的内涵和外延，也必须理解其区别于其他产品的特点。

### （一）健康管理服务产品的层次

根据传统的营销理论，产品包括核心产品、有形产品和附加产品这三个层次，健康管理产品也同样包括这三个层次（图 11-6）。

**1. 核心产品**　产品层次中最重要的一层就是核心产品，核心产品所解决的是"消费者能够从产品中获得什么利益？"的问题，核心产品是目标群体在体验服务时所能获得的最有价值的利益。健康管理服务产品的核心层实质就是让消费者收获健康。

**2. 有形产品**　有形产品紧紧围绕着核心产品，是营销者进行推广的特别的行为方式，有形产品是核心产品的载体，展示核心产品的外在质量。健康管理服务产品的有形产品包括健康管理机构的硬件设备和人员等。

**3. 附加产品**　附加产品是指机构各种附加利益的总和，附加产品虽然不是必需的，但能够使健康管理服务营销更具号召力和吸引力，是使健康管理"有形化""品牌化"的重要途径。健康管理附加产品包括健康知识的讲解、服务环境、服务承诺等。

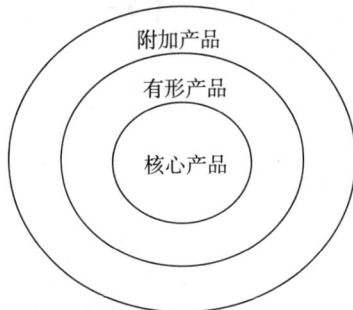

图 11-6　健康管理服务产品的产品层次

### （二）健康管理服务产品有别于其他产品的特点

**1. 服务具有无形性**　无形性是服务最基本的特性之一，消费者在购买健康管理服务时，无法看到、触摸到他所购买的健康管理服务，需要一个长期的过程才能够体会到服务所带来的健康收益。

**2. 服务具有异质性**  服务是由人表现出的一系列行为，由于服务与人是无法分割的，因此，不会有两种完全一样服务。健康管理服务人员在提供服务时，会因时间、地点、服务对象、个人状态的不同而导致提供的健康管理服务存在差异。因此，如何保证服务的质量，减少服务过程中的失误，是健康管理机构必须要解决的问题。

**3. 生产与消费的同步性**  大多数商品都是先生产后销售，但服务产品的生产和销售是同时进行的，因而整个服务的生产过程都会对顾客的体验产生影响。在健康管理服务生产的过程中，服务人员是与消费者互动最频繁的因素，每次服务人员的专业素养、举止谈吐等都是影响消费者体验的重要因素。

**4. 服务具有易逝性**  易逝性是指健康管理服务无法被储存、转售或退回。易逝性的另一个含义是，服务会随着需求的波动而波动，当需求稳定时，服务人员会提供较为连续的服务，因此对服务人员来说相对容易，但需求不稳定时，服务的提供就相对困难。

**5. 顾客参与程度非常重要**  健康管理服务的生产离不开消费者的参与，消费者能够亲自参与服务每一道工序的生产活动，这也就表明，服务人员提供服务的每一步都会影响消费者对服务质量的体验，因此，服务人员要把握好每一个环节的服务质量，才能为消费者提供优质的健康管理服务。

## 二、健康管理服务营销中的特殊问题

健康管理服务与其他产品之间存在差异，因此健康服务的营销也不同于一般的产品营销。以下 8 个问题是健康管理服务营销中会面临的特殊问题。

### （一）对第三方的责任

健康管理服务人员在向消费者提供服务的同时，也服务于第三方"客户"，例如保险公司、政府等，过度讨好直接消费者，必定会导致第三方"客户"的不信任，例如，健康管理机构如过度满足消费者的需求，便会导致保险公司的成本增加，给保险公司带来损失，导致双方的不信任。

### （二）经验的关键作用

由于服务的异质性，消费者在购买健康管理服务时，一定会考虑到服务人员的工作经验，在消费过程中更愿意选择有类似经历的服务人员。因此，为了吸引更多的消费者，健康管理机构需要有经验丰富的从业人员来提供健康管理服务，丰富的从业经验会成为这一行业最具价值的资源。

### （三）有限的差异化程度

营销商都希望自己的产品能够区别于竞争者的产品，并通过广告的推销和宣传将自己产品的独特和优越之处传达给消费者，但事实上，要达到这种差异化对很多健康管理机构来说是有困难的，比如，你很难证明某家体检中心的体检结果要优于别家，即使产品确实有区别于竞争产品的独特之处，消费者能否感知到这其中的差异也具有不确定性。因此，只有通过优质的健康管理服务才能够收获忠诚度较高的消费者群体。

### （四）客户的不确定性

消费者在一般的购物过程中，会面临着多种多样的选择，在购买健康管理服务时，购买的不确定性更为突出。这是因为，健康管理服务有较强的专业性，消费者无法对所购买的服务做出准确评估，甚至在体验完服务后，也无法清楚服务的质量如何。这种不确定性会导致消费者出现焦虑情绪，这种情绪被称为"认知分歧"。

健康管理服务人员要缓解消费者的这种焦虑情绪，可以通过两种方式：

第一，通过教育消费者，让消费者获取更多的健康管理知识，以加强对服务的了解。

第二，在消费者决定购买服务之后，可以通过提供担保等方式强化消费者购买信心。

### （五）产品质量的不确定性

一般来说，始终保持高水准的健康管理服务水平对每一健康管理机构来说都是一项难度很大的挑战。服务本身所具有的异质性、易逝性就决定了每一个服务被生产的同时所兼具的质量风险。服务产品不同于一般有形产品，无法通过一系列的质量标准控制产品质量，同时，服务的质量在一定程度上也取决于消费者的行为、态度以及配合程度，因此，只能通过对服务人员的培训、激励等方式，尽可能保证所提供服务的优等质量。

### （六）专业服务人员应承担营销的角色

消费者在购买健康管理服务时，与服务人员之间的交流是最为广泛深入的，良好的沟通是保证营销成功的一个因素，因此，只是让专业营销人员向未曾谋面的消费者推销服务是不明智的，服务人员也应该承担起营销的角色。另外，健康管理的专业服务人员推销服务的时间并不能获取收入，如何吸引或激励他们承担营销的任务？在进行营销活动时，如何分配向现有客户、潜在客户和一般公共关系进行营销的时间？这都是健康管理机构需要考虑的问题。

### （七）有限的市场营销知识背景

很多健康管理服务人员并不具备制订市场营销计划、做出营销决策的知识背景，很多情况下，他们的营销活动都是通过自我学习以及经验的积累而开展的。有些健康管理机构还会委托第三方来开展营销活动，这种方法能够在宏观上解决机构的营销问题，但却无法分割服务与服务提供者。健康管理机构的形象归根结底是组织中的服务人员而不是营销商创造的，因此服务人员必须掌握基础的营销知识，参与到组织的营销活动中去。

### （八）对广告的意见冲突

健康管理服务是否需要有广告，不同的人会持有不同的意见，内科医生可能觉得没有必要，但外科整形医生却会认为广告是吸引更多消费者的一种不错的营销方式。如果决定要采用广告，那么广告的类型、目标市场的情况、广告所要树立的健康管理机构的形象等都是必须要明确的。

## 三、健康管理服务营销的基本方法

随着人们对自身健康关注度的提高，健康管理服务的需求将会日益增加，健康管理机构之间的竞争也会愈演愈烈。为了获取更大的市场份额，健康管理机构必须采取有效的竞争策略。总体来说，健康管理服务营销常用的方法主要包括以下 3 个方面。

### （一）技术

通过提高健康管理服务的技术质量，获取相对于对手的竞争优势。

**1. 硬技术**　提高硬技术质量是指通过提高健康服务设备和仪器的技术水平，促进健康服务质量的提升。该策略是当前许多健康管理机构主要采取的竞争策略，其在一定的条件下能够帮助机构获取竞争优势，但是由于这一策略只强调对服务结果的管理，忽视了对服务的过程质量的管理，因此总体上说，该策略无法帮助机构获得持续的竞争优势。

**2. 软技术**　即健康服务机构采取的除了硬技术之外的其他技术方案，包括服务流程的优化、服务人员的培训等，这一策略较为注重人在健康服务过程中的作用，单采取这种策略也无法获得持续的竞争优势。

**3. 复合技术**　即将硬技术和软技术相结合。这种策略同时考虑到了硬件和软件在健康服务机构获取竞争优势中的作用，在一定条件下能够获得较好的效果。但同样有其局限性，比如，没有考虑到服务的概念、消费者与员工之间的关系等。

### （二）价格

通过降低健康服务产品的价格，获得竞争优势。要通过低价策略获取持续的竞争优势，必须能够长期保持低价。服务的无形性迫使消费者在消费时会寻找参照物，其中，竞争者的同类服务对消费者来说便是最好的参照物之一，在健康服务产品同质性较高的情况下，消费者往往首选价格较低者。

### （三）优质服务

健康管理机构的竞争力的取决于它能够为消费者提供优质服务的能力。优质的健康管理服务不仅能够提高消费者的满意度、忠诚度，在机构内部也能够产生积极效应，对员工起到激励作用。

**1.基本原则**　采取服务导向的竞争策略是优质服务的基本原则。具体来说，就是指健康管理机构通过优质的服务，加强机构与消费者之间的良好关系。要采取优质服务的策略，需要遵循以下五个基本原则。

（1）市场导向原则　以优质服务作为机构的行动指南，提高服务的质量，提高消费者的满意度。为此需要做到以下几点：了解消费者希望通过服务所获得的使用价值；明确机构能够满足消费者的哪些使用价值；研究机构如何向消费者提供优质服务以及满足顾客期望的消费价值；保证机构的各项活动能够为消费者提供优质服务。

市场导向的营销战略与传统的营销战略存在差异，具体表 11-2。

表 11-2　传统营销战略与市场导向的营销战略的差异

| 传统的营销战略 | 市场导向的营销战略 |
| --- | --- |
| 侧重消费价值 | 注重整体服务价值 |
| 短期销量为重点 | 考虑双方长期关系 |
| 只考虑核心服务质量 | 考虑消费者感觉中的整体质量 |
| 只注重服务结果 | 加强服务过程质量管理、注重总体质量 |

（2）需求分析原则　了解消费者的需求能够帮助服务机构更加有针对性地提供健康管理服务，帮助机构获得竞争优势，但消费者的需求具有多样性、灵活性的特点，因此，服务机构要经过详细的市场调查，准确了解消费者的需求以及需求的变化，才能够更好地为消费者提供优质服务。

（3）质量控制原则　服务产品与有形产品不同，首先，服务具有无形性、异质性；其次，服务的提供与消费具有同步性。另外，健康管理服务相对于一般的服务产品又具有更高的专业性要求，因此，对健康管理服务进行质量控制是必要环节。

（4）全员营销原则　营销不仅仅是管理人员的工作，服务人员作为与消费者接触的最直接人员，每一次接触都会对顾客产生影响，他们也是服务营销中的重要部分。管理人员必须要认识到服务人员在营销活动中的重要作用，通过培训等方式提高全员的服务营销意识。

（5）支持前台人员的原则　多数的健康管理机构采用金字塔式的组织管理结构，这种组织结构的缺点是，一线的服务人员能够最充分感知到消费者的需求与意见，但没有决策权，决策权都集中于管理者手中，但管理者又无法及时全面了解消费者的需求，这会很大程度影响消费者对服务的体验，影响消费者的满意度。另外，由于职责不清导致的前台与后台人员协调不好的问题，不仅会影响消费者的满意度，也会影响员工的工作积极性。因此，要优化组织结构，明确职责分工，加强沟通交流，保证支持前台员工的工作。

**2.优质服务的管理规划**　优质服务的管理规划一般从以下六个方面着手制定。

（1）服务概念　服务概念是指服务机构根据本机构的目标、主要任务制定出的一系列具体的指导原则。服务机构必须获得所有员工的认同，才能够保证员工行为的一致，保障服务质量。

（2）消费者期望　消费者期望通常由消费者认为应该发生或将要发生的事情组成，其来源有两个，一是营销人员的控制因素（如广告、定价等），二是营销人员能够影响的因素（如消费者的个人需求、口碑传播等）。消费者期望是消费者评价服务质量的参照点，因此，优质的健康服务必须是符合或超越消费者预期的。

（3）服务过程与结果　服务产品不同于一般的有形产品，在提供服务产品的过程中，面对面接触纵贯了整个服务过程，对于消费者来说，服务过程与服务结果对他们同样重要，在服务过程中，服务人员的行为和态度会对消费者的总体感受产生很大影响，所以，不仅要了解消费者的需求，还要了解如何为消费者提供优质的服务。

（4）内部营销　消费者对健康服务质量的感知很大一部分是由服务人员与消费者之间的接触过程决定的，因此，必须做好内部营销工作，形成组织内部以服务文化为核心的企业文化，鼓励员工做好工作。

（5）有形展示　由于服务本身的无形性，消费者常常通过有形的线索或有形展示来对所体验的服务进行评价。服务的有形展示能够影响服务的传递，因此，健康管理机构也必须要在营销中考虑有形展示。

（6）顾客参与的服务过程　健康管理服务是服务人员与消费者共同生产的，具体来说，健康服务的提供不仅仅是服务人员的工作，也需要消费者的配合。要获取优质服务，消费者要明确自己的角色，配合参与服务工作，健康管理机构也要提供必要信息，帮助消费者扮演好自己的角色。

**3. 优质服务的营销策略**

（1）关系营销　传统的营销方式注重经济效益，因此多数是根据效益的大小决定营销对策，而忽视了组织与消费者之间的关系。与消费者保持长期良好的关系是关系营销的核心概念，经营好健康管理机构与消费者之间的关系，通过互惠式的沟通与承诺，提供优质的服务，提高消费者的忠诚度，是健康管理机构获取持续竞争优势的一种有效方式。

关系营销可以分为三个层次，层次越高，机构的潜在收益就越大。

①财务层次：这是最低层次。通过经济上的优惠例如奖品、低价等来获得消费者的忠诚度，这种方式在短期内行之有效，但它无法真正收获消费者的忠诚。

②社交层次：这是中间层次。在这一层次上，机构更加注重与消费者之间的社交联系，通过主动的联系，及时了解消费者的需求变化，进而提供个性化服务。

③结构层次：这是三个层次中的最高层次。机构主要通过优化服务体系，形成自身难以被对手模仿的竞争优势，从而获取消费者的忠诚。

（2）以市场为导向的营销　健康管理机构要想获取持续的竞争优势，必须采用服务导向的竞争策略，从总体上提高服务质量。

① 以消费者需求为依据，确定健康服务的内容。

健康服务内容的制定不能仅依靠上级的指示和本机构的情况，还要将消费者的需求作为内容确定的依据，以保证提供服务的质量。

② 根据消费者的消费过程，确定服务体系。

消费过程不只包括购买过程，还包括消费后的服务过程，因此健康管理机构要从方便消费者的角度出发，确定健康管理的服务体系。

③ 从强调补救性服务转为预防性服务。

服务的补救能够降低消费者的不满，但健康管理服务的特殊性要求尽可能减少服务失误，因此，预防性的服务远比服务补救更有效。

④ 从强调共同需求到强调个体化需求。

消费者对健康管理需求的日益增加，要求健康管理机构要及时认识到消费者的需求变化，制订个性化服务方案，以满足消费者的多样化需求。

⑤ 从强调市场占有率到强调消费者满意度。

片面追求销量和市场占有率不能获得持续的竞争优势，要从消费者满意度着手，才能提高消费者忠诚度，获得更多竞争优势。

⑥ 从以产品定价到以知识、技能定价。

随着社会的发展，消费者越来越重视知识、技能的价值，因此，机构在为健康管理服务定价时，应该考虑到这一点。

⑦ 从以产量考核绩效到以质量考核绩效。

在对服务人员的绩效考核中，不仅要对服务产量进行考核，更要注重对服务质量的考核，这样才能够避免服务人员的短期行为，保证服务质量。

⑧ 缩短消费者的等待服务时间。

较长的等待时间会使消费者产生厌烦心理，降低消费者的满意度。因此，要尽量优化服务流程，减少消费者等待时间，提高满意度。

# 第十二章　健康管理工作中的伦理问题 ▷▷▷▷

## 第一节　健康管理师的道德权利和义务

### 一、健康管理师与服务对象之间的关系特点

健康管理师是从事对个人或人群健康和疾病的监测、分析、评估以及健康维护和健康促进的专业人员。从健康管理师的工作内容可以看出，健康管理师与医务工作者的工作性质及目标是一致。因此，健康管理师与服务对象之间的关系，与医患关系是相似的。

#### （一）医患关系的定义

医患关系是指医务人员在给患者提供医疗服务的过程中与患者建立的相互关系。它有广义和狭义之分，狭义的医患关系指医生个体和患者个体之间的相互关系；广义的医患关系是指提供医疗服务的群体与接受医疗服务的群体之间的相互关系。其中提供医疗服务的群体除了医生，还包括医院的护士、医技科室人员和医院的行政工作人员等；接受服务的群体除了患者本人，还包括患者家属及监护人和其他相关人员。

#### （二）医患关系的特点

医患关系是一种特殊的人际关系，具有以下特点。

**1. 目标的一致性和相互依赖性**　医患关系是在医疗健康保健实践活动中建立起来的，双方共处于医疗健康保健实践活动的统一体中。患者就医，接受医务人员的诊治，目的是为了减轻自身的痛苦、治愈疾病；医务人员为患者提供诊疗服务，目的也是为了减轻患者的痛苦、治愈疾病，因此，医患双方的目的是一致的。如果没有医务人员，患者诊治疾病的需求就无法得到解决和满足；同样，如果没有患者，医务人员无服务对象，英雄无用武之地，由此可见，在目标的实现上，双方又是相互依赖、缺一不可的。但是，因双方的信念、价值和利益的不同，有时可能出现具体目标的不一致。

**2. 利益的满足和社会价值实现的统一性**　在医患关系中，医务人员为患者提供医疗健康保健服务，付出了技术和劳动，从而获得工资、奖金等，在经济利益上得到了补偿；同时，为患者解除了病痛，也使医务人员实现了自身的社会价值，获得了精神上的

愉悦与满足。同样，患者为诊治疾病支付了医疗费用，满足了解除病痛、心身康复的健康需要，并且能够重返工作岗位，重新实现自身的社会价值。由此可见，在双方各自利益的满足和社会价值的实现上，医患双方具有统一性，也是互相影响和依赖的。

**3. 人格尊严、权利上的平等与医学知识和能力的不对称性**　在医患关系中，医患双方的人格尊严和权利是平等的，都受到医学道德的维护和法律的保护。因此，任何一方的人格尊严、权利受到对方的不尊重或者侵犯，都会受到医学道德的谴责，甚至法律的制裁。但是，医务人员拥有医学专业知识和能力，而患者却不具备这种知识和能力。因此，医患双方在医学知识和能力的占有上具有不对称性，存在着事实上的不平等，从这个意义说，患者处于脆弱和依赖的地位。

### （三）医患关系的内容及模式

在医疗活动中，医患关系的内容由技术性关系和非技术性关系两大部分组成。技术性关系是指在医疗服务过程中，医务人员提供医疗技术、患者接受医疗诊治而形成的医患之间的人际关系；非技术性关系，是指在求医过程中医务人员与患者及其家属之间在社会、心理、伦理、法律等诸多非技术方面形成的人际关系。技术关系是构成医患关系的核心，非技术关系是在技术关系的基础上产生和形成的。技术关系对诊疗效果起着关键性的作用，而非技术关系在医疗过程中对医疗效果同样有着重要的作用。

**1. 技术关系及其模式**　针对医患之间的技术关系，国内外学者基于医务人员和患者之间的不同地位和角色，以及权利和责任等提出了医患关系的不同划分方式，称之为医患关系模式，目前比较公认的医患关系模式的理论是美国学者 Szasyt 和 Hollander 提出的医患关系的三种模式。

（1）**主动－被动型**　这是一种受传统生物医学模式影响而建立的医患关系模式。这种医患关系的特点是"医生为患者做什么"，模式的原型是"父母－婴儿"。在医疗服务过程中，医生处于主动和主导的地位，而患者完全处于被动接受治疗的从属地位。这种模式强调了医生的权威，但缺乏对患者自主性的尊重。不过在临床上，对于某些特殊患者如严重意识障碍患者、婴幼儿、智力严重低下患者以及某些精神疾病患者依然是适用的。

（2）**指导－合作型**　这是一种以生物－心理－社会医学模式及疾病治疗为指导思想而建立的医患关系。这种医患关系的特点是"医生告诉患者做什么和怎么做"，模式的原型是"父母－儿童"。这种模式较主动－被动型有所进步，在治疗过程中，医生的权威依然起主要作用，但患者可以向医生提出自己对疾病治疗的意见和观点，在一定程度上参与了自己疾病的治疗过程。这种模式适用于意识清醒的急性患者。

（3）**共同参与型**　这是一种真正以生物－心理－社会医学模式为指导思想而建立的医患关系。这种医患关系的特点是"医生帮助患者自我恢复"。模式的原型是"成人－成人"。在医疗活动中，患者不仅是合作者，而且能够积极主动地参与到自己疾病的治疗过程中。这种模式的医患关系，更加尊重患者的自主权和选择权。适用于慢性疾病且患者具有一定文化水平。

**2. 非技术关系及其内容**　在传统医学中，技术关系和非技术关系是非常紧密地融合在一起的，但是随着医学的发展，非技术关系渐渐从技术关系中分离出来，具有了相对的独立性，并且具有了自己的内容。目前一般认为非技术关系包括：道德关系、价值关系、法律关系、文化关系和利益关系等。

（1）道德关系　医患关系是人际关系，人际关系的协调需要道德原则和规范的约束。同时，由于医患关系所存在的信息不对称等特点，对医务人员的道德提出了更高的要求。诊疗的效果如何，医疗工作完成的好坏，并不完全取决于医务人员的技术水平，医患双方特别是医务人员的道德品质状况，有时甚至对医疗结果和医患关系起着决定性的作用。所以说，医患之间的关系又是道德关系。

（2）价值关系　在医疗过程中，医患双方通过医疗活动本身都在实现着各自价值。对医生而言，这一点更是非常明显的，医生通过自己的技术给患者提供高质量的医疗服务，使患者恢复健康，医生的价值得到了实现；而患者价值的实现，则必须是建立在上述活动顺利完成的基础上，否则其价值就无法实现。所以，医患关系建立的同时也奠基了医患之间的价值关系。

（3）法律关系　之所以说医患关系同时也是法律关系，是因为现代的医患关系不仅依靠道德调节，也越来越依赖法律的调节力量，有越来越多的医患关系中的细节，被纳入了法律规约的范围之内。这一点是现代医学与传统医学非常不同的方面，虽然在传统医学中也存在着对医疗活动的法律形式的制约情况，但是这种现象并不普遍，而医患关系的法律化则已是当代的普遍现象。因此，医患关系又是法律关系，是当代社会和医学发展的产物。

（4）文化关系　医疗活动中的医生和患者都是一定文化中的个体，当这种关系建立时，必然形成一种文化关系，并影响着医患关系的进一步展开和医疗行为活动的结果。由此可见，医患关系不可避免地也是一种文化关系。

（5）利益关系　医疗活动本身为医患双方满足各自的需要——物质利益和精神利益提供可能。对医生而言，通过医疗行为活动而从患者处获得报酬，并得到自身价值实现的满足感，就是医务人员的利益；对患者来说，通过医生提供服务而恢复健康就是患者的利益。故此医患关系包含着利益关系。

## 二、健康管理师的道德伦理规范

医学道德规范是指依据一定的医学道德理论和原则而制定的，用于调整医疗工作中各种复杂的利益关系、评价医学行为善恶的准则。医学道德规范是社会对医务人员的基本道德要求，是医学伦理学原则的具体体现和补充。医学伦理学规范的内容包括：①救死扶伤，忠于职守；②专研医术，精益求精；③平等交往，一视同仁；④举止端庄，语言文明；⑤廉洁行医，遵纪守法；⑥诚实守信，保守秘密；⑦互尊互学，团结协作。

健康管理的伦理规范是指在健康管理工作中，健康管理提供者与服务对象双方应共同遵守的行为准则，是医学伦理学的丰富和发展。健康管理的伦理规范旨在规范健康管理服务提供者和服务对象双方的行为，但因为健康管理服务者的主导地位，因此提供者是道德主要责任方，服务对象是次要的责任方。

健康管理提供者应遵守的规范包括：以人为本、文明管理；增进责任、积极主动；尊重个性、保护隐私；加强修养、提高水平；健全机制、规范制度；有效评价、完善监督；服务社会、保障健康。从健康管理的各个环节看，强化健康管理机构及相关服务人员的伦理观念，开展人性化的健康管理服务，有利于健康管理机构及人员与健康管理对象的沟通，提高健康管理效果。就服务对象而言，应遵守的规范包括：与时俱进、科学理念；重视权利、履行义务；配合管理、体现主体；彰显责任、实现健康。健康管理提供者和服务对象共同遵守的规范包括：双方平等、互相尊重；遵守法律、实践规范；相互信任、相互依托；良好合作、健康和谐。

### 三、健康管理师的权利和义务

权利是公民依法享有的权力和利益；义务是个人对社会、集体、他人应履行的责任。健康管理师与服务对象作为社会角色，都是权利和义务的统一体，双方均具有一定的权利，同时也要承担相应的义务和责任。

权利和义务也是医学伦理学的基本范畴，其含义与法律意义上的权利和意义有所区别。公民或法人尽到了自己的义务，就可以依法行使一定的权利、享受一定的利益；但是，在医德范畴中，义务不以权利为前提，不能把获得权利作为履行义务的条件。

**1. 健康管理师的权利**  《中华人民共和国执业医师法》明确规定了医师在执业活动中的权利。规定指出：在执业范围内，医师有进行医学诊查、疾病调查、医学处置，出具相应的医学证明文件，选择合理的医疗、预防、保健方案的权利；在执业活动中，医师的人格尊严、人身安全不受侵犯；医师有从事医学研究等权利。

除此之外，医生还有一项特殊的权利——干涉权。医生的干涉权是在医学伦理原则指导下，医生为了患者或他人和社会的利益，对患者自主权的一种干预和限制。当患者或家属错误地行使自主权，所做的决定明显危害患者的健康和生命，或患者家属的代理决定明显违背患者自己的意愿时，医方有权加以抵制和纠正，这时可以行使干涉权。

**2. 健康管理师的义务**  在健康管理活动中，健康管理师应尽的义务包括：为服务对象提供健康保健的义务；为服务对象解除痛苦的义务；对服务对象进行宣传、教育的义务；为服务对象保守秘密、保护隐私的义务；满足服务对象正当需求的义务。具体体现在以下方面：

（1）为服务对象提供治疗和健康服务的义务  医务人员必须以其所掌握的医学知识和治疗手段，尽最大努力为患者服务，这是医疗工作的职业特点所决定的，只要选择了这个职业，就承担了为患者服务的义务。任何政治、社会等非医疗的理由，都不应该限制和中断医务人员对患者的治疗和服务，医务工作者不能以政治观点不同或个人恩怨，拒绝或中断对患者的治疗。

（2）为服务对象解除痛苦的义务  患者的痛苦包括躯体性的和精神性的。躯体痛苦一般可采用手术、药物等医疗手段予以控制；而精神痛苦则需要医务工作者以同情心去理解和关心患者，做好心理疏导工作。

（3）对服务对象如实告知的义务　医务人员有向患者如实告知健康状况和病情的义务，包括患者的检查发现、病情严重程度、可能需要采取的治疗手段、医疗费用及病情预后等。这种告知，不仅仅是为了争取患者的合作，接受医务人员的治疗，更重要的是尊重患者的自主权，患者有权利了解自己的病情，并在此基础上，决定是否采纳医生的治疗建议。

（4）为服务对象保密的义务　医务人员有为患者保密的义务。处于医疗目的所收集的患者的个人信息，不论是身体健康状况、精神状况，还是患者的社会经济状况、职业等，未经患者同意，医生不能随意泄露，更不能大肆宣扬。

（5）为服务对象提供健康教育的义务　由于医生拥有更多的医学专业知识，因此，医生有对患者进行健康教育的义务，解答和提供患者希望了解的医学知识，指导患者的健康管理，帮助患者康复。

同时，除了对患者个体的义务外，医生和健康管理者还承担着对社会的义务，主要包括：向社会宣传医学知识和卫生常识；面向社会的预防保健；向群众提供健康咨询；推进健康事业发展。这些也是医务工作者应尽的义务。

# 第二节　健康管理伦理相关的核心价值

## 一、不伤害原则

**1. 不伤害原则的含义**　不伤害原则是指在医疗实践和健康管理的过程中，不使患者以及第三方的身心受到损害，这是医务工作者和健康管理者应遵循的基本原则。

**2. 不伤害原则的内容**

（1）在医学实践和健康管理的整个过程中不造成伤害。不仅仅是在治疗过程，还包括疾病的预防、诊断、康复以及健康管理者与患者交往的过程。

（2）强调不伤害的对象不仅是患者本人，还包括患者的家人以及相关社会人群。

（3）强调对患者身体和精神的双重不伤害。以前主要关注的是对身体的不伤害，但在现代生物－心理－社会新的医学模式下，健康管理者不能只把患者当成生物体，还要考虑患者的心理因素和社会关系及交往。

**3. 不伤害原则的相对性**　不伤害原则是相对的，而不是绝对的。因为在临床上，很多检查和治疗，即使符合适应证，也不可避免地会给患者带来生理或心理上不同程度的痛苦和不适。如临床胃镜检查、动脉造影检查，都会引起患者的不适或疼痛；肿瘤的放化疗，虽能抑制肿瘤细胞，但对造血系统和免疫系统会产生不良影响。临床上的许多诊断和治疗都具有双重效应，如果一个行动的有害效应不是直接的、有意的，而是间接的、可预见的，如当妊娠危及胎儿母亲的生命时，需要进行人工流产或引产，这种挽救母亲的生命是直接的、有益的效应，而胎儿死亡则是间接的、可预见的效应。

一般来说，凡是医疗上必须的，符合医疗适应证的，所实施的诊治手段就是符合不伤害原则的；相反，如果诊治手段对患者是无益的、不必要的甚至是禁忌的，依然有意或无意地强迫实施，使患者受到伤害，就违背了不伤害原则。

总之，不伤害原则是医学伦理学的核心和底线原则，只有在确保不伤害的前提下，才能进一步考虑有利、尊重、公正等原则要求。

## 二、有利原则

**1. 有利原则的含义**　有利原则是指医务工作者和健康管理者在医疗实践过程中，把有利于患者健康放在第一位并切实为患者谋利益的伦理原则。有利就是行为能够为患者带来客观利益和好处，就医护人员来说，就是为患者做善事，因此，有利原则在西方也被称为行善原则。

孙福川与王明旭主编的《医学伦理学》认为，有利原则由两个层次构成，低层次原则是不伤害患者，高层次的原则是为患者谋利益。因此，有利包含不伤害，不伤害是有利的起码要求和体现。

**2. 有利原则的具体要求**　在具体实践中，有利原则对医护工作者和健康管理者的具体要求包括：①树立正确的利益观，在治疗、康复、健康管理等各个环节，以患者的健康和生命为核心利益；同时关注患者正当的心理需求和社会需求。②提供最优化服务，努力使患者受益，解除由疾病引起的疼痛和不幸；为不能治愈的患者提供生理、心理和社会等方面的全面照护。③帮助健康人群预防疾病，减少伤害，促进和维护健康。④对患者的利害得失全面权衡，帮助选择受益最大、伤害最小的医学决策。⑤坚持公益原则，将有利于患者同有利于社会公益有机地结合起来。

## 三、尊重原则

**1. 尊重原则的含义**　尊重原则是医务人员及健康管理者对患者人格尊严及自主性的尊重。这是现代生物－心理－社会医学模式的必然要求和具体体现，也是医学人道主义基本原则的必然要求和具体体现。

尊重源于患者享有人格尊严和医疗自主权，但其能否实现，则取决于医务工作者和健康工作者对它的认同以及医患平等关系的构建。医务工作者只有首先尊重患者，才能得到患者的信任，才能建立真诚和谐的医患关系，维护正常的医疗活动。

**2. 尊重原则的内容**　主要包括尊重患者的生命、人格、自主权、隐私权等。

（1）尊重患者的生命　生命是人存在的基础，是人的根本利益所在。因此，尊重患者的生命，首先就要尽力救治患者，维护其生命；其次，要通过专业和良好的医疗照护，提高患者的生命质量，维护生命价值，这是医学人道主义最根本的要求，也是医德的基础。

（2）尊重患者人格　人格权是一个人生下来即享有并受到法律、道德肯定和保护的权利。在我国，依据现行法律和伦理传统，每位公民都享有生命权、健康权、身体权、姓名权、肖像权、名誉权、荣誉权、人格尊严权、人身自由权、隐私权等人格权利；即使去世后仍享有姓名权、肖像权、名誉权、荣誉权、隐私权、遗体权以及具有人格象征意义的特定纪念物品的财产权。患者同样享有人格权，患者的人格并不因为患病而降低，相反，因为其身心正受到疾病的折磨，更应该得到医务人员的尊重和保护。

（3）尊重患者的隐私权　隐私一般指与他人和公共利益无关的纯属个人的私人事件。隐私权是个人隐私得到保护，不受他人侵犯的权利。其主要内容包括两个方面：一是个人私密信息不被泄露；二是身体不被随意观察。而医生由于职业的特点和权利，有条件了解患者的隐私，并可以对患者的身体进行检查，包括隐秘的部位。因此，医生有义务为患者保守秘密，以免信息泄露给患者带来伤害；同时，也有义务在为患者实施身体检查时，保护患者的身体，不被他人随意观察。

（4）尊重患者的自主权　自主主要指自我选择、自由行动或依照个人意愿自我管理和自我决策。患者的自主权是指具有行为能力的患者，对有关自己疾病和健康问题，所做出的合乎理性的决定，并据此采取的行动。这是患者享有的重要权利。

患者的自主性不是绝对的，而是需要有必要的条件做保障的。一是患者必须具有一定的行为能力和自主能力。患者的行为能力主要从是否达到一定年龄、智力发育是否达到相应的程度、精神状态是否清醒三方面进行衡量。对于丧失行为能力（如精神患者发作期、处于昏迷状态的患者等），或缺乏行为能力（如婴幼儿、未成年人、先天性严重智力低下者）者，其自主权应由其家属或监护人代为实现。二是患者情绪稳定，能够理性思考。有些患者由于恐惧、紧张或情绪冲动，有可能会做出不理智的选择和行为，这时要充分考虑患者的选择和决定是否以理性为基础。三还要考虑患者的自主决定和选择不会与社会和他人利益发生严重冲突。因此，医务人员有义务为患者提供真实、适量并且患者能够理解的医疗信息。

## 四、公正原则

**1. 公正原则的含义**　公正原则就是基于公平和正义，以公平合理的态度对待患者及相关人员。具体到医学伦理学，公正原则包含两方面的内容：一是平等对待患者；二是公正合理地分配医疗卫生资源。

公正原则作为医学伦理原则，是现代医学服务高度社会化的集中反映和体现，其价值主要在于协调日趋复杂的医患关系，合理解决日趋尖锐的健康利益分配的基本矛盾。在现代社会中，医疗公正是有其伦理学依据的：患者与医生在社会地位、人格尊严上是平等的；患者虽有千差万别，但人人享有生命健康权和医疗保健权；患者处于医患交往双方中的弱势地位，理应得到医学所给予的公平、正义的关怀。这些因素决定了医疗公正的必然性与合理性。

**2. 公正原则的具体要求**　在医疗及健康管理工作中，公正原则包含两方面的内容：一是平等对待患者；二是公正合理地分配医疗卫生资源。

平等对待患者就是与患者平等交往和对患者一视同仁。在面对患者时，医护人员应做到：不论患者身份的高低贵贱，对患者的人格尊严予以同等的尊重；以认真负责的工作态度对待每一位患者；尊重和维护患者平等的基本医疗权。特别是在发生医患纠纷时，要坚持实事求是，能站在公正的立场上，"普同一等"，这是中外历代医家一致倡导的医德原则。

医疗卫生资源是指满足人们健康需要的，可用的人力、物力、财力的总和。其分配公正的要求是以公平优先、兼顾效率为基本原则，优化配置和合理利用医疗卫生资源。医疗卫生资源包括宏观卫生资源和微观卫生资源，在此，我们主要指的是微观医疗卫生资源的分配，即住院床位、手术机会以及贵重、稀缺医疗资源的分配。临床上，公正原则针对微观医药卫生资源分配，要求医方按医学标准、社会价值标准、家庭角色标准、科研价值标准和余年寿命标准综合权衡，在比较中进行优化筛选，以确定稀缺医药卫生资源优先享用者资格。其中，医学标准主要考虑患者病情需要及治疗价值；社会价值标准主要考虑患者既往和预期贡献；家庭角色标准主要考虑患者在家庭中的地位和作用；科研价值标准主要考虑该患者的诊疗对医学发展的意义；余年寿命标准主要考虑患者治疗后生存的可能期限。这些标准中，医学标准是首要标准。

**3. 公正原则的应用**　无论是宏观卫生资源分配还是微观卫生资源分配，都特别要求体现公正原则。但是在公正原则的实现上却存在着不同的具体原则，有人主张无差别的公正原则（或称为"完全平等"的公正原则）；有人主张有差别的公正原则（或称为"合理差等"的公正原则）。前者认为人与人是平等的，面对同样利害关系的人，理应得到同样的对待。在医疗活动中，应该力求做到人人享有基本的医疗保健，医者应以同样的服务态度、医疗水平一视同仁地对待有同样需要的患者，要排除种族、民族、性别、职业、地位、信仰、政治派别、国籍等因素的影响。后者认为要承认人与人之间实际上是存在个体差异的，面对不同的需要，应该给予不同的对待。在有差别的公正原则的标准上，有人提出了要综合考虑具体患者的需求程度、社会贡献、生命价值、生命质量等不同的衡量指标。某种程度上有差别的公正原则和无差别的公正原则体现的是医学伦理学中道义论和功利论两种伦理的差异，因而在具体应用中应该保持清醒的认识，既要承认人与人之间存在着基本的一致性，尤其是生命健康权利的平等性，又不能因此否认人与人之间的实际差异。

## 五、协调利益冲突

以上四条原则是医务工作者和健康管理师在工作中要严格遵守的伦理学的四大核心原则。但在医疗实践和健康管理的具体运用中，相互间有可能发生矛盾和冲突，从而给医务及健康管理工作者带来伦理决策的困难。

有利原则与尊重原则的冲突，主要表现为医务工作者合乎科学和理性的决定可能与患者的自主选择相矛盾。例如一孕妇因身体原因如果继续妊娠可能危及自身生命，医生处于为患者负责的态度，建议孕妇终止妊娠，但孕妇出于某种原因坚持要将孩子生下来，这时医务人员基于对患者有利的原则所做的决定，就和患者的自主决定之间发生了冲突。在这种情况下，会有两种做法：一种是为了有利原则干预甚至违背患者的意愿，执行自认为对患者有利的医疗行为；一种是医务人员尊重孕妇和家人的决定，医生不予干预。如果医务人员在事先未告知患者的情况下，依据自己的专业判断，代替患者做决定，进行医疗活动，则会出现医者认为的有利与患者自主之间的冲突，显然是不合适的；当然，如果患者及其家属的决定会明显危害患者的健康甚至伤害其生命，则应积极采取措施化解冲突，必要时医生应依据有利原则行使特殊干涉权，以维护患者的根本利益。

有利原则与不伤害原则的冲突，主要表现为医务工作者在对患者有利与不伤害之间如何取舍，例如一车祸患者，腿部创伤严重感染，经治疗效果不佳，有危及生命的危险，为挽救患者的生命，需对患者采取截肢的治疗措施。按照不伤害原则，截肢会对患者造成极大的伤害，但为了挽救患者的生命，这样做是符合有利患者的原则的，因为"两害相权取其轻"。因此，医务人员在有利原则与不伤害原则发生冲突时，要进行利弊分析，将各种选择的利与弊均向患者解释清楚，以便患者在充分知情后，做出慎重选择。

在稀有卫生资源的分配过程中，尤其要注意所运用原则的重要和主次顺序。例如有3位肾衰竭患者都需要进行肾移植，但因肾源有限，在只有一例肾源的情况时，不可能使3位患者的需求同时得到满足。这时，只能按照公正原则进行选择，暂时未得到肾源的患者身心难免受到伤害，这是不伤害原则和有利原则同时与公正原则相冲突的情况。在这种情况下，要坚持以公正原则为核心，同时，最大限度地降低对其他患者的伤害。

在临床实践中，当医德基本原则之间发生冲突时，一般情况下，应把有利原则放在优先考虑的地位；同时，既要尽量满足患者个体的医疗健康需求，也要考虑社会人群的需要；既要保障当代人的健康，也要考虑对子孙后代的影响。医德原则出现冲突时，基本原则的考虑顺序不是固定不变的，需要根据具体问题全面、慎重地权衡和考虑。

因此，在工作实践中，必须加以重视，注意原则性与灵活性的统一，注意各项原则的联系与统一。

# 参考文献 ▷▷▷▷

［1］王培玉. 健康管理理论与实践的现状、问题和展望［J］. 中华健康管理学杂志，2015，9（1）：2-6.

［2］张静波，李强，刘峰，等. 健康管理服务模式的发展趋势［J］. 山东大学学报（医学版），2019，57（8）：69-76.

［3］陈君石，黄建始. 健康管理师［M］. 北京：中国协和医科大学出版社，2007.

［4］王培玉. 健康管理学［M］. 北京：北京大学医学出版社，2012.

［5］范卢明，梁桂仙. 大数据在健康管理中的应用研究进展［J］. 中国全科医学，2016，19（31）：3786-3789.

［6］郭盈盈，倪红梅，程羽，等. 健康管理研究现状述评［J］. 上海中医药杂志，2012，46（10）：4-7.

［7］The American College of Occupational and Environmental Medicine. How Companies Consider Value in Health Policy and Design: Results of Survey of Employer Decision-making for Health and Productivity［J］.Illinois：ACOEM，2005.

［8］Wigg A J，Mc Cormick R，Wundke R，et al. Efficacy of achronic disease management model for patients with chronic liver failure［J］.Clin Gastroenterol Hepatol，2013，11（7）：850-858.

［9］王力，王丽辉. 健康、健康管理、健康管理师及中国健康管理的发展前景［J］.中国疗养医学，2011，20（12）：1065-1067.

［10］常春，纪颖，史宇晖，等. 我国健康教育工作体系现状与展望［J］. 健康教育与健康促进，2018，13（6）：479-481.

［11］唐钧，李军. 健康社会学视角下的整体健康观和健康管理［J］. 中国社会科学，2019（8）：130-148，207.

［12］World Health Organization. Global health estimates 2016:Deaths by cause，age，sex，by country and by region，2000-2016［J］.Geneva: World Health Organization，2018.

［13］黄喜顺，邱耀辉，吴义森. 我国健康保险与健康管理结合模式的探讨［J］.医学理论与实践，2011，24（10）：1235-1236.

［14］傅华. 预防医学［M］.7版. 北京：人民卫生出版社，2018.

［15］吕姿之. 健康教育与健康促进［M］.2版. 北京：北京大学医学出版社，2006.

［16］胡俊峰，候培森.当代健康教育与健康促进［M］.北京：人民卫生出版社，2005.

［17］王琦.中医体质学2008［M］.北京：人民卫生出版社，2009.

［18］刘占文，马烈光.中医养生学［M］.北京：人民卫生出版社，2007.

［19］朱燕波，王琦，虞晓含，等.简短版中医体质量表的初步设置与考评［J］.中国全科医学，2017，20（7）：879-885.

［20］朱燕波，史会梅，虞晓含.不同条目版本的中医体质量表在健康人群中应用的性能比较［J］.中国全科医学，2019，22（35）：4381-4387.

［21］中国成人血脂异常防治指南制定联合委员会.中国成人血脂异常防治指南［J］.中华心血管病杂志，2007，35（5）：390-409.

［22］赵文华，张坚，由悦，等.中国18岁及以上人群血脂异常流行特点研究［J］.中华预防医学杂志，2005，39（5）：306-310.

［23］上岛弘嗣，三浦克之.降低血压的健康教育［M］.日本东京：保健同人社，2006.

［24］上岛弘嗣，冈山明.糖尿病预防的健康教育［M］.日本东京：保健同人社，2006.

［25］徐秋芬，王浩彦.慢性阻塞性肺疾病的社区管理［J］.中华健康管理学杂志，2007，1（1）：57-59.

［26］金昕晔.2014版NICE《儿童青少年与成人中超重和肥胖的识别、评估与管理》指南解读［J］.糖尿病天地（临床），2015，9（3）：129-134.

［27］杨月欣，张环美.《中国居民膳食指南（2016）》简介［J］.营养学报，2016，38（3）：209-217.

［28］黄占辉，王汉亮.健康保险学［M］.北京：北京大学出版社，2006.

［29］沈华亮，余华英.试论我国社会医疗保险的发展趋势［J］.医学与社会，2008，21（2）：26-28.

［30］陈秀彦，张泽浩，许丰，等.借鉴美国经验探索构建我国面向健康管理的医疗保险制度［J］.中国医药导报，2018，15（3）：167-170.

［31］罗德.西夫.医疗保健业市场营销［M］.北京：机械工业出版社，2006.

［32］周延风.社会营销——改变社会行为的新模式［M］.北京：清华大学出版社，2005.

［33］黄建始、陈君石.健康管理在中国的历史、现状和挑战［J］.中华全科医师杂志，2007，6（1）：45-47.

［34］曾建.政府在中国健康管理事业发展中的作用分析［J］.经济研究导刊，2010（25）：214-215.

［35］张鹏，黄建始，赵丽珍，等.我国开展健康管理服务的探讨［J］.中华医院管理杂志，2007，23（11）：725-727.